U0382909

广东省优秀科技专著出版基金项目

国医大师邓铁涛学术经验传承研究

刘小斌 饶媛 黄子天 主编

SPM 南方出版传媒
广东科技出版社 | 全国优秀出版社
·广 州·

图书在版编目（CIP）数据

国医大师邓铁涛学术经验传承研究 / 刘小斌，饶媛，黄子天主编. —广州：广东科技出版社，2021.7

ISBN 978-7-5359-7639-0

Ⅰ.①国…　Ⅱ.①刘…②饶…③黄…　Ⅲ.①中医临床—经验—中国—现代　Ⅳ.①R249.7

中国版本图书馆CIP数据核字（2021）第075886号

国医大师邓铁涛学术经验传承研究

Guoyi Dashi Deng Tietao Xueshu Jingyan Chuancheng Yanjiu

出 版 人：朱文清

责任编辑：邓　彦　邹　荣

封面设计：林少娟

责任校对：李云柯　于强强

责任印制：彭海波

出版发行：广东科技出版社

（广州市环市东路水荫路11号　邮政编码：510075）

销售热线：020-37592148 / 37607413

https://www.gdstp.com.cn

E-mail：gdkjzbb@gdstp.com.cn

经　　销：广东新华发行集团股份有限公司

排　　版：创溢文化

印　　刷：广州一龙印刷有限公司

（广州市增城区荔新九路43号1幢自编101房　邮政编码：511340）

规　　格：787mm × 1 092mm　1/16　印张29.5　字数600千

版　　次：2021年7月第1版

2021年7月第1次印刷

定　　价：158.00元

谨以本书之成纪念全国优秀共产党员、国医大师、我们敬爱的导师邓铁涛教授！

本　书　承

广东省优秀科技专著出版基金会推荐并资助出版

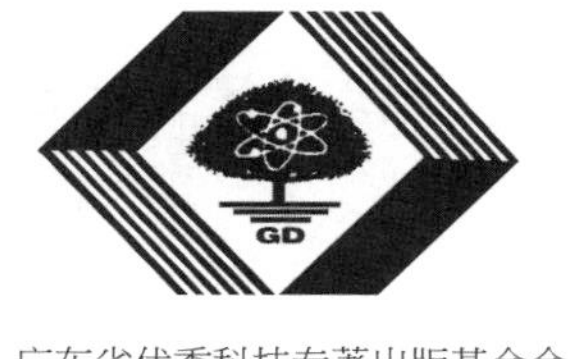

广东省优秀科技专著出版基金会

广东省优秀科技专著出版基金会

评审委员会

《国医大师邓铁涛学术经验传承研究》编委会

基金项目

1. 2013年广东省科学技术厅——广东省中医药科学院联合科研专项“基于文本挖掘技术的岭南中医邓氏学术流派研究”（项目编号：2013B032500002）

2. 2018年广东新南方中医研究院项目“国医大师邓铁涛师承团队建设”（项目编号：201801）

目录

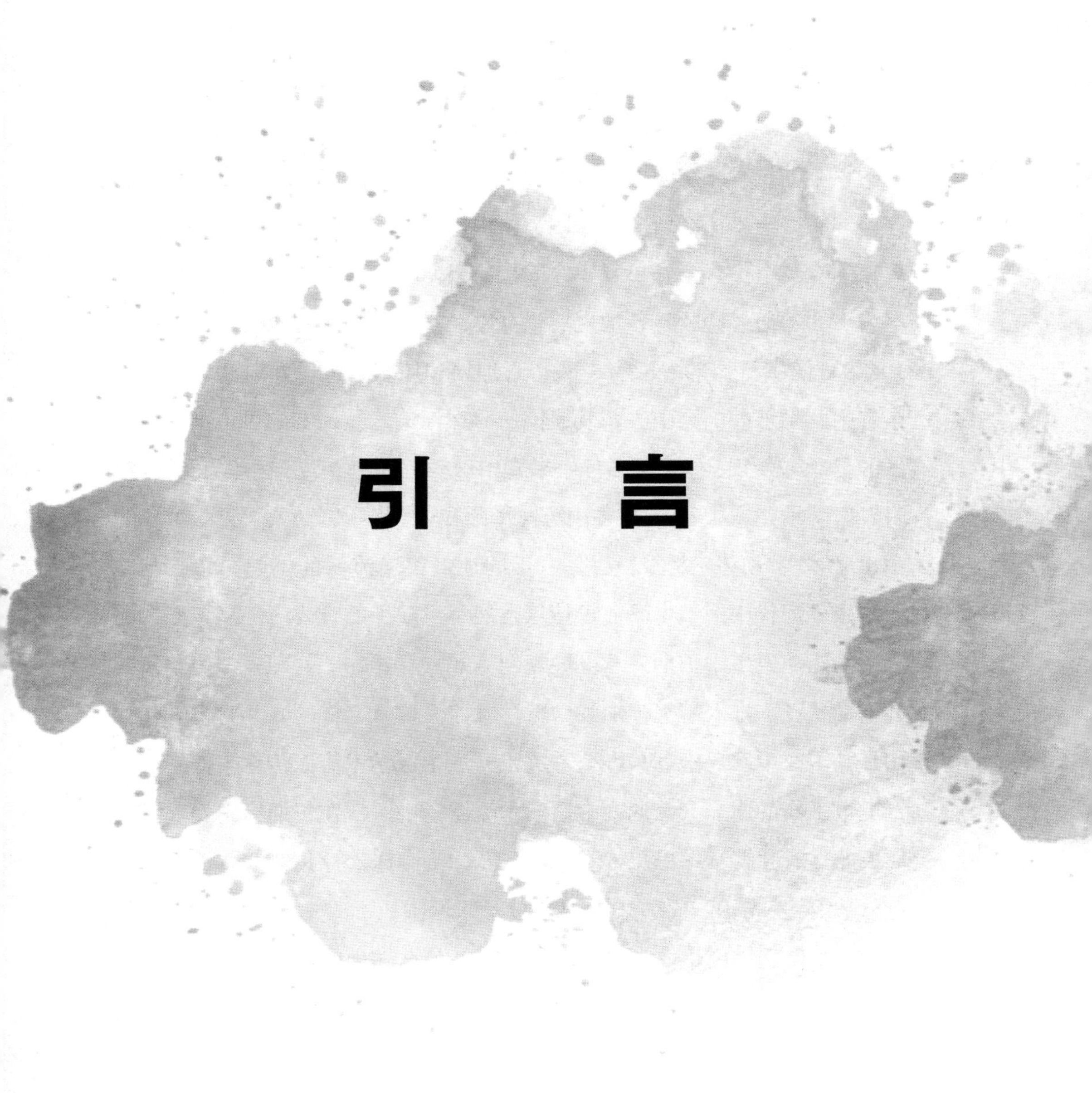

引　言

中医药学源远流长，名老中医学术思想和诊疗经验是中医药知识的精华与载体，更为可贵的是，由于具有明确特色的学术思想，丰富独到的临床经验，稳定确切的临床疗效，众多优秀的弟子传人，从而形成了以名老中医为核心的具有一定学术影响力的学术流派。自2006年国家中医药管理局立项“中医学术流派研究”课题，由山东中医药大学中医文献研究所所长王振国教授牵头，全国13家中医院校、科研机构50多名专家、教授的共同努力下课题通过验收，各地先后举办中医学术流派高层次的学术论坛。2010年9月国家科技部、国家中医药管理局和广东省人民政府联合主办，广东省中医院承办国家中医药发展论坛“珠江论坛”，专题讨论中医学术流派的传承与发展；2011年5月广东省中医药局主办，广州中医药大学第一附属医院承办广东省首届“中医学术流派与岭南中医药文化论坛”。当前中医学术界比较一致的看法是：不同地域医学流派的崛起、争鸣与交融，是构成当代中医学术研究可持续发展不可缺少的重要一环。按照国务院颁布《医药卫生中长期人才发展规划（2011—2020）》和《中医药事业发展“十二五”规划》关于加强中医学术流派传承工作的有关要求，2012年10月《国家中医药管理局办公室关于开展中医学术流派传承工作室建设项目申报工作的通知》强调：中医学术流派是中医学在长期历史发展过程中形成的具有独特学术思想或学术主张及独到临床诊疗技艺，有清晰的学术传承脉络和一定历史影响与公认度的学术派别。

名老中医是中医学的一种特殊现象，一位名老中医往往能够培养出一批新的名医，并在周围地域相对集中，从而形成“名医圈”现象。当代以名老中医为核心的学术团队成为新型学术流派的雏形却已形成，在岭南地区也不例外。2012年11月国家中医药管理局公布第一批全国中医学术流派传承工作室建设单位共64家，其中广东三家（岭南罗氏妇科流派传承工作室、岭南皮肤病流派传承工作室、靳三针疗法流派传承工作室）。然而学术流派是在学术研究中形成的，学术流派名称的创立往往由后人确定，因此学术流派研究的重要内涵是“学术传承”。

本报告主要研究当代岭南邓氏学术传承。岭南邓氏，是指岭南邓铁涛氏，邓铁涛（1916—2019年），原名锡才，广东开平人。1916年11月6日出生，1938年正式从事中医医疗。在长达80余年的医疗教学科研生涯中，融古贯今，积累丰富临床诊疗经验，提出对现代医学发展有影响的理论学说，包括五脏相关理论基础与应用、脾胃学说继承与发扬、痰瘀相关理论应用基础研究、中医诊法与中医诊断学教材建设、伤寒与温病融合为中医热病理论学说、岭南地域性医学研究、近代中医史研究等。临证擅长心血管疾病，尤其是冠心病、高血压、心律失常中医药防治；神经肌肉疾病，如重症肌无力、肌萎缩侧索硬化症诊治；消化系统疾病，如慢性肝炎、肝硬化、慢性胃炎的防治；以及其他疑难病症，如硬皮病、肾病、多发性硬化等。1962年、1979年广东省人民政府两次授予邓铁涛“广东省名老中医”称号。1994年原国家人事部、原国家卫生部、国家中医药管理局颁发邓铁涛教授“全国继承老中医药专家学术经验指导老师”荣誉证书。2001年12月香港浸会大学授予邓铁涛名誉博士学位。在国家重点基础研究发展计划（973计划）邓铁涛为“中医基础理论整理与创新研究”首席科学家（2010年已通过项目验收）。2007年6月邓铁涛入选首批国家级非物质文化遗产传统医药“中医诊法”项目代表性传承人。2009年4月，由国家人力资源和社会保障部、原国家卫生部、国家中医药管理局共同组织的首届“国医大师”评选，邓铁涛教授等30位名老中医入选“国医大师”。2019年8月，邓铁涛获中共中央、国务院、中央军委颁发“庆祝中华人民共和国成立70周年纪念章”。2019年9月，邓铁涛被国家人力资源和社会保障部、国家卫生健康委员会、国家中医药管理局追授“全国中医药杰出贡献奖”。2021年6月28日，邓铁涛被中共中央追授为“全国优秀共产党员”。

国医大师邓铁涛教授学术传承，可追溯至其父亲邓梦觉（1886—1939

年）。邓梦觉受业于岭南近代伤寒派名医陈庆保，主攻《伤寒明理论》，后习吴鞠通《温病条辨》。在学术上于伤寒温病无所偏，悬壶于香港、广州两地，以善治温病和杂病闻名。历史上的两位名医金代李杲（李东垣）、清代王清任理论主张对邓铁涛教授学术有重要影响，邓铁涛教授论著传承前人学术思想。

1962年邓铁涛教授正式收纳广州中医学院首届毕业生劳绍贤（现广东省名中医、教授、主任医师、博士生导师）为徒，1978年国家恢复研究生招生考试后第一批硕士生导师，1986年又成为国务院学位评定委员会批准的第一批博士研究生导师，1994年被国家两部（原卫生部、原人事部）一局（国家中医药管理局）聘任为“全国继承老中医药专家学术经验指导老师”（第一批、第三批），培养了一批又一批优秀的中医人才。邓铁涛的学术传承体系中，主要有师徒传承、院校教育、学科培养三种模式，共计70余人，例如靳士英、劳绍贤、邓中炎、邓中光、邱仕君、刘小斌、吴焕林、邹旭、张敏洲、阮新民、吴伟康、吴伟、刘凤斌、陈群等，以及陈立典、王清海、陈瑞芳、李顺民、何绪屏、冯崇廉、杨伊凡等，都是国内外具有一定的学术地位和影响力学者。

学术传承除通过谱系研究（包括家传嫡系以及弟子门人招收的学生，如研究生、私淑弟子），还包括文献传播影响，有学者用“文献传承”术语表述，即传承谱系以外人员应用邓铁涛教授学术经验指导临床实践，对民众医疗卫生保健做出贡献及社会评价，均以文本为依据。

可见，以国医大师邓铁涛为代表的岭南邓氏学术流派经过一个世纪的发展，薪火相传，前后拥有四代以上传承轨迹，形成鲜明的学术特色和清晰的传承脉络，是当代岭南中医学术活动的杰出群体。2003年广州中医药大学邓铁涛研究所成立，2011年获国家中医药管理局全国名老中医药专家传承工作室建设项目支持，开展“国医大师邓铁涛传承工作室”建设工作。这些工作为岭南邓氏学派的研究提供了良好的发展机遇。

关于名老中医经验抢救、挖掘、整理、继承的相关研究，在国家的大力支持下，经过几代中医人的努力已经取得了长足的进步。然而目前针对中医某一学术流派的传承研究，以及学术思想、临床经验的挖掘、整理工作却开展得较少，大部分学术流派的研究还停留在文献梳理、归纳总结阶段。虽然个别研究借鉴了现代数理统计方法与信息技术；但是统计方法相对简单，比较研究相对缺乏，存在推广普及性相对一般，共性个性难以兼顾等局限性，或者研究多以某一疾病的临床验案为研究对象，信息来源单一，不能较好地体现中医学术流派中多元化的学术方向。

采用传统方法与现代方法相结合、个性经验的总结和规律性的探索相结合的方法，定性研究与定量研究相结合的研究方法对岭南中医邓氏学术流派学术渊源、基础理论、临床诊疗经验、特色技术、传承脉络等进行系统研究。通过文献查阅、访谈、实地调研等方法全面收集邓氏学术流派公开发表的论文、论著、会议交流的文字材料、临床验案、医论医话、学术报告、科技成果、专利、口述史料、手稿、处方、影音图片资料等相关资料，分别加以存储，构成综合数据库。利用文本挖掘技术从学术理论、辨证、病症、用药、学术传承等五个方面对数据进行深入挖掘分析，然后对这些数据进行可视化显示，并提交结果给相关专家进行研讨，解释和验证所挖掘出来的知识，溯源邓氏学派学术思想及传承脉络，提炼邓氏学派学术精髓及学术思想体系。通过名老中医学术思想结构化表达的多种视角，探索性分析名老中医学术流派，以期能拓展和深化中医学术流派研究的内涵，推动中医学术传承研究前进。

第一章

岭南中医邓氏学术流派传承谱系研究

第一节　岭南中医邓氏学派第一代邓梦觉（1886—1940年）

1916年11月6日（农历十月十一日），邓铁涛出生于一个中医家庭，远祖祖籍河南省。祖父邓耀潮，广州天福堂药材行从事中药业。父亲邓梦觉，近代岭南地区有名的温病医家，生于清光绪十二年（1886年），梦觉二字，取卧龙先生“大梦谁先觉，生平我自知”语意。民国八年（1919年）秋，番禺名医陈庆保在香港办中医夜学馆，邓梦觉闻讯即前往，于民国壬戌年（1922年）五月，正式就业于陈庆保门下。

邓梦觉学医，首习《黄帝内经》《难经》等基本理论，以《疡医大全》之第一至第五卷“内经纂要”为读本，方剂则以其师所编之手抄本为读本，临床各科则以跟师及自学为主。三年苦读，始有所成。番禺陈庆保乃近代岭南伤寒名医，与新会陈伯坛、顺德黎庇留等人齐名。邓梦觉就业于其门下，读《伤寒明理论》，似应为伤寒派医家，但广州地区的中医老前辈回忆邓梦觉时总是说他为温病名医，善用温病时方，邓铁涛教授对这一疑问作了以下的回答：

“应该说先父在学术上于伤寒温病无所偏，且先学伤寒，后学温病。广州地处华南，热病为多，故处理病人常需运用温病的理法方药。广州医家之门诊量，一般伤寒家日诊十人左右，而一般温病家日诊二三十。先父的确治愈无数染疫热病患者。如果说，清代主张清热养阴去湿治疗发热性流行性感染性疾病的医家都可归入温病派的话，他对这方面十分重视，可能因此而得名。”

邓梦觉先学伤寒后习温病，主要读淮阴吴鞠通《温病条辨》，同时对王孟英及唐容川的著作相当重视，同代人则比较崇敬张锡纯先生。清末民初之际，广州有惠济仓，乃赈灾机构，在惠福路盐运西街一带，刊印淮阴吴鞠通《温病条辨》一函四册。邓梦觉取之细细披读，并云熟读此书在南方可以为医。友人遵嘱，果如其言。友人之一乃岭南妇儿科名医郭耀卿，郭氏其后又成为邓铁涛临证老师，可见中医之学术，总有一脉相承联系。

民国十四年（1925年），邓梦觉从香港返回广州，执业于广州市河南蒙圣上街。广州河南名，据黄任恒《番禺河南小志》记载：河南之得名自孚始。孚，东汉杨孚，字孝元，南海人，著《异物志》，谓广州南岸有大州，周回五六十里，江水四环，名河南，人以为珠江以南，故为河南。河南是水网交织地带，湿热夹杂病症者多，时遇“干霍乱”（又名肠绞痧）流行，症见腹痛如绞，欲吐不能吐，欲泻不能泻，甚为痛苦。邓梦觉治此病证，予温病家王孟英蚕矢汤，每每一剂便愈。

邓梦觉在广州执业期间，治愈无数疑难病症，其中不少是危急重病，又为邓铁涛所目睹，这对他日后立志继承父业，研习岐黄之术产生很大影响。

邓梦觉有友名冼栈，患“缠喉风”，喉痛甚，晨起发病即从香港返穗，九时到达，当时喉间肿大已不能语言，用笔自诉其苦状。邓梦觉即处以《重楼玉钥》之“金钥匙”喉散方，到药铺配制，上午十时许散成吹喉，半小时一次，吹后吐出痰涎甚多，下午一时服汤药，至三时已能发声，晚上喉痛大减，翌日返港继续吹喉，服药两剂而愈。

又曾救治教师黄某某之妻，产后腹痛，西医用吗啡治疗数天，药到痛止，过后又发，邓梦觉处以《金匮要略》经方枳实芍药散（散剂），两日痛止而愈。

以上是喉科、妇科治验案，邓梦觉究竟专长何科？邓铁涛说：“过去执业行医，重视看‘证’，例如痛证，各科都可以出现疼痛症候，邓梦觉以自制常备之五灵止痛散治疗，保一方平安；虽有分科，但不同于今天内科不看外科病，经带病转妇科，14岁以下归儿科，而是要综合处理各科的疑难病症。”

又曾深夜出诊一阴缩症，患者行房而阴器内缩。即命其家人从厨中取胡椒粉以酒调服，下焦温暖而愈。邓氏侄儿小便癃闭半日许，下腹胀甚，邓梦觉即用安南（越南）肉桂心五分（1.5g）泡水服，服后不到10分钟小便通畅。此两例皆以温药温肾取胜。

邓梦觉毕生以岐黄术济世，几十岁了，还把背诵《黄帝内经》作为一种乐趣。民国二十九年（1940年），邓梦觉卒于香港，前后行医数十年。邓铁涛自幼受家庭医学熏陶，目睹中医药能为人们解除疾苦，即有志于继承父业，走中医药学道路，这是邓铁涛家学渊源。

第二节　岭南中医邓氏学派第二代邓铁涛教授（岭南邓氏学术流派创始人）

一、邓铁涛教授简介

邓铁涛（1916—2019年），原名锡才，广东开平人。中共党员。首届国医大师，国家级非物质文化遗产中医诊法代表性传承人，广州中医药大学终身教授，博士生导师，广东省名老中医，享受国务院政府特殊津贴专家。1932年就读于广东中医药专门学校，1937年毕业，1938年正式从事中医医疗，历任东江纵队地下交通员，广州中医学院副院长，广州中医药大学邓铁涛研究所所长，中国中医药学会终身理事，国家重点基础研究发展计划（973计划）首席科学家，全国继承老中医药专家学术经验指导老师。先后荣获香港浸会大学名誉博士学位、广东省南粤杰出教师特等奖、国家中医药抗非典特殊贡献奖等荣誉。矢志岐黄80年，创立五脏相关学说，诠释痰瘀相关理论，临证擅长诊治重症肌无力及冠心病等疑难重大疾病，教学相长创新师承教育模式，开启岭南医学研究先河，仁心仁术恫瘝在抱，为中医事业振兴发展建言献策，全心全意为人民服务。2019年8月获中共中央、国务院、中央军委颁发“庆祝中华人民共和国成立70周年纪念章”。2019年9月被国家人力资源和社会保障部、国家卫生健康委员会、国家中医药管理局追授“全国中医药杰出贡献奖”。2021年6月28日被中共中央追授为“全国优秀共产党员”。

二、主要研究领域与成就

新中国成立初期，邓铁涛临床的重点是运用中医伤寒与温病的学说理论，指导流行性、发热性、感染性疾病例如乙型脑炎诊治。当时他年仅40岁，在国内中医界也非名声显赫，但有几篇论著，足以反映其学术底蕴深厚，如《温病学说的发生与成长》《试论温病的卫气营血与三焦》等。作为系统的中医科学研究，1959年他带领“西医学习中医高研班”81名学员入住中国人民解放军第一五七医院（下简称解放军157医院），从研究“脾胃学说”开始。

（一）脾胃学说继承与发扬

1958年全国掀起西医学习中医的热潮，当时中央指示，凡是有条件的，都应办一个七十人到八十人的西医离职学习班，以两年为期。广东省卫生厅决定：1959年在广州中医学院开办第二届西医学习中医高级研究班（下简称高研班）。要办好这一届西学中高研班，要求配备一位班主任，组织上考虑由邓铁涛担任。据第一军医大学靳士英教授回忆：1959年我受部队委托带三军学员32名加入广州中医学院高研班系统学习，入学后邓老是我们的班主任，我被推选为班主席，经常聆听老师的教导，从此与邓老建立了深厚的师生情谊，邓老有解决临床难题的中医诊疗技能。

一进入临床，直接面对病人，碰上中医能否治急症、如何治急症的问题，例如急腹症肠梗阻。一青年战士，持续腹痛难忍，又兼腹胀，呕吐，大便不通，即治以耳针，疼痛逐渐缓解，后服通腑攻下中药而愈。又有一肠梗阻青年战士，病情发生变化，主治医生中午去宿舍找邓铁涛，谓肠鸣音消失，问是否即手术？邓铁涛即随主治医生到战士床前，检查时腹痛拒按，舌诊见剥苔下有新苔生长，仍为大肠腑实证，六腑以通为用，处方大承气汤保留灌肠，终于解除梗阻。一名五个月的患婴，呕吐啼哭，腹部可触摸腊肠样包块，经透视确诊肠套叠，先服中药数小时后，又以蜜糖水灌肠，并在腹部肠型包块处叩击梅花针，其后粪便自肛门排出，患婴安静入睡，免一刀之苦。其后又治两例都成功。

邓铁涛把高研班同学分成多个小组，分配到相关科室与骨干医师结合，最后总结成为28篇研究报告。如解放军157医院耳鼻喉科主任，从带教老师学得“威灵仙治骨鲠验方”，治愈12例喉、食道骨鲠患者，印证前人所说“赤脚威灵仙，铁剑软如棉”，其后成为全军科研课题继续深入。又如内科主任两次用生甘草抢救数百人的食物中毒成功。当时各省市都举办了西医离职学习中医班，但广州中医学院高研班这种通过集体研究“脾胃学说”重大理论科研课题，应该说在全国所未有。

邓铁涛回忆在解放军157医院进行脾胃学说研究时说：“那是一段值得怀念的日子，我们度过无数捏着汗守护在危重病人床边的日日夜夜。”当时解放军157医院的谢旺政委，十分支持中医的脾胃学说研究工作，尤其支持中医参与对危重病人的抢救治疗。因为用中医非手术治疗多例急腹症成功，决定病人开刀不开刀，谢政委往往要征求中医的意见，这使他有机会坚持中医为主的治疗方案，观察中医的疗效和取得经验。

邓铁涛把脾胃学说研究的成果加以整理，写成《中医脾胃学说提要》论著，发表于《广东中医》（1962年第1、2期），这是他筚路蓝缕，开拓中医学术领域研究之始。中医所说的“脾胃”，不单是指胃肠的生理功能及病理变化，现代医学中多个系统的多种病症，如再生障碍性贫血、白细胞减少症、红斑狼疮、肌肉萎缩、慢性肝炎、子宫脱垂、内伤发热等，临床上都可以出现中医脾胃学说的脾虚证候。脾胃论治的方与法，治疗范围相当广泛，除能治疗消化系统疾病之外，其他系统如血液系统、神经系统、循环系统、运动系统、内分泌系统的多种疾病，都有采用脾胃论治而收到良好疗效的例子。临床上只要抓住脾胃这个关键，一些疑难病症可以迎刃而解。学术界认为广州中医学院是进行脾胃学说研究较早且取得成绩的单位，以1962年《广东中医》杂志刊载脾胃学说研究系列论文为依据。邓铁涛也逐渐形成对内伤杂病重视补脾、健脾、调理脾胃，对虚损痿证重视升阳补中益气，对内伤发热善用甘温除大热法，对萎缩性胃炎善用濡养胃阴之法的学术主张。

（二）冠心病、重症肌无力辨证论治研究

冠心病气虚痰浊证诊治与冠状动脉搭桥围手术期的中医干预，是邓铁涛临床另一领域。20世纪70年代，邓铁涛组织广州中医学院冠心病研究小组，通过对冠心病住院及专科门诊患者的临床调查与治疗观察，发现中医气血痰瘀的理论，对指导冠心病及其他心脑血管疾病的防治均有临床意义。冠心病属本虚标实之证，本虚是心气（阳）或心阴虚，标实为痰浊或痰瘀互结。北方冠心病之标实，瘀血为患者多，治以活血化瘀为常法；岭南地区冠心病患者，身处南方，土卑地薄，气候炎热，环境潮湿，身体禀赋多属气虚或气阴不足，以气虚痰浊型多见，治宜益气除痰。邓铁涛以益气除痰佐以化瘀的方药治疗冠心病100例，总有效率达95%。其后撰写《冠心病辨证论治》一文，发表于《中华内科杂志》（1977年第1期），产生一定的影响。

临床治验有效的机理是什么？从1979年至1992年，他先后指导心血管

专业硕士、博士研究生，从实验研究的角度去探讨益气除痰法对冠心病的临床疗效及其血液流变性的原理。检查心血管疾病痰证患者的血液，发现血浆黏度比、甘油三酯、β脂蛋白和血沉方程K值异常增高，出现血液流变学的改变，可能是中医所说的“痰”的物质基础之一；临床常用的益气除痰的方药，对改善心血管疾病痰证患者的血液流动性凝集性有帮助，痰证总有效率为82%，非痰证为75%，提示益气除痰法治疗冠心病，无论是痰证患者还是非痰证患者均有一定疗效。研究成果支持益气除痰法治疗冠心病的主张，还将其机理应用于高血压病、脑动脉硬化、心律失常、风湿性心脏病、肺源性心脏病等心脑血管疾病的防治，以益气除痰为组方原则的“冠心胸痹丸”已经申请专利得到批准。

心力衰竭（简称心衰）是冠心病严重并发症之一，邓铁涛提出“以心为本，五脏相关”解释心衰时人体出现的各种复杂并发症，研制出养心、暖心两种胶囊，用之治疗慢性心衰患者也取得较好疗效。心绞痛也是冠心病需要面对的临床难题，古人云胸痛彻背，背痛彻胸。邓铁涛献出祖传验方五灵止痛散，服食方便起效迅速，为邓氏医学传家宝之一，而该方之分量配伍是他经过半个世纪临床摸索确定的。该药于1984年通过技术鉴定后成为三类中药新药，他把研究成果转让给广州中药三厂，又把5万元技术转让费全部捐献给中华中医药学会。

冠状动脉搭桥手术为当今心血管学科前沿尖端技术，但如何提高手术安全性，降低手术后并发症，提高术后生存质量又成为现代医学研究的课题。从1999年开始，邓铁涛在长期心血管疾病临床研究基础上，与西医博士生导师阮新民、张敏洲，中医博士生导师吴焕林、邹旭等一起探讨冠心病冠状动脉搭桥围手术期的中医药诊治问题。

邓铁涛首先对40例围手术期患者临床观察：射血分数低于30%不能做手术者，应用调脾护心方药提高射血分数达到手术标准；手术过程中创伤者，心阳受挫脾失健运，聚湿于肺成痰，或术中麻醉以及气管插管等对气道的刺激，肺失宣发通调，水饮内停成痰浊，给予除痰化湿中药；手术后康复期，“气虚”则为血管易再堵塞、再狭窄之根本，选用红参、三七、茯苓等组方，名邓氏冠心方。方中以人参补益元气、温通心阳；三七活血祛瘀通脉；茯苓、竹茹、枳壳等药除痰理气，共奏益气除痰祛瘀通脉之功。

从2001年10月至2003年10月，邓铁涛益气除痰调脾护心法治疗冠心病冠状动脉搭桥围手术期临床研究，试验组59例，对照组55例，共进行114例临床观察。结果显示：手术后两组临床症状均较术前有显著的改善，自术后2月开始，试验组症状计分总分就显著优于对照组，随着治疗时间的延长，两组的差别越来越明显。至试验终止，试验组多数症状的改善情况均显著优于对照组，如心悸、乏力、肢冷等症状，两组有非常显著的差别。治疗组临床总有效率达98.2%，其中显效率81.8%；对照组总有效率为96.3%，其中显效率55.6%。治疗组临床疗效显著优于对照组。这一研究其后继续成为国家科技部“十一五”支撑计划“冠心病血运重建术后中医综合干预方案临床研究”项目。

又例如重症肌无力。当今医学界公认该病的治疗仍然是世界性的难题，病情反复是该病的最大特点。1986年10月，邓铁涛承担国家科委“七五”攻关课题“重症肌无力疾病脾虚证型的临床研究及实验研究”，并任课题组组长。提出“脾胃虚损，五脏相关”理论指导临证，以“强肌健力，补脾益损”原则治疗重症肌无力252例。经过5年艰苦临床研究工作，1991年1月通过国家中医药管理局组织技术鉴定。在鉴定委员会的7名成员中，中国协和医院神经科许贤豪教授、广州呼吸病研究所钟南山院士都是当时我国西医界著名专家，他们肯定中医中药治疗重症肌无力效果。该项研究获1992年度国家科技进步二等奖。

重症肌无力危象的抢救，又为难中之最。2003年4月17日，广州中医药大学第一附属医院，一对来自湖南安乡的夫妇闯入禁止探视的重症监护室（ICU），直奔患重症肌无力危象的12岁儿子小林的病床，拔下了呼吸机套管和氧气管。此前，他们在某大医院已气管切开一个月不能闭合，后变卖仅有的房产所得一万元并带着气管套管南下求医。一万元很快告罄，父母绝望了，执意放弃抢救。孩子呼吸困难，脸色发紫，神志模糊，命悬一线。邓铁涛得知后，即到监护室探望。翻开患儿被褥，见他奄奄一息，干瘦如柴，弯缩如虾。邓铁涛说，小孩瘦成这样（当时患儿体重17 kg，正常体重应为32 kg），单靠药物如何能起作用？说完，拿出准备好的5000元给ICU护士长嘱咐："到营养室买鼻饲食物，要保证每天所需要的能量，有胃气才有生机"，又对ICU主任说："重上呼吸机，费用我先垫！"在场众人无不为之所感动。邓铁涛又免费给患儿提供中药"强肌健力口服液"，增加饮食量，不拘泥于儿科会诊时规定的体重17 kg患儿所输液体量一天不能超过800 mL的意见。4月28日，患儿终于脱离呼吸机，孩子父母一见邓铁涛，双双下跪，用这种最质朴的方式致谢。5月19日患儿已能吞咽饮食，23日拔除胃管，解除鼻饲。"六一"儿童节，他已能高高兴兴参加广州一日游。邓铁涛还为孩子筹集两万元住院费。6月9日，患儿出院随父母回到湖南老家。广州名医治好小林的消息轰动远近乡村。小林至今健在并已参加工作。为此，中央电视台《东方时空》节目组曾专程从北京来广东采访。

危象发生时患者呼吸困难，往往需要使用呼吸机辅助呼吸、装置胃管、鼻饲食物药物。中药制剂必须药专力宏，避免汤剂煎煮容量过大、减少水分在胃肠潴留或减少药物堵塞胃管。邓铁涛从1994年开始研制"强肌健力口服液"制剂，解决给药途径、容量、通道等难题。据病历日志记载，从2000年至2007年，邓铁涛亲自参与危象抢救105例；从2005年7月至2010年7月担任"973"计划首席科学家期间132例危象患者首次抢救无一例死亡。他所在的广州中医药大学第一附属医院二内科，成为国家"十一五"支撑计划《重症肌无力中医干预方案优化及其评价研究》牵头单位。

凡中医临床大家，术业有专攻而又不拘泥于专治某症。据《邓铁涛医案与研究》载，他诊治的疾病包括冠心病、高血压、运动神经元疾病、硬皮病、红斑狼疮、帕金森综合征、慢性胃炎、肝硬化、胆结石、泌尿系感染、肾病、糖尿病、乙型脑炎、脑挫伤等63类。其所诊治病种多为西医诊断明确但西医治疗缺乏疗效或虽有疗效但西药毒副作用大者，也有西医诊断不明或检查认为“病因不够清晰”“缺乏对因治疗”者。

有一例因静滴肾上腺素渗液而致下肢慢性溃疡患者，溃疡面积约2 cm × 2 cm，形如漏斗，已看见大隐静脉，数月未愈。邓铁涛取白砂糖盖溃疡，外用叠瓦式胶布贴紧。3天后溃疡已变小变浅，再敷一次白砂糖遂愈，前后不过10天。又有一例车祸致颅脑外伤昏迷患者，按照西医常规抢救紧急手术后4天，仍然脑水肿意识丧失，瞳孔大小不等，邀请邓铁涛会诊，以安宫牛黄丸液点舌法与桃仁承气汤保留灌肠，患者逐渐苏醒，治疗1个月出院无后遗症。

（三）培育中医英才，成为教育大家

古人云：建国君民，教学为先。学而后知不足，教而后知困。知不足，然后能自反也；知困，然后能自强也。故曰教学相长。邓铁涛常说为人师者不仅在于教，更重要的在于学，教之所以长流者在其学。作为一名杰出的中医教育家，邓铁涛先后任广东省中医药专科学校、广东省中医进修学校教务主任，广州中医学院教务处副处长，广州中医学院副院长等职，一生为中医教学体系和教材建设潜心探索。

邓铁涛长年工作在教学一线，先后任教的科目有《中国医学史》《中医各家学说》《中医内科学》《中医诊断学》《黄帝内经》等。他说：“《黄帝内经》《难经》《伤寒论》《金匮要略》《温病条辨》等古典医籍，经过反复多次的实践与教学，对它们价值的认识应不断加深。《中医各家学说》这门学科设立得很好，《四库全书总目提要》说得简单而又深刻：儒之门户分于宋，医之门户分于金元。儒与医前后并论是有根据的。

除了医学领域之外，还有其他思想活动的领域可资借鉴。知识的广度可使我们视野开阔，能帮助克服保守思想，能推动专业知识的深化与发展，文学、艺术使我们接触时代的脉搏与生活气息。积累知识好比建筑金字塔，底宽顶尖乃能巍然屹立。”

中医本科教育难点之一，是如何处理《伤寒论》《金匮要略》《温病条辨》这三门课程，它们应属于基础课还是临床课？全国未有统一。20世纪80年代末，邓铁涛主张这三门课是临床课而不是基础课。因各地中医学院把它们与《黄帝内经》一并称为基础学科，名义上敬为至尊，实际上使从事其教学的老师长期脱离临床工作，也就脱离了它们赖以生存发展的空间。于是邓铁涛亲笔题词“四大经典为根，各家学说是本，临床实践乃中医之生命线，仁心仁术乃医之灵魂”。

提倡名师带徒，抢救中医学术，是邓铁涛在中医高级人才培养方面独到做法和见解。1978年，他被批准为首批中医学硕士生导师；1986年9月，他成为中医内科学博士生导师。1990年10月，他成为全国老中医药专家学术经验继承工作指导老师之一。首届“全国继承老中医药专家学术经验拜师大会”在北京人民大会堂隆重举行，他代表500位老中医致辞，提出一个响亮的口号：“学我者必须超过我！继承是手段，振兴中医、发展中医，为中国人民和世界人民的健康服务，走在世界前头才是我们的共同目的。”

大温课，拜名师。在广东省中医院二沙岛分院种植的“名医树”旁边有一石碑，碑文曰：“公元2000年10月29日，在名老中医邓铁涛、任继学倡议下，应广东省中医院之邀，全国著名中医邓铁涛、任继学、焦树德、路志正、颜德馨、朱良春、陆广莘、吉良辰、张琪、张学文，为发扬中医药事业，培养中医药人才，不畏高龄，齐集羊城，开班授业，共商大计。感于斯事意义深远，原卫生部副部长、国家中医药管理局局长佘靖，广东省副省长李兰芳并同各名医一起，手植‘名医树’，以寓名医名院共育中医药人才之意。为彰其事，乃立碑记之。”

2001年4月20日，12位国家级名老中医收广东省中医院24位业务骨干为徒，24位徒弟又分别带七年制硕士生，以“集体带，带集体”方式授徒。此举影响深远，开创现代学校教育与传统中医带徒教育结合之新风。拜师会上出现戏剧性一幕：邓铁涛走路健步如风，走下台时徒弟，一急摔倒了，正好跪倒在他跟前，手机还从上衣口袋里蹦出来，“啪”地砸在地上，大家笑曰：真是“拜”师啊。

邓铁涛既收中医徒弟，也收西医徒弟。2003年正式接纳中山大学中西医结合研究所所长、博士生导师吴伟康教授为徒。于是广东医学界开玩笑地说他是“开明中医”。《羊城晚报》为此作了“西医博导拜老中医为师”的专题报道。桃李不言，下自成蹊。如今邓铁涛桃李满天下，学生遍五洲。共培养硕士生28人，博士生14人，博士后1人，师带徒（弟子及学术继承人）19人。学术传人与师带徒弟子跨中医内科、中西医结合临床、中医医史文献、中医基础理论、中医诊断等领域，学术“人才链”中有博士生导师10人，硕士生导师15人。1992年10月，在广州中医学院设立“邓铁涛奖学金”，同年12月进行首次颁奖，每年奖励10名本科学生，至今已奖励19届本科学生累计金额近20万元。2003年设立了广州中医药大学邓铁涛基金，目前已经资助71个课题金额共计83万元。

2003年11月8日，广州中医药大学邓铁涛研究所成立，前来祝贺的国家中医药管理局局长佘靖在会上发言：“邓铁涛教授是我国当代著名的中医临床家、理论家和教育家，为当代中医之泰斗。”时年88岁的邓铁涛左手持麦克风、右手持激光笔，为在校学生和来自全国各地数百名专家学者作了《为中医药事业的发展架设高速公路》的学术报告，博得全场听众长时间热烈的掌声。

（四）凝练中医学说，成为理论大家

2009年1月21日，广州市连新路171号广东省科学技术厅，2008年度广

东省科学技术一等奖第三次终审答辩在这里进行。来自各行业的二十多位专家认真听取了广州中医药大学《中医五脏相关理论基础与应用》课题汇报，提问得到满意回答后，评委投票一致通过。该课题第一完成人邓铁涛，是年已跨入93岁高龄。

大凡中医理论大家，必在临床、科研、教学的深厚基根上，具有自主创新思维，凝练理论学说以指导实践，既能一病一症一方一药验之于人，又能高瞻远瞩、明确目标、引领前进方向，邓铁涛就是这样的大家名师。他从研究脾胃学说开始，通过对气血痰瘀理论及其关系的探讨、对伤寒与温病融合为中医热病学的构思、对中医诊断法与中医诊断学教材建设、对岭南地域性医学领域开拓以及中医五脏相关学说提出，最后经过论证成为国家重点基础研究发展计划（973计划）课题，体现邓老对中医学术孜孜不倦的追求。

邓铁涛自20世纪50年代末开始探讨五行学说，到了前人所说的“皓首穷经，寒暑靡辍，儒医之称，洵无间然”之程度。1961年他首先提出“五脏相关学说”，认为“研究本来是一个扬弃的过程，它包括取与舍两方面。以研究五行学说为例，我们可以定两种题目：①五脏相关学说；②五行学说的局限性”。定第一种就是发展它，其后发表4篇学术论文。由于使用了“五脏相关取代五行”字眼，引发争议。1997年10月在吉林召开的全国中医药科技进步奖终审答辩会上达到高峰，邓铁涛面对众多的疑问仍然坚定地说，他的学术理论精华用以指导临床实践且又有创新者，乃五脏相关学说。

什么是“五脏相关”？五脏相关是研究中医五脏系统生理功能、病理变化特点及其相互关系并以指导临证实践的理论学说，是运用现代语言阐述诠释古代五行学说的一种方式。五脏相关能够更加准确地表达五行与五脏的关系，从五行到五脏相关，适应融合了现代科学观念和中医临床实践发展的变革。其方法论特点是：以系统和结构观点认识五脏的相关性；气血阴阳为五脏相关的信息单元和控制因子；以文献和临床调研为依据，以实验手段作为佐证。这样，五脏相关学说通过保留五脏配属结构，包容了五行的关联模式，维护并弥合了中医理论的完整性。这一研究是对现代中医基础理论内容的创新，它引领中医理论基础研究走到学术前沿。邓铁涛有时幽默地说，中国哲学里有句名言“百姓日用而不知”，其实人们天天在用五脏相关的思维；五脏的关系不是在书斋里想出来的，而是中医在长期临床实践中总结出来的。“中医五脏相关理论继承与创新研究”课题已于2011年3月4日正式通过国家科技部验收（国科发基〔2011〕71号）。课题验收专家组意见是：对照原课题任务书研究内容及课题调整方案后的各项考核指标，已经按照任务书的要求完成计划任务。“中医五脏相关理论继承与创新研究”，根据名老中医的学术经验提出了新的理解和进行临床验证，较好地体现了中医基础理论研究中继承与创新的关系，并且紧密结合临床实践，有较好的示范意义。在理论层面上注重保持中医理论特色，又吸收了现代思维，达到一个新的水平；临床上充分结合名老中医临床经验，在一系列重大疑难疾病的诊治中形成了有特色的治疗思想，并取得较好疗效。研究达到了国内同类研究先进水平。其创新性，一是将传统五行学说发展为“五脏相关学说”，切合临床实际；二是临床验证有突破，对部分重大疑难疾病的治疗取得进展；三是对名老中医学术经验的整理模式进行了较好的示范。

邓铁涛理论建树还有：从“气血关系论”到“痰瘀相关论”。气血为治病要诀，无论外感内伤，所伤者无非气血。血实者宜决之，导之下流如决江河；气虚者宜掣引之，正是古代名医王清任《医林改错》重用黄芪之所本。邓铁涛在补中益气汤重用黄芪120g治疗脾胃虚损之重症肌无力，屡用屡验，正是对前人学术经验的发挥。《医林改错》有论及补气祛瘀治法，但未论及“痰”的问题，邓铁涛予以发扬之：痰是瘀的初期阶段，瘀是痰浊的进一步发展，同属津液之病变，痰多能瘀脉，聚瘀可凝痰，因此祛瘀可以除痰，除痰宜结合化瘀，或痰瘀同治。

中医号脉，外国人往往不相信手腕上那么一小截血管能知五脏六腑和全身。邓铁涛幽默对答："现在用一个细胞就能克隆羊，我们用一截血管还摸不清楚？而且我们摸了几千年了。中医研究的经络在死人身上搞解剖是找不到的。经络无形，如同信息网络，中医号脉号的是信息，人的气沿着经络走，气也是物质。"中医过去无"诊断学"学科之名称，20世纪五六十年代，邓铁涛被委任主编《中医诊断学》第一版及第二版全国通用教材，后又被委任主编第五版《中医诊断学》教材及高等教育参考丛书之《中医诊断学》，使诊断学成为一门比较完整的学科。他主编有研究性质之《实用中医诊断学》，受到英国丘吉尔利文斯通出版社之重视，于1999年由玛丽尔·艾吉尔将其全文翻译出版。

关于岭南地域性医学。或问：医学难道也有岭南岭北之分吗？邓铁涛引《素问·异法方宜论》语："地势使然也。"查《辞海》"岭南派"条目，言指岭南画派。邓铁涛说："这其实是不确切的，岭南派，除了画派外，还有音乐、武术、戏曲、诗词等流派，其中还有不容忽视的、在祖国医学中极具特色的医学流派岭南医学。它是在特殊的地理气候环境下，把祖国医学的普遍原则与岭南地区医疗相结合，经过漫长的历史岁月逐渐形成的以中医学理论为基础、结合当地文化的地域性医学。"1979年改革开放首先从广东开始，邓铁涛当时已有远见，我国中医药学术研究重心，有逐渐南移之趋势。岭南医学有悠久历史的沉淀积累，有改革开放前沿的优越地缘，融合自然科学其他相关学科合理内涵。从1979年至2009年，以其临床实践的有效性继续前进，从中医药大省发展成为中医药强省，历史又一次证明邓铁涛前瞻性预见的正确。

（五）万里云天万里路

邓铁涛功成在晚年。以他集中医临床家、教育家、理论家与战略家于一身之影响力，数度上书中央，积极建言献策，发展中医之道，被中医药界同行都称为“领头羊”。1984年初春，中央军委副主席徐向前元帅南下广州，邓铁涛担任保健医生。他以一个普通“中共党员中医”的名义写信给中央，信中说：“发展传统医药已明文写入宪法，但我们失去的时间太多了，必须采取果断的措施使之早日复兴。”中央领导同志作了“认真解决好中医问题”的批示，并以《邓铁涛同志给徐向前同志的信》为题作为中央政治局参阅文件（1984年5号）印发。不久，国务院讨论了国家中医药管理专门机构的问题，请田纪云协助卫生部认真解决好中医问题。1986年12月国家中医药管理局宣告成立。

邓铁涛第二次上书中央是1990年。当时中央计划精简机构，中医药管理局拟在精简之列。1990年8月3日，邓铁涛联合全国名老中医路志正、方药中、何任、焦树德、张琪、任继学、步玉如7人，联名给江泽民总书记上书，请求“国家中医药管理局的职能只能增加，不要削弱”。10月9日得到答复：同意加强国家中医药管理局管理全国中医药工作职能。中医药管理局被“保下来了”。

第三次是1998年，行业调整“抓大放小”，引起西医院校合并中医院校之风。8月11日，邓铁涛再次联合任继学、张琪、路志正、焦树德、巫君玉、颜德馨、裘沛然中医老专家7人，联名上书给朱镕基总理，中医药是一个很有前途的知识经济领域，我们千万不可等闲视之；中医小，西医大，改革绝不能“抓大放小”。11月2日，“八老”得到国家中医药管理局答复：总理已作批示，请张文康同志研办。

这是著名的“八老上书”。两封信均出自邓铁涛手笔，行文委婉，主题鲜明，切中肯綮，帮忙不添乱，读之意味深长。其后，在2003年4月“非典”期间，胡锦涛总书记考察广州，邓铁涛又一次以“中医应在‘非典型肺炎’治疗中发挥作用”为题写信给胡锦涛总书记：“您亲临广州指挥‘非典型肺炎’之战，爱民亲民的形象永远留在广州人民和全国人民心中。”邓铁涛在信中建议中医介入抗“非典”，该信为后来我国中西医结合抗“非典”打下了基础。

邓铁涛不老，他对我国中医事业一片赤诚之心，如生命之火在熊熊燃烧；他铁肩卫道，中流砥柱，历尽近百年风雨沧桑；他洞察秋毫，明辨是非，写下多少战斗檄文；他仁爱宽厚，对待病患，感同身受，悉心救治，有古大医之风；他探讨岐黄学术之精髓，成为一代宗师。

2009年9月28日晚上7点30分，广州中医药大学大学城校区，万名青年学子在这里举行庆祝中华人民共和国成立60周年大型文艺晚会，由第一临床医学院自发组织编演的诗朗诵《苍生大医》，描述邓铁涛岁月如歌的一生。当大屏幕画面出现老人图像、勉励同学们：“学我者必超我，祝愿大家未来成为中医大师”录音讲话时，全场响起经久不息的掌声；又当节目礼仪推出邓铁涛送给晚会亲笔题词“铁杆中医”，并由四位取得优异学业成绩的青年学生双手承接时，全场欢声雷动，晚会再一次掀起高潮。

男主持人：国医大师邓铁涛老先生的青少年时代饱尝战乱的悲惨和亡国的屈辱，也目睹了中华人民共和国的诞生，他而立之年亲身参与了我校的筹建，从此就把一生献给了广州中医药大学和中医药事业。

女主持人：正像刚才诗歌中说的一样，他的身上既有老一辈中医药人“大医精诚”“上医医国”的风骨，也体现着我校“厚德博学，精诚济世”的校训精神。他是我们广州中医药大学的象征，也是新中国中医药事业的象征。

邓铁涛曾撰写有题为《万里云天万里路》的自传体文章，文内由衷之言，使我们得到鼓舞和启发，让我们引用该传记的话以作结尾：“中医学前途有如万里云天，远大光明，彷徨了几十年的中医可说已走在大路上。我们任重而道远，就看现代中医、西学中和有志于研究中医的其他科学家的努力了。”

第三节 岭南邓氏学派第三代主要传承人员

一、合作传承人：靳士英与劳绍贤

在非物质文化遗产领域，境外学者对年龄相接近的资深专家有“合作传承人”（Joint inheritor and disseminator）称谓，指共同继承及传播人。在邓铁涛学术团队的实际工作中，在早期参与邓铁涛学术经验整理的学者，年龄比邓铁涛稍年轻，日后成为独立临床科研的著名学者，其学术成果对邓铁涛后来的学生也产生影响。本谱系将此类学者认定为“合作传承人”，主要有：靳士英、劳绍贤。

（一）靳士英

靳士英（1927—），男，出生于吉林长春，家传中医，1948年毕业于长春大学医学院，参加中国人民解放军，历任解放军157医院院长、广州医学高等专科学校副校长、广州中医药大学客座教授、南方医科大学中西医结合医院主任医师、广州中医药大学邓铁涛研究所研究员。1959年至1962年，广州中医学院第二届西学中高研班中，邓铁涛任班主任，靳士英任主席兼学习委员。邓铁涛认可靳士英是其“军中大弟子”。高研班在完成三个学期的基础理论学习之后，邓铁涛专门设计了一个学期的临床科研阶段，率领81名学生入住解放军157医院，共同研究“脾胃学说”历时5个月。邓铁涛教授与靳士英教授把同学分成多个小组，分配到相关各科室组成一个个科研小组与医院科室骨干医师相结合，最后总结了28篇论文，相继发表在1962年的《广东中医》上。当时全国各省都举办了西医离职学习中医班，但是都未设计由专职班主任带教进行科研实习的阶段。广州中医学院高研班这种通过集体研究"脾胃学说"重大理论科研创举课题，应该说是全国各高研班所未有，对学员科研能力的提高起到了非常良好的作用。脾胃学说通过研究得到发展提高：对内伤杂病特别是消耗性疾病重视补脾、健脾、实脾、调理脾胃；对虚损痿证重视升阳益气；对内伤发热善用甘温除大热法；对萎缩性胃炎善用濡养胃阴之法。靳士英引典故"桃李不言，下自成蹊"，说师从邓铁涛教授学习，辅助邓老著书，在"做"中"学"，自己得到较全面的锻炼，这是邓老培养学生的有效方法。靳士英在中医诊断学、针灸学、中西医内科临床、中草药、医学史以及大型辞书组织编写方面颇有建树，发表论文近200篇，著作30余部，其中《新编中医学概要》《舌脉诊法的基础研究》《针灸穴位挂图》《实用针灸穴位手册》《实用头针穴线手册》有中、英、德、法、西文本，全球发行。晚年编著《岭南医药启示录》《南方草木状释析》《图说针灸经络穴位》等书。2012年11月，靳士英为"国医大师邓铁涛教授学术经验研修班"讲课时说："在我80岁时，邓师要我同他共建'振兴中医百岁工程'，要求我老有所为，迄今五年，师徒经常交流心得……我深感自己已85岁，还有96岁高龄的邓师的教导、督促、鼓励、关怀，实为人生一大幸事。"靳士英是国内著名中西医结合专家，靳士英学术传承人为其儿子靳朴，学生刘淑婷、张晓红。

（二）劳绍贤

劳绍贤（1937—），男，湖南长沙人，广州中医药大学教授、主任医师，博士生导师，广东省名中医，第四批全国名老中医专家学术继承人指导老师，享受国务院特殊津贴。劳绍贤为1962年广州中医学院首届毕业生，同年9月3日至9月7日，在广州东方宾馆由中共广东省委书记区梦觉主持召开了"继承名老中医学术座谈会"，会上授予郭梅峰等72人"广东省名老中医"称号（注：广东省第一批名老中医；第二批在1978年授予），劳绍贤在会上正式拜名老中医邓铁涛为师，成为最早的正式拜师弟子，故邓铁涛教授常说劳绍贤是大弟子。劳绍贤教授也出身医药世家，其父劳端生（字永泰）毕业于湖南国医专科学校，后悬壶济世，并被族人公推为家族“劳九芝堂”负责人，主持药店经营兼施药济生。劳端生为人勤勉，甘居人下，自挽联“火化了残骸，解脱必然还五运；盖棺方定论，平生不虑指千夫”。劳绍贤教授继承家学为长沙“劳九芝堂”第十代传人，尊敬师长，引孔子语“一日之师，终身之父”，感谢邓铁涛教授及父亲的教诲，先后参加医史各家学说、中医内科的教学与临床工作，奠定了扎实的中医理论与临床基础。在跟师学习的过程中，劳绍贤教授对金元医家李东垣的脾胃学说产生了浓厚的兴趣，土爰稼墙，是为厚德，以厚土为己任，一以贯之，奠定了他毕生研究的方向。历任脾胃研究室主任、脾胃研究所副所长。研制“和胃片”“胃热清”“胃炎消”“肠炎灵”等中药制剂，著作《胃癌癌前病变基础与临床》《脾胃学说研究》《劳绍贤医学文选》《劳氏验方集萃》等。2011年，劳绍贤中医诊疗学术经验研究成为全国名老中医传承工作室建设项目，并形成学术研究团队，可以认为是岭南邓氏内科学派重要分支。

二、代表性传承人：邓中光、刘小斌、邱仕君

关于“代表性传承人”的界定，《国家中医药管理局办公室关于开展中医学术流派传承工作室建设项目申报工作的通知》（中医药办人教函〔2012〕170号）条件有三：“①具有丰富的临床经验和独特的技能技艺，以家传或师承等形式全面、系统掌握并传承、应用和推广本流派学术思想、诊疗技艺、特色用药达 15 年以上；②在本流派及行业内被公认为具有代表性和影响力；③能积极开展流派学术传承与推广活动，愿意培养流派传承后继人才。”就邓铁涛学术团队而言，邓中光、刘小斌、邱仕君

符合上述三条件，且长期作为邓铁涛副手，协助邓铁涛完成大量科研、临床、行政等日常事务。故2003年广州中医药大学邓铁涛研究所成立，邓铁涛任所长，并指定此三人任副所长至今。其研究方向、论文、著述以及培养的研究生始终与邓铁涛相关，此三人在邓铁涛学术团队中起着承上启下的重要作用。可认定为邓铁涛学术代表性传承人。

（一）邓中光

邓中光（1947—），男，广州中医药大学第一附属医院副主任医师，广东省名中医，广州中医药大学邓铁涛研究所副所长，邓铁涛次子。1974年起随父从师，1990年全国开展首批全国名老中医药专家学术经验继承工作，被遴选为邓铁涛学术继承人，1994年完满出师。2011年任国家中医药管理局“国医大师邓铁涛传承工作室”建设项目负责人，组织协调项目组全体参与者传承创新了名老中医学术经验，2015年该项目以“优秀”通过验收。主编《国医大师邓铁涛新医话》（2014年中国中医药科技出版社）。

（二）刘小斌

刘小斌（1951—），男，广州中医药大学教授、主任医师，博士研究生导师，广州中医药大学邓铁涛研究所副所长，享受国务院特殊津贴。1979年考取邓铁涛硕士研究生，1982年毕业留校，人事处师培科安排给邓铁涛进行师资培养，一直师从邓铁涛医疗科研教学工作至今，2009年经邓铁涛确认颁发证书确认其为学术继承人。受邓铁涛嘱托撰写《中华中医昆仑·邓铁涛卷》。主编《国医大师邓铁涛临证经验实录》（2011年中国医药科技出版社）。

（三）邱仕君

邱仕君（1955—），女，广州中医药大学教授，主任医师，广州中医药大学邓铁涛研究所副所长，广东新南方中医研究院院长。历任广州中医药大学研究生处处长、教务处处长。1982年考取邓铁涛硕士研究生，1985年毕业后长期师从邓铁涛协助完成系列学术论著。1990年被遴选为全国首批老中医药专家邓铁涛学术继承人，1994年获国家人事部、国家卫生部、国家中医药管理局联合颁发的出师证书。主编《邓铁涛医案与研究》（2004年人民卫生出版社），《邓铁涛用药心得十讲》（2011年中国医药科技出版社）。

三、主要传承人

关于"主要传承人"的界定，《国家中医药管理局办公室关于开展中医学术流派传承工作室建设项目申报工作的通知》（中医药办人教函〔2012〕170号）条件有四："①通过家传或师承学习本流派学术思想和临床技术达5年以上，被代表性传承人及本流派所公认；②较系统掌握本流派主要学术思想、诊疗技艺，并能熟练应用于临床；③具备中医执业医师资格，从事中医药临床工作10年以上；④在政府举办的中医、民族医机构工作的，需受聘中医高级专业技术职称5年以上；在非政府举办的中医、民族医机构工作的，需受聘中医中级专业技术职称 5 年以上。"

就邓铁涛学术团队而言，以师承、就读研究生等形式符合上述条件者如下表（表1-1）所示。

表1-1　邓铁涛主要传承人名单

序号	师承时间	姓名	师承方式
1	1978年	李杰芬	1978级硕士研究生
2	1978年	梁德任	1978级硕士研究生，1983年广州中医学院人事部门核准由邓铁涛进行师资培训
3	1979年	蔡桂英	1979级硕士研究生
4	1979年	丁有钦	1979级硕士研究生
5	1979年	肖衍初	1979级硕士研究生
6	1981年	李贵芬	1981年广州中医学院人事部门核准由邓铁涛进行师资培训
7	1981年	赵立诚	1981年广州中医学院人事部门核准由邓铁涛进行师资培训
8	1982年	邓中炎	1982年广州中医学院人事部门核准由邓铁涛进行师资培训，邓铁涛长子
9	1984年	刘友章	1984级硕士研究生
10	1984年	邱向红	1984级硕士研究生
11	1985年	方显明	1985级硕士研究生
12	1985年	郭桃美	1985级硕士研究生
13	1985年	李敏	1985级硕士研究生
14	1985年	王伟彪	1985级硕士研究生
15	1985年	王清海	1985级硕士研究生
16	1985年	杨伊凡	1985级硕士研究生
17	1986年	陈立典	1986级硕士研究生
18	1986年	冯崇廉	1986级硕士研究生
19	1986年	何绪屏	1986级硕士研究生，1989级博士研究生
20	1986年	李剑	1986级硕士研究生
21	1986年	廖青	1986级硕士研究生
22	1986年	张英民	1986级硕士研究生
23	1987年	张世平	1987级博士研究生

续表

序号	师承时间	姓名	师承方式
24	1987年	朱晓光	1987级硕士研究生
25	1988年	杜少辉	1988级硕士研究生，2004级博士研究生
26	1988年	李顺民	1988级博士研究生
27	1988年	粟俊	1988级硕士研究生
28	1989年	陈鸿能	1989级硕士研究生
29	1989年	李金龙	1989级硕士研究生
30	1989年	王平	1989级硕士研究生
31	1992年	李南夷	1992级博士研究生
32	1995年	唐铁军	1995级博士研究生
33	1995年	肖会泉	1995级博士研究生
34	1996年	赵益业	1996级博士研究生
35	1998年	徐云生	1998级博士研究生
36	1999年	杨利	1999级博士研究生
37	1999年	郑洪	1999级博士研究生
38	2001年	涂瑶生	2001级博士研究生
39	2001年	吴焕林	2001年广东省中医院第一次拜师国家名中医中拜邓铁涛为师
40	2001年	邹旭	2001年广东省中医院第一次拜师国家名中医中拜邓铁涛为师
41	2002年	徐志伟	2002级博士研究生
42	2002年	阮新民	2002年广东省中医院第二次拜师国家名中医中拜邓铁涛为师
43	2002年	张敏州	2002年广东省中医院第二次拜师国家名中医中拜邓铁涛为师
44	2003年	唐飞舟	2003级非医攻博研究生
45	2003年	曲清文	2003级非医攻博研究生
46	2003年	吴伟康	2003年第三批全国老中医药专家学术经验继承工作拜邓铁涛为师

续表

序号	师承时间	姓名	师承方式
47	2004年	曹东义	2004年广东省中医院第四次拜师国家名中医中拜邓铁涛为师
48	2004年	林宇	2004年广东省中医院第四次拜师国家名中医中拜邓铁涛为师
49	2004年	骆仙芳	2004年广东省中医院第四次拜师国家名中医中拜邓铁涛为师
50	2006年	胡碧玲	2006年博士后
51	2011年	陈群	2011年广州中医药大学邓铁涛研究所颁发证书确认为邓铁涛中医诊法学术继承人
52	2011年	陈瑞芳	2011年广州中医药大学邓铁涛研究所颁发证书确认为邓铁涛学术继承人
53	2011年	刘凤斌	2011年广州中医药大学邓铁涛研究所颁发证书确认为邓铁涛学术继承人
54	2011年	吴伟	2011年广州中医药大学邓铁涛研究所颁发证书确认为邓铁涛学术继承人
55	2011年	冼建春	2011年广州中医药大学邓铁涛研究所颁发证书确认为邓铁涛学术继承人

注：人员姓名按师承时间先后排序，同年师承者按姓氏拼音排序。

在上述主要传承人中，阮新民、张敏州、吴伟康三人均为西医学博士研究生导师。2011年，刘凤斌、吴伟经邓铁涛认可、由广州中医药大学邓铁涛研究所颁发证书确认其为学术继承人，分别传承邓氏内科消化系统疾病、心血管疾病学术经验。陈群确认为邓铁涛中医诊法传承人，冼建春确认为邓铁涛岭南中草药研究传承人，陈瑞芳确认为邓铁涛中医养生学术经验传承人。他们都将成为岭南邓氏内科学派重要分支。

在邓铁涛培养的学生中，目前有劳绍贤、王清海、冯崇廉、李顺民、刘凤斌、吴伟、邹旭等已评选为广东省名中医逐渐建立传承工作室，学说观点沿着邓铁涛的思路加以发展创新，也成为岭南邓氏内科学派分支。

四、私淑门人

学术流派师承，有嫡系亲属子女授业及入室弟子相传，而不能忽视的是私淑门人对名医学术传播。如何界定“私淑门人”目前未有统一标准。是否可以理解为：私淑传承原是指虽未能当面拜师，未经学派的代表人物的躬亲指点，但自学其著作而追随弘扬其理论学说并指导临证实践，私淑传承多以文献传承方式，有穿越时空延续跨越几代人的特点。而我们在调研中发现，以组织落实推广、组建机构实施、公文征集学术会议等方式，也可以归纳于此类。

一如原广东省中医药管理局彭炜，在送给邓铁涛的著作里落款“私淑弟子彭炜”。二如原广东省中医院院长吕玉波首先在中医院系统落实邓铁涛倡导“大温课，拜名师”之举，以广东省中医药学会会长名义组织2019年国医大师邓铁涛追思与学术传承座谈会、2020年纪念邓铁涛教授逝世周年暨学术传承报告会并在广东省中医院二沙岛分院兴建邓铁涛雕塑。三如广州中医药大学第一附属医院原党委书记古展群主持邓铁涛“国医大师亭”建造及邓铁涛研究所组织架构落实。四如广州中医药大学第一附属医院现院长冼绍祥全力承担邓铁涛晚年医疗保健，2020年主持在院内建造邓铁涛教授雕塑命名“铁涛广场”。五如广东新南方集团有限公司总裁朱拉伊，支持邓老凉茶推广，成立广东新南方中医研究院开展邓铁涛学术经验传承研究。六如河北省石家庄第一医院西医乞国艳临证应用邓铁涛治疗重症肌无力理法方药，邓铁涛欣然为之题词“河北省重症肌无力医院”。诸如此类，不胜枚举，都展现并推广了邓铁涛学术与社会影响。

文献传承，专门著述出自北京师范大学周少川教授《文献传承与史学研究》，文献是名医学术载体，文献传承是研究学术流派重要方法。中医传承，除了祖传带徒入室拜师，以及院校研究生导师制模式外，同时应该包括私淑遥承即通过文献传播，某一名医群体的临证经验及学术观点往往是在其无意的医疗活动与学术探讨中传承的。研究生刘子晴进行“基于理论传播分析的邓铁涛学术传承复杂网络构建及文本主题分析”研究，仅以邓铁涛“五脏相关”为主题词，以布尔逻辑“OR”连接，进行题名、摘要、关键词的联合精确检索，时间限定为1961年至2015 年，最终得到有效文献910篇。名医的临证经验及学术观点是否足够形成一个学术流派，则需要后人（多为著名学者）对其进行总结评价与凝练，如“金元四大家”之名源自元代著名学者宋濂评述。

第四节　岭南中医邓氏学派第四代后备传承人

据目前掌握资料，第四代后备传承人如下（按姓名拼音排序）。

（1）靳士英（颁发证书）学术传承人：靳朴、刘淑婷、张晓红。

（2）劳绍贤（颁发证书）学术传承人：胡玲、侯政昆、米红、庄昆海。

（3）邓中光（颁发证书）学术传承人：陈家祯、邓耀邦。

（4）刘小斌（颁发证书）、邱仕君（颁发证书）学术传承人：陈坚雄、陈凯佳、黄子天、刘成丽、饶媛、余洁英。

（5）吴焕林（颁发证书）学术传承人：胡丽娜、黄桂宝、王侠、徐丹苹。

（6）邹旭（颁发证书）学术传承人：吕渭辉、潘光明、姚耿圳。

（7）陈群（颁发证书）学术传承人：富文俊、刘梅。

（8）陈瑞芳（颁发证书）学术传承人：常少琼、侯政昆、金燕。

（9）刘凤斌（颁发证书）学术传承人：李培武、庄昆海。

（10）吴伟（颁发证书）学术传承人：彭锐、王士超。

（11）冼建春（颁发证书）学术传承人：刘四军、邱文慧。

邓氏学术流派学术传承谱系见图1–1。

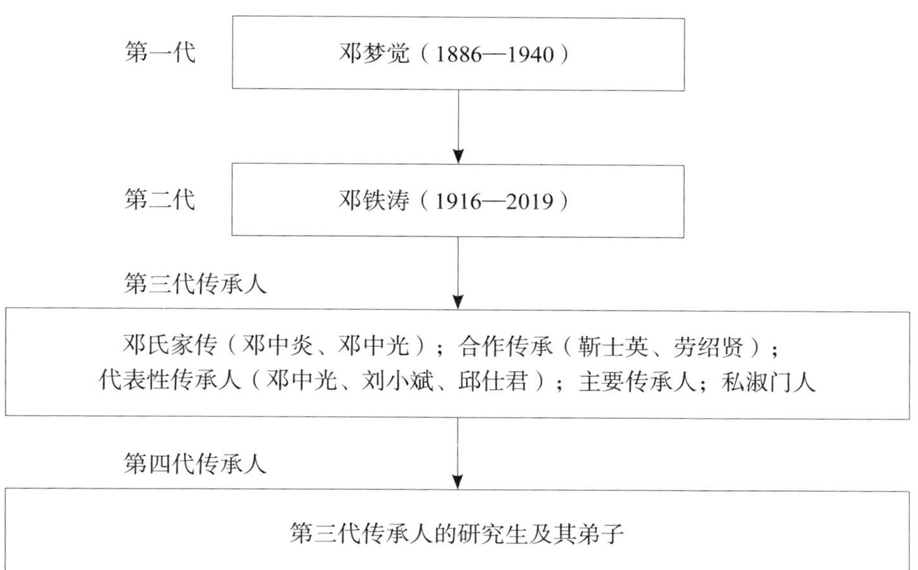

图1–1　邓氏学术流派学术传承谱系图

第二章

岭南中医邓氏学术流派学术传承内涵研究

根据邓铁涛教授的研究领域及成就，本报告重点探讨邓氏学术流派在五脏相关学说、脾胃学说、中国医学史、岭南医学、中医诊断学、神经肌肉病诊治、心血管病诊治、寒温融合中医热病学、康寿之道治未病9个领域的学术传承与演变，关注的重点是学术内涵的传承演变（表2–1）。

表2–1　邓铁涛各研究方向主要传承人

研究方向	主要相关人员
五脏相关学说	郑洪、刘小斌、邱仕君、徐志伟、吴焕林
脾胃学说	劳绍贤、靳士英、刘友章、邓中光、刘凤斌、邱向红
心血管病诊治	吴焕林、邹旭、张敏州、阮新民、方显明、王清海、吴伟康、吴伟
神经肌肉病诊治	邓中光、刘小斌、邱仕君、刘凤斌、刘友章
中国医学史	刘小斌、邱仕君、李剑、郑洪、靳士英
岭南医学	刘小斌、郑洪、靳士英、冼建春、冯崇廉
中医诊断学	靳士英、陈群、邓中光、吴伟
寒温融合中医热病学	邱仁君、邹旭、陈坚雄、刘成丽
康寿之道治未病	陈瑞芳、郑洪、邹旭、吴焕林

第一节　邓氏学术流派对五脏相关学说研究的学术传承与发展

一、邓氏学术流派对五脏相关学说的研究历程

从20世纪50年代开始，我国中医学界对五行学说的存废开展争辩。1961年邓铁涛撰写《如何研究整理祖国医学遗产——与崔宏同志商榷》对此问题进行讨论，并首次提出“五脏相关学说”一词。此后，邓铁涛于

1962年撰写《中医五行学说的辩证法因素》、1963年参与《什么是祖国医学理论的核心——祖国医学理论核心问题座谈纪要》讨论、1975年撰写《再论中医五行学说的辩证法因素》、1988年撰写《略论五脏相关取代五行学说》，逐步阐明“五脏相关学说”的学术主张。《略论五脏相关取代五行学说》最为集中地阐述了邓铁涛关于五脏相关学说的理论观点。

邓铁涛先后指导4名博士研究生以五脏相关学说为研究专题作为学位论文，分别是1996级赵益业《五脏相关学说的内涵探讨及在冠心病的应用》、1999级郑洪《五脏相关学说理论研究与临床分析》、2003级唐飞舟《邓铁涛教授五脏相关学说与推拿针药结合治疗重症肌无力的初步探讨》、2003级曲清文《中医五脏相关学说述要与〈临证指南医案〉脏腑辨证用药的相关性研究》，从不同角度延续并发挥了五脏相关学说。

邓铁涛学术团队继续开展五脏相关学说研究：1989年刘小斌主持国家中医药管理局重点课题《邓铁涛中医诊疗经验及学术思想整理研究》，将“五行——五脏相关学说”列为“邓铁涛中医学术思想”首项进行讨论；1999年刘小斌主持广州中医药大学中医药总体规划重点课题《五脏相关学说的应用基础研究》首次把“五脏相关学说”作为科研专题进行研究；2001年郑洪主持广东省中医药局科研课题《邓铁涛教授五脏相关学说内涵研究》；2005年邓铁涛主持973计划中医理论基础研究专项《中医基础理论整理与创新研究》并任首席科学家；徐志伟承担子课题《中医五脏相关学说理论继承与创新研究》。邓铁涛学术团队不断提升五脏相关学说的研究层次。至2011年《中医五脏相关学说理论继承与创新研究》结题验收通过，时距1961年邓铁涛首次提出“五脏相关学说”恰好半个世纪。

二、邓铁涛对五脏相关学说的研究

（一）阐明哲学“五行”与中医“五行”的辩证关系

邓铁涛指出，中医的“五行学说”来源于古代哲学的“五行学说”，但两者并不等同。其主要观点及论述有：“原始的‘五行学说’是我国祖先通过平治水土的生产活动，对自然现象、性质以及人和自然的关系进行初步观察、总结而产生的……原始之‘五行学说’乃关于‘金木水火土’五种物质元素及其相互关系的哲学，具有朴素的辩证法思想。这一古朴的哲学被古代唯心论者所利用，成为占卜朝代兴亡、推算命运凶吉之工具，因而带上循环机械论的迷信色彩。”[1]“但中医的五脏相生相克的内容就不是那样，有反侮、相乘、子盗母气等不同。另外每一脏有一脏的个性，如脾脏常处于被侮或被反侮的情况，肝木既常侮土，又常与火合而刑金。这就和古代哲学的五行学说有了很大的距离了。”[2]“中医的五行生克，不应简单地把它视为循环论、机械论。它包含着许多朴素的辩证法思想，它所概括的生克制化关系，实质是脏腑组织器官之间、人与环境之间、体内各个调节系统促进和抑制之间的关系。五行学说指导临床治疗的过程，实质是使人体遭到破坏的内稳态恢复正常的过程。”[3]“从形式上看，中医‘五行学说’与古代哲学‘五行学说’是相同的，但是在内容上，却有着质的不同。可以说，在中医学中，五行只不过是五脏以及五脏为中心的组织器官之间，人与环境之间相互促进、相互制约关系的代名词而已。”[1]

邓铁涛又指出，中医“五行学说”的内容从古至今都是在不断发展、充实的。其主要观点认为：“自从《黄帝内经》将‘五行学说’引入中医学，成为中医基本理论的一部分以后，随着历史的发展，中医‘五行学说’并没有停留在《黄帝内经》时代，其内容不断地发展、充实，今天已处于从量变到质变的飞跃前夕：①逐渐认识到五行的中心实体是五脏。②认识到五行生克制化规律亦有局限性，逐渐以脏腑病机来补充五行生克制化原有规律之不足，以指导辨证和治疗。③提出了‘调五脏即所以治脾胃，治脾胃即所以安五脏’的论点。中医‘五行学说’是逐渐发展的，并没有停留在《黄帝内经》时代的认识水平，随着对‘五行学说’认识的深化，后世医家已认识到‘五行学说’的精髓是强调脏腑之间的相互联系，即相互促进、相互制约的关系。”[1]

由此，邓铁涛认为应将中医“五行学说”正名为“五脏相关学说”。因为“后世医家尽管认识到五行的中心实体是五脏，认识到五行生克制化规律中亦有局限性，但是他们并未能超出五行理论框架的束缚，因而只能对中医‘五行学说’做些阐述诠释，在内容上充实和发展，而未能从形式上有所突破，实现内容和形式的统一，使名与实更相符，而这正是今天我们所要完成的责任。”[1]

（二）明确“五脏相关学说”的概念及意义

邓铁涛指出：“所谓‘五脏相关学说’，就是指在人体大系统中，心、肝、脾、肺、肾及其相应的六腑、四肢、皮、毛、筋、脉、肉、五官七窍等组织器官分别组成五个脏腑系统，在生理情况下，本脏腑系统内部、脏腑系统与脏腑系统之间、脏腑系统与自然界、社会之间，存在着横向、纵向和交叉的多维联系，相互促进与制约，以发挥不同的功能，协调机体的正常活动；在病理情况下，五脏系统又相互影响。简而言之曰：五脏相关。‘五脏相关学说’继承了中医‘五行学说’的精华，提取出其科学内核——相互联系的辩证法思想，又赋予它现代系统论的内容，这样将有利于体现中医的系统观，有利于避免中医‘五行学说’中存在的机械刻板的局限性，有利于知道临床灵活地辨证论治。可以说，‘五脏相关学说'是中医'五行学说'的继承和提高。把中医'五行学说'改为'五脏相关学说'，解决了中医'五行学说'名实不符，内容与形式不统一的矛盾……使中医理论更易于为现代读者所理解和掌握。"[1]

（三）对"五脏相关学说"的应用与研究实践

除了理论探讨之外，邓铁涛对五脏相关学说的研究也包括临床实践："事实上，近二三十年来我一直在用'五脏相关学说'指导临床实践，对于杂病之辨证论治尤其如此。例如我对冠心病的辨证论治，认为该病乃本虚标实之证，本虚为正虚、标实为痰与瘀，由于心气不足、心阴亏损，导致气血运行不畅，痰浊瘀血内闭，而引起一系列症状。气虚、阴虚、痰浊、瘀血构成了冠心病病机的四个主要环节，其病机与肝肾脾胃亦有关，尤以脾胃较密切。因而制定了益气健脾、化痰通瘀的治疗原则，经多年的临床实践证明，效果满意。其他如对重症肌无力、慢性肝炎等病的治疗，也莫不以'五脏相关学说'为指导，而取得比较满意的疗效。"[1]

对于中医五行学说，邓铁涛指出其值得研究的学术方向。"五行只从客观的整体上、从辨证论治上运用得比较多，而对人体微观结构却无所知，对具体细致的相互关系观察得很粗糙，同时，也十分缺乏实验研究的资料……中医的五行学说，值得从源到流来一次全面深刻的研究，通过临床实践与实验研究，发扬这一学说，使之起质的变化。"[1]"有一个强烈的愿望，把中医的五行学说彻底脱离'哲学'的范畴，还其中医学之面目。"[4]

三、邓铁涛的学生对五脏相关学说的研究

（一）梳理五脏相关学说的学术源流

郑洪在邓铁涛指导下完成其博士学位论文《五脏相关学说理论研究与临床分析》，并在论文基础上进一步修改出版专著《中医五脏相关学说研究——从五行到五脏相关》。《中医五脏相关学说研究——从五行到五脏相关》之“上编：中医五行学说发展史”，通过考证，一方面梳理了五行学说起源、体系构建、系统化、经后世术数及道教的发展等过程，另一方面阐述了各个历史时期中医学对五行学说的应用及认识。指出：“五行哲学在秦汉时期基本定型并广泛流行，逐渐被吸纳进医学体系中来的。在中国古代各个学科中，真正将五行结合到具体理论中的，中医学是主要代表，并且沿用至今。”[5]27“三国至宋金元时期，五行仍然是医家们重要的理论工具，五脏病机理论的发展不断丰富和充实着中医的五行学说。”[5]52“明清时期……在医学领域，中医学术的发展进一步凸显出五行模式的不足，部分医学家衍生出了一系列新的五行理论，试图修补五行与实践的差距，实际上很大程度上消除了五行的本来意义，只是这种在体系内部的消解不易为人们瞩目。到近代，随着新的知识体系的涌入，从体系外部对五行的批评陡然增大，形成了第一轮五行存废之争。”[5]87“新中国成立后……有关五行的探讨呈现出全方位与多角度的局面。其中，围绕着五行应当保存还是应当改造的争论，仍然相当激烈。”[5]121在梳理了中医五行学说学术源流的基础上，郑洪认为：“由于中医的五行学说落实于五脏，它已不同于哲学上的五行……所以，需要有一个新的概念，可以充分体现出中医运用五行学说的实质及其辨证因素，又能跟哲学上五行学说区分开来。为此，邓铁涛教授提出了‘五脏相关学说’……五脏相关学

说是在研究五行学说之后得出的结论。脏象理论及其联系性是中医运用五行学说的实质，它最大限度地避免了哲学上五行学说的局限性。因此，从名实相符和解除局限出发，宜用五行相关学说取代五行学说。”[5] 159–161

刘小斌则从中医古籍中寻找与“五脏相关学说”相似的概念，通过对《黄帝内经》“五脏相通”、汉代张仲景“五脏病”论、金元时期刘完素“五运主病”，以及明清医家提出的“五脏旁通”“五脏穿凿”“药性归经”“五行相生子母相应之义”“五脏互相关涉”等理论学说比较研究，认为邓铁涛提出的“五脏相关”与上述理论有学术渊源。但五脏相关运用现代语言表述了自《黄帝内经》以来五行学说的合理内核，凝练成为解释复杂病理现象、指导临床实践的理论，体现了当代中医学术继承与创新的辩证关系[6]。

邓铁涛已指出：中医的“五行学说”来源于哲学的“五行学说”，但两者并不等同；中医“五行学说”的内容从古至今都是在不断发展、充实的。但是，中医“五行学说”与哲学“五行学说”的具体关系与异同为何？中医“五行学说”学术内涵演变历程如何？邓铁涛并未对这些问题做出具体论述。然而，这些问题由邓铁涛学生得以解决。郑洪、刘小斌等对五行学说、五脏相关学说学术源流进行梳理，是使邓铁涛学术观点及学术设想具体化的工作，从学理上为五脏相关学说的学术性提供了文献支撑及理论依据，也为进一步论述五脏相关学说的学术内涵奠定基础。

（二）充实五脏相关学说理论体系的学术内涵

1.五脏相关学说的学科定位

各门理论学说均应有其各自的学科属性、研究范围与学术面向。然而邓铁涛对五脏相关学说的学科定位并未进行论述。

邱仕君对五脏相关学说的学科定位有专题论述。“由于五脏相关学说研究对象和研究方法的开放性，由于其内涵和外延的丰富性，目前来讲，仍然未有很系统、全面而有足够说服力的概括。但要从事理论研究，概念的界定又是不可缺少的，每一研究都必须构造自己的基点，需要一定的人为的划界。因此，姑且让我们对五脏相关学说研究的学科定位作一阐述：……从传统五行学说及脏腑学说来看，五行学说是抽象的，接近哲学的范畴，而脏腑学说是具象的，是医学的范畴，可以说，各脏之间、多脏之间、内部系统与外部系统之间的关系是传统五行学说研究的盲点，而这一盲点恰恰是五脏相关学说研究关注的焦点。从这一角度来看，五脏相关学说是对五行学说的继承、补充和完善，五脏相关学说是五行学说的进步，尽管尚未至臻尽美。五脏相关学说的主要任务就是研究不同系统之间的关系、内涵、特征、结构及影响等，它横跨了两个层次：理论层次与实践层次。在基础理论方面，它可以说是一种理论主张；在应用研究方面，它又是操作实践，五脏相关学说是二者之间的交汇点。基础理论必须面对临床实践，临床实践的辨证论治也必须以理论逻辑为依归。这种理论与临床的结合应该靠学科疆域的拓展和理论的进步，靠学科的分化和定位。从这个意义上来说，五脏相关学说具有跨学科的特点，它既是基础理论的重要组成部分，又对临床实践具有指导作用。正因为五脏相关学说的特殊性，因此，它更显示出强大的生命力，能够发挥其他理论学说难以发挥的独特作用和学术魅力……五脏相关学说就如同在基础理论与临床医学的两岸之间架起桥梁，可以有效改进五行学说的致用性，使之更有临床现实基础，更容易被临床所接受，为临床所应用。五脏相关学说将基础理论推进到辨证论治的实践层面，有效拓展中医病机学学科领域，发挥着联通两岸的桥梁作用。将五脏相关学说定位于中医病机学的学科层次，并不意味着它不属于中医基础理论的范畴，而要求中医基础理论研究应有开阔的视野，更多维的角度，更开放的研究格局，尤其是在临床学科、疑难病种的应用研究，使五脏相关学说具有宽阔的领域使它在未来拥有更多条可能的发展途径和无数的研究课题。”[7]

2012年邓铁涛、吴弥漫主编《中医基本理论》，列“中医五脏相关学说”为第三章。2015年第二版修订时吸纳邱仕君观点，增加对五脏相关学说学科定位的论述：“中医学理论体系的构成，包括中医基础理论、中医应用理论两大理论范畴。中基教材属于中医基础理论范畴，而五脏相关属于中医应用理论的一部分，它介于基础与临床之间横跨了两个层次即理论层次与实践层次，研究的对象有其具体性与特殊性，因此它能够发挥其他理论学说难以发挥的独特作用和学术魅力。”[8]

2.五脏相关学说的理论体系

邓铁涛认为中医五行学说的科学内核是五脏相关，强调五脏的联系性，并倡导以五脏相关学说取代五行学说。既言“取代”，则必须在剥离五行概念的基础上，予五脏以概念清晰、逻辑合理的学术论证，从而构建五脏相关学说的学术理论体系，以用于中医理论研究与指导实践。邓铁涛曾就五脏相互关系在病机上的变化作简单举例，从临床实践出发论述了五脏之间的相互影响的常见证候，而不局限于中医五行学说生克乘侮等刻板推导，从中可以看出五行相关学说比中医五行学说更贴近临床实际。然而邓铁涛仍借用“木火刑金”“肝木乘脾”“土壅木郁”“金不平木”等五行学说术语，虽也能表达临床实践的需要，但从理论研究角度而言，则说明邓铁涛对于“五脏”的学术内涵仍未能与“五行”做出明确区分。

概念是学术研究的逻辑出发点。有必要在开展学术研究之前对研究对象进行概念界定。五脏相关学说的研究基础及对象是“五脏”，因此必须对“五脏”的学术内涵作明确论述。郑洪认为：“以当前的中医基础理论认识为主，讨论剔除五行比类等不完全合理的内容后的理论表达。”[5]183强调中医对五脏生理功能的认识是来源于临床实践观察，而非来自五行理论的推导。如：“心主血，血色红，是心在五行中配属火的基础，而不是因为配属火才推导其主血。”[5]183“肺的肃降功能主要是功能观察的总结，一则与其位置有关，因肺位于五脏中最高，自应肃降才能输布精微，与其他脏发生联系；二则与肺的病理有关，肺病时喘急气逆，反推正常时自然应以肃降为顺。”[5]184“脾的各项生理功能，与其在五行中为‘土’的关系不大。脾与土的关系是通过长夏属土——长夏多湿——脾病多湿的复杂途径来建立的。从逻辑上说，另一种配法以脾属木与脾气主升相应，也是成立的。”[5]185“对‘肝主疏泄’的来源，一般将其与五行属木的特性相联系……但《尚书·洪范》言‘木曰曲直’，‘曲直’真的与‘疏泄’一致吗？恐怕亦是后世广泛引申所致。肝藏血在直观上亦与木的特性无关。”[5]185“肾主水液，也明显是临床观察的结果，是其在五行中配水的原因而非结果。”[5]186郑洪从临床实践观察的角度出发，剔除中医五行学说的框架，对五脏生理功能做了较为全面的论述，最终指出“即使不配属五行，中医的五脏功能理论仍然是完整的和协调的，没有本质的影响。”[5]186

相关性是五脏相关学说的核心内容。邱仕君认为相关性是五脏相关学说区别于五行学说与脏腑学说的关键所在[9]。所谓“相关性”，徐志伟、刘小斌、邱仕君、郑洪等将其用“三个层次”表述：“①五脏系统内部的关联，即五脏的功能系统观；②系统之间的关联，即五脏之间的联系观；③系统与外部环境的关联，即天人合一的整体观。这是邓铁涛教授的学术思想。”[10]

五脏相关学说“五脏”的核心是心、肺、脾、肝、肾，但包括了以五脏为中心连属各个器官，称之为“五脏系统”。郑洪列述了五脏的连属情况，包括五脏与腑、奇恒之腑、情志、体液、诸体、诸窍、四时、五色、五畜、五味的连属情况，强调五脏的各种连属不是单一的简单对应关系，临床不应受到五行配属的局限。[5]186-201如论五脏与情志时指出：“五志分属五脏的最主要意义，是指出了情志因素对五脏均可产生影响的理论，说明了不同性质的情绪可以互相纠正，今天不应机械地认为一志对一脏简单对应，临床也不应受五志五行相胜的局限。其纠正关系不一定按五行相

克的顺序。”[5] 193

五脏系统连属的多元性意味着五脏系统功能的复杂性。邱仕君认为：“人体各脏系统中的组成要素是存在层次性的，脏是中心，然后是腑、形体、官窍、情志、津液……不同系统的层级之间也存在横向联系，五个脏腑系统并不是五个线性的彼此孤立平行的系统。如六腑之间、形体官窍之间、精神情志之间、气血津液之间都存在相互联系。一方面系统内部层级之间相互作用，另一方面不同系统的层级之间也存在相关性，这就使五脏系统呈多层级功能结构，构成一个多维联系的立体网络。这样一个多层级功能结构体现了中医学对于人体大系统复杂性的认识，是‘五脏相关’的功能结构基础，也是‘五脏相关’的主要理论特征之一。”[9]

中医五行学说通过生克乘侮等理论推导出五脏的关系模式。在剥离了五行学说的影响之后，五脏相关学说根据临床实际归纳了五脏间的关系。郑洪归纳五脏相关学说三种五脏关系的模式为相主、相成与协同。“相主作用指各脏均有功能所主，在人体功能系统的某一方面发挥主导作用。……相成作用指各脏在生理和病理下，对他脏的功能起到协助或平衡功能。……协同作用之人体某一生理功能，或某一病理状态的形成，是两脏或多脏共同作用的结果。”[5] 204并简述五脏之间10种两两关系，指出“从五脏相关角度而言，主要把握好两脏间关系的原则即可。……临床中的一与多、多与多等关系，要根据‘症状—病机’的关联性具体分析，然后由以上10种关系中的多种组合、叠加而成。”[5] 204–210

五脏相关应有其相互联系的中介，郑洪认为阴阳、气血、津液、精、六气病机、情志病机是五脏相关的中介[5] 210–216。

邓铁涛的学生在邓铁涛关于五脏相关学说原则性学术见解的基础上，对五脏相关学说的理论内涵进行论证，使其理论内涵得到实质性的逻辑表述，基本构建了五脏相关学说的理论框架。

3.对五脏相关学说的应用研究

邓铁涛指出："五脏的关系，不是依靠书斋里五行相生相克推导出来的关系，而是中医在长期临床实践中总结出来的关系。"[10]邓铁涛师生在临床实践中总结出五脏相关学说，并进行了理论的梳理，基本构建了一套自成体系的理论。实践是检验真理的唯一标准。这套经过学术提炼的理论反过来是否符合临床实际、是否能指导临床实践，需要进一步验证。而这也是刘小斌《五脏相关学说的应用基础研究》、徐志伟《中医五脏相关学说理论继承与创新研究》两个课题的主要研究内容。

（1）文献研究。

五脏相关学说作为当代提出的一套中医理论学说，若其学术内容符合临床实际，则无论是在古代还是在现代都应该是存在的，即使古代中医无"五脏相关学说"之名，但应仍有"五脏相关学说"之实。刘小斌、邱仕君指导学生余洁英尝试从文献研究角度证明古代医家在临床实践中体现出五脏相关的学术倾向。余洁英[11]通过分析《临证指南医案》中的"肝-胃"相关理论及在该理论指导下的药物使用情况，认为《临证指南医案》在脾胃、肝胆两系统内重点提炼出胃、肝这两个主要脏腑，并强调两者在系统间的联系，"肝-胃"关系被叶天士运用到大多数疾病的辨治，是叶天士辨证思路中的重要模式。该书"肝-胃"相关模式是肝脾相关的一个特例，丰富了五脏相关学说中肝脾相关的内容。

（2）临床研究。

大量的应用研究是在进行临床研究。其研究目的有二：其一，证实临床病例中存在五脏相关的临床现象；其二，证实以五脏相关学说拟定的治疗方案有效。

为达第一个研究目的，一需证明各种疾病中均存在五脏相关的现象，二需证明在具体某一疾病中，病情的变化、发展可以用五脏相关学说解释。对于前者，代表性研究有刘小斌等通过回顾性调研广州三家三甲中医院共1 200份病案，涉及中医病证102种，西医病种330种，中医诊断的病证涉及2至4个脏腑的病例占总病例数的92.33%，西医诊断的病种涉及两个脏腑以上病例占总病例数的99.25%。据此认为，虽然临床医生在病例中无明确记载五脏相关，但却体现出五脏相关的思维，这表明疾病的相关性是客观存在的临床事实，五脏相关学说是邓铁涛对复杂临床现象高度的理论概括[12]。对于后者，选择了采用五脏两两相关模式分别对应邓铁涛临床擅长之疾病进行验证：心脾相关对应心力衰竭，脾肾相关对应运动神经元病，肝脾相关对应肝硬化，心肺相关对应慢性肺源性心脏病。研究结果认为："心衰病位不单单在心，而是涉及心、脾、肾、肺、肝五脏。其中与心脾关系最为密切，其次为肾，再次为肺。……在慢性心衰疾病中，虽然病位证候要素以心脾相关为主，但同时还与肝脾、肺脾、脾肾、肺肾、肝肾相关。心脾相关与心血管疾病只是说明在某个阶段、某个证型如慢性心衰代偿期相关性，慢性心衰代偿期病位证候要素以心脾两脏为主，而不稳定型失代偿期心衰病位证候要素则涉及多个脏器，这是五脏相关的主次之分。"[13]20运动神经元病，"脾肾虚损、肝阴不足是本病主要证型，病位涉及肝脾肾三脏，病久可见虚实夹杂之症。"[13]21"肝硬化代偿期以肝脾两脏相关为主，失代偿期危重病人则多脏相关。"[13]23"慢性肺源性心脏病除涉及中医肺或肺、心两个脏腑系统外，还可涉及肾、脾、肝等脏腑系统。"[13]23这一系列的临床研究以数据证明了疾病的相关性是客观存在的。

为达第二个研究目的，则需有前瞻性的临床试验进行验证，分别以五脏相关学说指导进行冠心病、心力衰竭、慢性阻塞性肺病、重症肌无力及危象的临床研究。结果认为："心脾相关理论指导下创立的调脾护心法与除痰化瘀法综合运用，是当代防治冠心病诊疗方法之一。"[13]31"心血管疑难病症病位在心，但其病机不仅在心，根据邓铁涛经验，需要注重从脾论治，不同阶段还应兼治其他脏。"[13]33"结合邓铁涛教授的五脏相关学说，我们提出COPD的病机特点为本虚标实，本虚包括肺、脾、肾虚，标实为痰、瘀，其中脾虚是病机的核心。……根据邓铁涛教授经验，本病主要从肺脾论治，以‘补脾益肺’为主要治则。从五脏关系来说，‘补脾益肺’既是对传统五行学说‘培土生金’的具体解释，又比后者更全面，更符合临床实际。而在此同时，在疾病不同过程还是兼治相关脏腑，才能取得更好效果。”[13]36“重症肌无力依据现代医学进行诊断，中医分析其病位在于脾胃，但临床上并非单纯治脾胃可以解决，而是体现为五脏相关。在临床进程的不同阶段，必须结合五脏的变化进行调治。尤其是危象阶段，必须抓住脾胃，五脏兼顾，处理好兼夹证并发症，方可挽回。”[13]39这些研究从不同的侧面论证了以五脏相关学说为指导所拟定的治疗方案是有效的。

（3）实验研究。

在当今的学术背景中，物质基础决定功能的观念是主流。五脏相关学说作为一门可以说明人体生理病理、可以指导临床实践的中医学理论，必然存在一定的物态作为支撑其功能的物质基础。为此所进行的实验研究，其目的是在物质结构上为论证五脏相关学说的客观存在寻找证据。

通过脾虚证动物造模，观察到脾虚证动物随着造模时间的延长，性激素（睾酮、雌二醇）出现了与肾虚证相同的变化，表明动物证型转化与病机改变也有中医“五脏所伤，穷必及肾”逐渐加重的病理过程。发现三碘甲状腺原氨酸（T_3）、甲状腺素（T_4），环磷酸腺苷（cAMP）、环磷酸鸟苷（cGMP）、睾酮（T）、雌二醇（E_2）这类物质在脾虚、肾虚证中均有改变，其比值发生改变可能是脾虚向肾虚转化最先涉及的病理因素，这类物质可能是脾肾相关的物质基础之一。强肌健力方防治脾肾两虚的机制可能是由于在重用黄芪与其他药物配伍应用时，有效成分发生了变化，从而能够改善垂体，胸腺等脏器的功能，使机体得到恢复[13]44。

四、小结

邓铁涛对五脏相关学说提出了若干原创性的学术观点及研究设想，构建了五脏相关学说的基本理论框架。邓铁涛的学生们在这个框架下进行了多维度的研究，充实了实质性的学术内容。

一门理论学说从诞生到成熟，必然是在前人的基础上，从设想、论证再到进一步的总结提高，往往需要几代人甚至更长时间。经过邓铁涛师生半个多世纪的研究，五脏相关学说从设想到论证做了大量工作，已经初步形成自成体系的学术理论，能用于解释一部分中医学的理论与实践问题。然而未能够上升为理论核心的层次，尚未能在完全剥离五行学说的前提下阐述中医学的学理，若言“取代”则为时过早，而用“五脏相关学说发展了五行学说”更为恰当。

从中医学运用五行学说的历史来看，各个时代的中医往往通过修订五行学说的内容来解决所面对的新的临床问题。在中医学发展的历史长河中，五脏相关学说是一种对中医五行学说的修订，是为了解决当代临床实际问题所提出的一种方案，也是对中医五行学说的现代语言表达。

第二节　邓氏学术流派对脾胃学说研究的学术传承和发展

一、邓氏学术流派对脾胃学说的研究历程

邓铁涛在20世纪50年代已有对中医治疗阑尾炎进行专题讨论，而对脾胃学说的系统研究始于1960年。广州中医学院于1959年至1962年举办了一期西医离职学习中医班（简称59高研班），当时邓铁涛任专职班主任，靳士英任班长。1959年10月邓铁涛带领81名学员到中国人民解放军第157医院进行科研实习，并开展关于脾胃学说的临床、实验研究。1961年6月，邓铁涛将研究结果汇总整理成《脾旺不易受病——几种病与"脾胃"的关系及其辨证治疗机制初步探讨》，选择慢性细菌性痢疾、无黄疸型传染性肝炎、小儿营养不良、小儿腹泻、胃溃疡等与脾胃有关的疾病，在以脾胃学说辨证提高疗效的基础上进行机制的研究。连同当时解放军157医院各科室骨干的研究共形成论文28篇，连续发表于1961年至1962年《广东中医》。1982年邓铁涛回忆坦言这段经历在临床实践上给他以较大锻炼，进行的实验研究对他来说是十分宝贵的[14]。这段经历对邓铁涛以后研究脾胃学说有深远影响，在他4篇脾胃学说专论中都提及这段研究经历。[15-18] 2004年靳士英评价，当时全国中医理论研究尚处于起步阶段，如此大规模地进行临床观察、以提高疗效为基础的脾胃学说研究，开创全国中医理论研究之先河。[19] 20世纪七八十年代，邓铁涛先后撰写4篇脾胃学说专论，阐述其对脾胃学说的理论认识及临床应用经验，分别是1973年《脾胃

学说在临床应用上的体会》、1979年《脾胃学说对消化系统疾病的应用初探》、1980年《浅论脾胃学说》、1981年《关于脾胃学说的体会》。1986年邓铁涛参与国家科委“七五”重点攻关课题“中医证候治则和针灸针麻研究——通过对萎缩性胃炎、重症肌无力等疾病脾虚证型的临床及实验研究，探讨其辨证论治规律及发生机理”，承担其子课题对重症肌无力进行研究，其研究之主要指导思想即为脾胃学说。1999年又撰《李东垣的科研成果、方法与启示》及《李东垣学说的临证体会》，回顾其运用脾胃学说指导临床各科的经验及对脾胃学说的科研设想。

劳绍贤自1975年调至广州中医学院脾胃研究室（现为广州中医药大学脾胃研究所）至今，一直从事脾胃学说研究工作，先后对脾虚证本质、中医药治疗胃癌癌前期病变、脾胃湿热证本质等方向进行临床及实验研究。1984年邓铁涛与王建华招收脾胃专业硕士研究生刘友章、邱向红，在脾胃研究所进行脾胃学说研究，分别以《从亚细胞水平探讨中医“脾”的实质》《四诊结合多指标同步观察探讨脾虚证的诊断》为题作为学位论文。1994年，邓中光以《邓铁涛教授临证中脾胃学说的运用》为题作为其老中医药专家学术经验继承人结业论文，整理邓铁涛脾胃学说学术经验。

二、邓铁涛对脾胃学说的研究

（一）理论探讨，尤重东垣，虚实并论

邓铁涛梳理了历代名家关于脾胃学说的论述，认为脾胃学说是在《黄帝内经》基础上发展起来的，《金匮要略》提出“四季脾旺不受邪”“见肝之病，知肝传脾”的重要论点[16]。邓铁涛强调“脾胃学说的代表著作首推元代李东垣的《脾胃论》与《内外伤辨》二书，既继承了前代学说又提出新的见解，有所创造、有所发明。”[15]又分述张景岳、叶天士、张

子和的学术观点。提出“把有关的学说集中起来，取长补短，我们就能对脾胃学说有个比较完整的认识。”[17]

邓铁涛对脾胃学说的论述以李东垣为最详，“李氏学说主要有以下几个论点：①内因脾胃为主论。②升发脾阳说。③相火为元气之贼说。④内伤发热辨。”[15]对李东垣的主要论点，邓铁涛曾多次展开论述，盛赞其“为脾胃学说的宗师”。并从科研方法论的角度进行讨论，“李氏的一生是医疗实践的一生，也是研究脾胃学说的一生。李氏成功的研究，并非采用现代实验研究的方法，而是中医学的传统研究方法。即继承前人的理论—进行临床实践—总结提高—创立新论。”[20]

传统的脾胃学说偏重补虚。邓铁涛则将张子和论点纳入脾胃学说范畴，认为补虚、攻邪不可偏废。“病分虚实，若要探讨脾胃之实质，应把‘攻下’方面的成就合起来研究，才是完整的脾胃学说。”[16]“事物要一分为二。脾胃有虚证，便有实证；有寒证，也有热证。治疗原则自应有攻、补、温、凉。”[17]

（二）脾胃学说可用于指导各科临床实践

研究中医理论是为了指导临床实践。邓铁涛指出：“在临床上从中西医结合的实践中，脾胃论治的方与法，其所治疗的范围是相当广泛的，除了能治疗消化系统疾病之外，属于循环系统、泌尿系统、内分泌系统、神经系统等多种疾病，都有采用治脾胃而收到良好效果的例子。”[15]

邓铁涛以李东垣脾胃学说四个论点为例说明。对于内因脾胃为主论，邓铁涛认为“李氏这一论点，可以看作是张仲景‘四季脾旺不受邪’理论的深化。……这一学说，从中西医结合的角度来说，也就是健脾与免疫的关系。从实践来看，脾胃的健旺与身体免疫功能的强弱和疾病的预防，有十分密切的关系。”[17]对于升发脾阳说，邓铁涛在这一指导思想下，对低血压、脾虚型慢性肝炎、肝硬化等疾病疗效满意[18]。对于相火为元气之贼说，邓铁涛认为“在临床中往往见脾胃气虚而兼见虚火之证。……笔者也常于补脾药中加芩、连，以治胃病。例如四君子汤和左金丸治疗胃溃疡、胃窦炎。”[18]对于内伤发热辨，“东垣学说提醒我们还要注意脾胃损伤的发热证，甘温法能除大热。”[18]并撰专文讨论甘温除大热[21]。

1999年邓铁涛撰文《李东垣学说的临证体会》，称其治疗冠心病、慢性肾盂肾炎、重症肌无力、血小板减少性紫癜、闭经、慢性结肠炎、子宫脱垂、胃下垂、腹股沟疝、阳痿等证均受李东垣脾胃学说的影响。

邓铁涛在多种疾病的治疗中，均展现出重视调理脾胃尤其是健脾益气的临床风格，临证重视调补脾胃成为其极具特点的风格。

（三）对脾胃学说研究的设想

邓铁涛认为应开展脾胃学说的实证研究。“李东垣的脾胃学说来源于实践又能指导实践。但如何通过实验研究，阐明这一理论及脾胃的实质，通过什么途径治脾胃的方药能治那么广泛的疾病？是值得我们做深入一步研究的。”[15]“调补脾胃可以增强免疫功能，值得在实验研究方面做深入的探讨。……健脾与免疫、防病、防衰老等的关系，值得用现代的科学方法做进一步的研究。”[17]

三、邓铁涛的学生对脾胃学说的研究

（一）整理研究邓铁涛关于脾胃学说的学术思想

邓中光较为全面地整理邓铁涛临证中脾胃学说的运用经验，包括“补脾益损以治重症肌无力”“调理脾胃以治胃、十二指肠溃疡”“注重养胃阴以治萎缩性胃炎”“实脾以治慢性肝炎”“着重益气除痰以治冠心病”“‘下法’以治阑尾炎”等内容。并指出邓铁涛“始终视祖国医学为瑰宝，言脾胃学说为宝中之宝，他常说其学术的成就得益于脾胃学说的钻研与不断探索，时至今日，潜心脾胃学说之研究已成为邓老整个学术思想的重要组成部分。”[21] 劳绍贤则介绍了邓铁涛运用补中益气汤的经验及特点[22]。

（二）以消化道疾病为载体研究脾胃学说

“脾”是脾胃学说的核心，研究“脾”的实质是对脾胃学说的继承与现代表达。脾胃学说的应用范围广泛，对其进行实质研究需要有特定的研究对象。劳绍贤选择以消化道疾病为载体探讨脾胃学说。

劳绍贤先后对脾虚证与脾实证进行研究，认为这是研究“脾”实质的两个侧面。对于脾虚证，认为“脾虚证是以消化系统疾病为主的多系统多器官功能不足的证候群。”[23] 将形态指标和功能指标相联系，提出线粒体形态与数量的变化是脾虚证患者消化功能低下的物质基础。提出“中医脾–线粒体”相关学说，认为脾虚证患者胃黏膜壁细胞、十二指肠黏膜细胞和结肠黏膜柱细胞会发生线粒体肿胀、数目减少、基质变淡、嵴断裂、膜缺损形态变化。线粒体质与量的变化与脾虚证的症状及病情轻重密切相关。健脾方药可有效改善线粒体结构和功能变化[24] 1。对于脾实证，选择脾胃湿热证作为研究重点。研究发现，脾胃湿热证患者存在胃动力障碍，胃排空率和钡条排出率比脾虚证和正常人低，与幽门螺杆菌感染有关，胃电图无特殊表现；脾胃湿热证与胃泌素水平升高有关，胃动素可能与脾胃湿热证和脾气虚证的某种共同特征有关，生长抑素与脾胃湿热证的关系尚不明确[24] 107。

此外，为了配合对脾实质的研究，劳绍贤对消化性溃疡也开展基础与临床研究。认为溃疡活动期多为实证，呈肝胃不和，气滞血瘀与局部病灶的炎症活动是溃疡迁延难愈、反复发作的重要原因。加强清热消炎、活血化瘀有助于促进溃疡愈合与提高疗效。脾虚证也兼呈胃热，或兼肝郁化火，因此强调清热化瘀是治疗溃疡活动期的重要治法。脾虚与脾虚胃热者应以健脾清热化瘀为基本治法[24]273。

劳绍贤运用脾胃学说指导胃癌癌前病变的研究，认为该病属本虚标实证，以脾胃气阴两虚为本，兼气滞、热毒、瘀结为标，因虚夹邪，因实致虚是其主要的病机转化规律，研制胃炎消制剂，并进行临床试验验证其疗效，对其作用机理进行实验探讨[24]187。

四、小结

邓铁涛在梳理历代关于脾胃学说的基础上，侧重从临床实践的角度阐述他对脾胃学说的理解。这些实践也充实了脾胃学说在现代临床各科的适应范围。

邓铁涛的学生在脾胃学说方面的研究多以消化道疾病作为研究载体，开展脾胃学说的临床与实验研究，以消化道疾病为研究对象寻找脾胃学说的物质基础。其研究的思路导向延续着邓铁涛的研究设想。运用脾胃学说指导消化内科的临床诊疗与科研，是邓铁涛关于脾胃学说学术思想目前的主要传承载体与存在形式。

劳绍贤自述："我在邓老的影响下，几十年来专心从事脾胃学说的研究，以邓老'五脏相关，脾胃为中心；调理脾胃以安五脏，治五脏可以调理脾胃'学术核心思想指导我的临床与科研工作。……我在调理脾胃病的治法中重视气血的调理，都是源自李东垣、王清任和邓老的学术思想。"[25]劳绍贤在脾胃学说的研究充实了邓铁涛的学术设想，并在邓铁涛重视"脾虚"的基础上补充了"脾实"的研究，使脾胃学说的研究更趋全面。劳绍贤继承家学为长沙"劳九芝堂"第十代传人，1993年获"广东省名中医"称号，2011年国家中医药管理局批准组建"劳绍贤全国名老中医传承工作室"。研制"和胃片""胃热清""胃炎消""肠炎灵"等中药制剂。著作《胃癌癌前病变基础与临床》《劳氏验方集萃》等。劳绍贤学术传承人胡玲（1962—），女，广州中医药大学教授、博士生导师，主要从事脾胃虚实病证辨治规律及其病理本质研究。劳绍贤是邓铁涛学术团队中一个独立的分支，是目前邓铁涛学术团队中从事脾胃学说研究的主要代表。

第三节　邓氏学术流派对中国医学史研究的学术传承和发展

一、邓氏学术流派对中国医学史的研究历程

1961年，邓铁涛提出："要研究祖国医学必先从历史发展去看问题，要用唯物史观去看待祖国医学。"[26]在邓铁涛多篇研究古代医家、医著的论文中，均体现了邓铁涛运用唯物史观的研究思路，如：吴鞠通《温病条辨》、何梦瑶《医碥》以及王清任、王冰、陈修园、张子和、李东垣等。1984年，邓铁涛因学界对近代中西医论争史研究的争议[27]，提出要开展中医近代史的研究。邓铁涛先后指导4名医史专业硕士研究生以中医近代史为研究专题撰写学位论文，分别是1979级刘小斌《广东中医教育史》、1985级郭桃美《余云岫"医学革命"思想研究》、1986级李剑《近代中国医学史研究的回顾与探索》、1987级朱晓光《民国中医抗争运动初探》。1987年，原卫生部组织编写《中国医学通史》，委托邓铁涛任近代卷主编。1989年邓铁涛招收3名新加坡籍医史专业硕士研究生，以东南亚中医史为研究专题撰写学位论文，分别是李金龙《亚细安中医发展史》、陈鸿能《新加坡中医学先驱人物与医药事业发展》、王平《新加坡、马

来西亚战前中医药期刊的研究》，此3名学生于1992年毕业，是东南亚国家首批中医硕士[28]。1992年邓铁涛发表论文《对近代中国医学史研究的几点意见》[29]；1999年邓铁涛主编《中医近代史》[30]出版，当时中医近代史的断代史专著成果仍付阙如，该书的正式出版一举突破了该领域多年的苍白沉闷局面[31]；2000年邓铁涛主编出版《中国医学通史·近代卷》，主编内部资料《中医近代史论文集》，发表论文《漫谈中医近代史》，集中展示了关于中医近代史的研究成果。2006年邓铁涛主编《中国防疫史》出版，是国内第一部详尽记录我国防疫历程的学术专著。

邓铁涛学术团队对中国医学史的研究视野日渐多元。靳士英关注海外古代针灸铜人考证[32-36]、疾病史[37-40]、医学文化[41-42]、中日医学交流史[43-49]等领域。刘小斌作为主要完成人之一协助邓铁涛完成《中医近代史》《中国医学通史·近代卷》及《中医近代史论文集》编撰，主持1997年广东省中医药管理局课题《中医近代史研究》，研究主要涉及近代医学教育史[50-55]、近代中医临证发展[56]、广州中医药大学医史博物馆创办及研究[57-58]等内容。郭桃美驳斥余云岫"医学革命"主张[59-61]。李剑回顾近代中国医学史研究历程[62]，作为主要完成人之一参与邓铁涛《中医近代史》与《中国医学通史·近代卷》编撰，着力于中西医论争与维护中医药的抗争运动、近代中医药社团与中医药期刊、近代中医人物研究[63-68]，及中国共产党卫生政策方针研究[69-70]。朱晓光主要探讨民国中医抗争运动[71-73]。李金龙、陈鸿能、王平长期致力于东南亚国家中医史料收集及发展历程研究[74-83]。郑洪参与广州中医药大学医史博物馆建设，2006年广州中医药大学医史博物馆重组为广东省中医药博物馆，郑洪任副馆长；开展广东医史遗迹考察[84-86]及医史文物调研[87-90]；参与邓铁涛《中医近代史》、中国中医科学院《百年中医史研究》[91]等课题，长期从事中医近代史研究[92]，在邓铁涛指导下撰写《中国防疫史》全书[93-94]；涉及中国古代、近代医学教育与考试制度研究[95-99]；对香港中医史也有专题考察[100-104]。

二、邓铁涛对中国医学史的研究

（一）以唯物史观指导中国医学史研究

邓铁涛论医学史的学科属性与研究指导思想："医学属于自然科学，史学属于社会科学，医学史可以说是边缘学科，但到底应属于社会科学范畴。……史学，有史料与史论部分，史料要求准确而全面；史论要符合历史唯物主义与辩证唯物主义的要求。"[107]医家、医著、医论、医政是中国医学史研究的传统主题，邓铁涛在这些研究中均体现出唯物史观的指导思想。

邓铁涛指出："对历史人物的评价必须运用历史唯物主义的观点。"[105]邓铁涛将陈修园放置在其时代背景下，对其《医学三字经》进行评价，褒贬均有。认为"医之始，本岐黄"一说虽然有违历史唯物主义关于社会上一切财富和一切文化都是劳动人民创造的观点，但考虑到古代学者往往将一切制度都推源到黄帝这一时代背景，陈修园的这一认识已经比"医源于巫"的观点进步了。对于"李唐后，有《千金》，《外台》继，重医林。后作者，渐浸淫，红紫色，郑卫音"一说，邓铁涛认为陈修园这种论述抹杀了宋代的医学成就，有片面性，是不对的[105]。

对于古代医著，如《伤寒论·伤寒例》，邓铁涛的评论也较为客观。历代多有医家主张删削《伤寒例》，认定《伤寒例》是王叔和伪托。而邓铁涛通过考证认为，削《伤寒例》是为了任意改动仲景学说的借口，《伤寒例》具有提纲挈领的意义，不容任意贬削；王叔和是中医功臣，不是罪人，不应把他当作靶子；应以历史唯物主义为指导思想，组织力量对考据仲景学说的文献资料进行研究[106]。

对于医论的研究，以邓铁涛探讨温病学说的发生与成长为例展示其唯物史观的研究理念。1955年，邓铁涛针对中华人民共和国成立初期伤寒派与温病派的争论，通过梳理历代温病文献，结果认为："我们对于温病与伤寒，必须从其历史发展去加以研究。世界无时不在发展中，虽然有时是波浪式的发展，甚至有时会后退，但这一时的后退往往就产生了向前的动力。中国长期在封建社会中，所以科学的发展比较缓慢，但仍是向前发展了是肯定的。如果从发展来看温病，温病是在伤寒的基础之上向前发展了的，可以看成是伤寒的发展。但假如认为既然是发展了便一笔抹杀了伤寒，取消了伤寒的宝贵的经验——方与法——是错误的。同样，认为温病派卑不足道，杀人多于救人，而一笔抹杀了温病派数百年来的治疗经验也是不对的。"[107]1982年邓铁涛回忆，他当时在中医进修学校教"温病之研究"，是以历史唯物主义的观点来分析这些温病文献的[14]。

对于医政的讨论，邓铁涛研究重点在于近百年来政府的中医政策，以唯物史观看中医，认为中医目前处于较好的发展环境。"100年来的中医，50年前是被压迫期，30多年前为不冷不热期，真正大踏步前进的历史只有15年耳。与20世纪100年来全世界西医的命运相比，真是天地之别！尽管如此，20世纪80年代，中医开始走向世界……20世纪是科学成就惊人的年代，世界西医学的发展可谓风正一帆悬；而中医学的遭遇则逆风逆水，水下有险滩无数！如果中医药学没有超时代的科学积淀，能在20世纪末与西医学同时得到世界人民的认可吗？难道这样的历史对比还不值得炎黄子孙欢呼雀跃吗？奉劝对中医信心不足的同志，千万不可只能明察秋毫之末而不见舆薪。"[108]

（二）医学史研究不能脱离临床

邓铁涛主张医学史研究者必须兼顾临床实践。"文献研究人员不能完全脱离临床工作。中医理论源于临床实践，这是不争的事实，古往今来，任何一种中医学术观点、学术流派、学术理论的形成都是基于临床的实践心得和经验的升华。……后人研究这些前人医籍，若没有自己临床切身的应用与体会，又怎样客观地、真实地保存、考据、校勘、研究。”[109]“我认为搞医学史，不懂中医，不搞临床，你的判断往往会错。……临床很重要，不能随便对你还不了解的学说下断语。”[110]

对于古代医家医论，邓铁涛主张应结合临床进行评价。“有些名家的一家之言，应该拿到临床上去验证，不能草率地批判抛弃。一家之言，有些好像是一块璞玉，经过加工，晶莹乃见。例如，李东垣阴火之论，张景岳曾给以严厉的批评。但李氏治阴火之法，是值得重视的，而且其源实出于仲景，只是说理上有些失当之处罢了。至于有些人说他的‘甘温除热法’是骗人的，这只因批评者自己缺乏经验罢了。”[14]

（三）致力研究中医近代史

在中国医学史研究领域，邓铁涛对中医近代史的研究最为深入、系统，并对中医近代史的研究原则与思路多有论述。

其论中医近代史研究的指导原则：“编写中国近代医学发展史必须实事求是，绝不能人为地篡改历史；研究近代中国医学史要树立正确的观点。我们要以符合党和人民利益为准则，要为社会主义建设服务，为振兴中医服务。研究医学史要以辩证唯物主义和历史唯物主义作为指导思想，以翔实的史料为依据，准确分析和论述近代中国医学发展的历史进程，努力探索和揭示它的客观规律，并总结经验教训，对后人有所启示。”[111]

邓铁涛强调应以临床导向指导中医近代史研究。如对民国时期废止中医案的评价，邓铁涛指出当时全国城镇的医疗保健是由中医承担，全国西医人数极少，如果废除中医，则不仅仅是涉及中医药的利益，乃是一件涉及国计民生的大事，应该正确评估近代中医学术水平及其对人民的贡献[111]。又如对民国时期中医学术主流的讨论，邓铁涛认为：“中西医汇通是中医界的开明人士，希望吸收西医之长以加强自己，其志可嘉，但由于中西医学理论系统差别太大，当时的科技水平实在无法使之‘汇通’，所以收效甚微。新中国成立前数十万中医用以维护人民健康者，靠的仍是传统之理论与经验。”[112]邓铁涛强调近代中医学术的主流是中医临证学术的发展，而非中西汇通之争辩，故在其主编之《中国医学通史·近代卷·上篇：中医篇》中列“中医临证医学的发展”为第一章。

邓铁涛指出，研究中医近代史的目的不是控诉中医近百年来的血泪史，而是以史为鉴，激励后人。“作为中国人，对中国历史，特别是近代史必须细读谨记，才会奋发图强。中医的近代史也是一部使人心酸的学术史！必须熟知，以史为鉴才会明白中医学术兴废继绝的责任之重大。把历史的重担变成动力，没有这种动力的人，会视中医药的存废与己无关，就不会坚决为中医治振兴贡献自己的一切。”[113]

三、邓铁涛的学生对中国医学史的研究

（一）对邓铁涛史学研究理念的总结与应用

邓铁涛对中国医学史的研究强调临床实践和唯物史观的重要性，郑洪将其分别概括为“临床史观”与“红色中医”。郑洪概括邓铁涛临床史观的治学主张包括如下内涵：临床史观决定着中医学史研究的路向，中医学史的内史研究与外史研究均应以临床史观作为学术方向的航标；以临床史观评价医史人物；以临床史观研究中医近代史，近代中医学的临床学术发展有显著成就，只是以前研究不够，要引起重视[114]。郑洪称邓铁涛为“红色中医”，既是对邓铁涛曾参加东江纵队并对中国共产党、对祖国、对中医事业抱有炙热之爱的概括，更是对邓铁涛灵活运用马克思主义哲学中的唯物辩证法、辩证唯物论、实践论以指导中医学术研究的体现[115]。

靳士英阐述其对临床史观的理解：认为研究中国医学史有利于领会中

医学的真谛；研究中国医学史要有正确的指导思想，必须以唯物史观统览全局；研究中国医学史要重视临床修养，没有很好的临床素养，没有中医理论的支撑，要想正确掌握分析研究中医史料、得出正确结论是十分困难的。并介绍其运用临床史观指导疾病史、诊法史研究的实践。指出以临床史观为指导，研究中国医学史，从事临床，深入钻研中医学都是非常有益的[116]。

（二）多元化拓展中医近代史研究

邓铁涛的学生长期延续中医近代史研究，使之更趋多元化，表现有四。

一是研究内容的系统化与专题化。在邓铁涛指导下，刘小斌、郭桃美、李剑、朱晓光对中医近代史的研究分别涉及教育史、余云岫思想批驳、中国医学史学术史、中医抗争史，但未能形成对中医近代史的系统概貌。随着研究延续与科研需要，由邓铁涛主编，刘小斌、李剑、郑洪、邱仕君、朱晓光执笔撰写之《中医近代史》出版，从近代中医学发展的社会背景、探索中医学术革新之路、近代中医教育、中西医论争与维护中医药的抗争活动、近代中医药社团与中医药期刊、近代中医人物志、中医学继续发展等七个方面较为系统全面地探讨中医近代史，构建了中医近代史研究的总体框架。“中医近代史研究”获2003年广东省科学技术进步二等奖。随着资料积累与研究方向的分化，开始形成不同的研究专题系列。如郑洪的香港中医药研究系列，概括20世纪香港中医药发展特点，涉及近代香港中医教育、香港医药学参与中医抗争的活动，考察近代东华医院中医业务的变迁，介绍香港回归以前中医药学术著作及刊物，原则上遵循《中医近代史》的研究思路与体例，有点及面地勾勒了近代香港中医药史。又如刘小斌对近代中医教育史研究、李剑对近代医学团体的研究，均形成专题讨论系列。

二是研究视野的拓宽与转变。李剑的研究视野将中医近代史延伸至中医当代史，尤其关注中华人民共和国成立前后中医政策的演变，如："团结中西医"方针的演变和确立[69]、献方与采风运动[70]等。李剑指导其硕士研究生分别以《建国初期的中医进修（1949—1955）》《建国初期西医学习中医运动的研究（1955—1959）》《广东合作医疗制度和中医药及其从业者历史作用的研究》《20世纪50年代联合诊所始末——以广东省为例》《1956—1966年中医带徒弟运动研究》《"团结中西医"方针的历史形成过程试析》为学位论文，对中医当代医政史形成系列研究。郑洪在评述1912年至1949年中医的发展时认为，该段历史通常是作为从1840年开始的"近代百年"的末端，对该时期中医的研究难免悲情，但将其作为"百年中医史研究（1912—2011）"的首段进行研究时，则发现许多问题都只是处于探索的起点，其历史进程虽有危机，但也有抗争图存、自强发展之生机[91]。将同一历史时期放置于不同的研究视野下进行考察，得出新的结论。

三是史学研究方法的多样化。李剑及其研究生对中医当代医政史的系列研究，多运用年鉴派历史编纂学的范型，在其特定的研究时段、特定的研究主题下，力图展示其全景，分析全体与部分的同时态关系。郑洪引入全球史观的理念，将1912年至1949年的中医史放置在全球史视野下考察，将中医史研究融入世界医学史研究，认为在全球视野下有助于探讨某一国家的发展与变化是普通趋势或是特殊个例[91]。

四是研究成果的科普化。上述关于中医近代史的研究成果均以学术论文、学术专著形式出版。郑洪《"国医"之殇：百年中医浮沉录》则在坚持学术性的基础上，其行文偏于科普化，读众面向社会人士。

（三）建设广州中医药大学医史博物馆

1996年成立广州中医药大学医史博物馆，主要由刘小斌负责工作。2001

年整合为中国传统医药文化博物馆。2006年在中国传统医药文化博物馆基础上整合为广东中医药博物馆，郑洪任副馆长。刘小斌2005届硕士研究生林沁臻硕士学位论文《广州中医药大学医史博物馆馆藏道家练功图研究》、2015届博士研究生薛暖珠博士学位论文《广东中医药博物馆馆藏书画碑帖整理研究》均涉及广州中医药大学医史博物馆、广东中医院博物馆藏品研究。

（四）海外中医药史研究

邓铁涛的学生对海外中医药史的研究主要集中在东南亚中医药史，由新加坡籍学生李金龙、陈鸿能、王平完成。在早期进行新加坡中医学先驱人物、新加坡和马来西亚中医药期刊、东南亚中医发展史研究的基础上，随着资料的积累，李金龙逐步整理新加坡、泰国、印度尼西亚、马来西亚的中医药发展史研究，侧重于对当地中医医疗活动、中医药组织、中医教育等方面的论述；陈鸿能的研究扩展至华人医者在新加坡中西医学发展中的贡献，也关注中国与东南亚国家的医学交流史；王平对新加坡及马来西亚的中医医刊、近代维护中医运动均有关注，对新加坡中医药文物、新加坡中医史工会学术刊物出版事业、新加坡中医药组织特征均有所涉及。

2014年11月18日郑洪主讲的讲座《全球史视野下的百年中医》，运用全球史观探讨港澳台及海外地区近百年来中医发展，旨在探讨在现代化、全球化社会不同的科技、文化、卫生政策背景下，传统中医在不同地区的政治空间、社会地位与学术水平。介绍了中华文化区（以台湾、香港、澳门为主）、西方文化区（以美国、澳大利亚为例）近百年的中医发展，认为族群因素、文化认同是中医传播的关键因素，“科学性”问题制约着中医药的发展空间[117]。

四、小结

邓铁涛对中国医学史的研究，强调唯物史观与临床实践的导向性，对中医近代史的研究最为重视。

邓铁涛的学生凝练邓铁涛的医学史研究理念，提出“临床史观”的概念，并在各方面的医学史研究中均有运用。如果说重视唯物史观在历史学研究中的指导作用是中华人民共和国成立后国内史学界在学术意识层面上的自觉与主流，那么临床史观的提出则是邓铁涛与其学生在中国医学史研究领域提出的独具特色的治史观念，是其在中国医学史研究领域最具代表性的学术特点。

邓铁涛的学生对中医近代史的研究不断深入，无论是在研究内容、研究方法上都有多元化的突破。这得益于长期的资料积累与学术研究的延续，由此奠定了在国内中医近代史研究领域的领先地位。

在东南亚中医药史领域，邓铁涛的学生积累了大量的史料，并进行了众多专题讨论，但仍缺乏系统的整理与归纳，未能全面展示东南亚中医药史的总体面貌。邓铁涛的学生在全球史观的框架下考察海外中医药史，提高了该领域的研究方法及视野，应该是未来值得进一步研究的方向。

邓铁涛的学生在这些研究之中，多出现医学、历史学、社会学等多学科交叉的研究方法，呈现出从内史研究延伸至外史研究的趋势，即医学界“医学史”与史学界“医疗史”交叉之学术倾向。

邓铁涛及其学生创办广州中医药大学医史博物馆，是广东中医药博物馆的前身，奠定了广州中医药大学在广东省内医学院校中博物馆建设的领先地位。

第四节　邓氏学术流派对岭南医学研究的学术传承和发展

一、邓氏学术流派对岭南医学的研究历程

邓铁涛自20世纪70年代开始研究岭南医学。自1979年开始，邓铁涛先后指导4名硕士研究生研究岭南医学，分别是1979级肖衍初《岭南近代伤寒家陈伯坛学术的研究》、1982级邱仕君《广东儿科医家程康圃与杨鹤龄》、1985级王伟彪《岭南名医何梦瑶学术思想之研究》、1988级粟俊《何克谏与〈生草药性备要〉之研究》。邓铁涛于1982年、1994年两次主持点校《医碥》。1986年邓铁涛与靳士英在广东医史分会成立大会上做学术报告《略谈岭南医学之特点》[118]，正式提出“岭南医学”概念。1988年邓铁涛在岭南医学研讨会总结发言[119]，系统论述岭南医学，该发言稿是邓老岭南医学学术思想的集中体现。1999年邓铁涛于《新中医》发表《岭南医学》[120]一文，提纲挈领地回顾了岭南医学发展，并指出岭南医学的研究前景。

邓铁涛的学生以岭南医学为研究主题，先后获得多项课题支撑。如：刘小斌主持2004年广东省中医药局科研课题《岭南中医学术史研究》、2007年广东省中医药局科研课题《岭南中医药名家研究》、2009年广东省哲学社会科学规划项目《岭南医学史研究》，郑洪主持2002年广东省哲学社会科学规划项目《岭南医学文化史研究》、2012年教育部人文社会科学研究规划基金资助项目《古代“瘴气”的医学文化史研究》，徐志伟主持2006年广州市科技局科研项目《关于广州地区名老中医验方的调查研究》、2012年国家中医药管理局重点研究室（岭南中医药学术流派传承）建设项目。

二、邓铁涛对岭南医学的研究

邓铁涛注重岭南医学一手资料的收集整理，如1982年点校出版《医碥》，“当时有关岭南医学的资料非常缺乏，《医碥》点注本成为研究岭南医学不可多得的稀缺读本。”[213]也注重对岭南名医学术资料的保存、整理与研究，如指导邱仕君对岭南名医程康圃与杨鹤龄儿科学术经验的整理研究，后经刘小斌、邱仕君、肖衍初点校，将程康圃《儿科秘要》与杨鹤龄《儿科经验述要》合为《岭南儿科双璧》于1987年出版，也是当时出版的为数不多的岭南医著。

邓铁涛对岭南医学研究提出诸多原则性的论述。对于岭南医学的特点，邓铁涛、靳士英归纳为“三个重视”：重视岭南地区的多发疾病、重视岭南地区特产的药材和民间经验、重视吸取新知[118]。

对于岭南医学的研究意义，邓铁涛指出：“医学研究不能脱离地理环境、社会环境、个人体质，应该因时、因地、因人制宜地去研究疾病和治疗疾病。我国幅员辽阔，由于地理环境的差异和历史上开发的先后，各个地区的情况千差万别，医学发展也表现出明显的不平衡性，岭南医学就有地方与时代的特色。……岭南医学是祖国医学普遍原则和岭南地区实际结合的产物，这一研究的成果不仅可以表现该地区医学发展的特殊性，通过对这些特殊性的研究，反过来也有助于认识整个中国医学史发展进程。那种认为地方医学研究成果之适用于局部，其实是一种误解。所以深入研究地域性医学，并不是‘搞地方主义’，而是丰富发展我国传统医学内容。”[119]

对于岭南医学的研究方法，邓铁涛指出：“要深化岭南医学之研究，必须注意提高史学研究水平，掌握先进的科学方法，深入讨论阐述历史表面现象与本质，从理论角度加以提高，不可草率下结论。”[119]

对于岭南医学的研究展望，邓铁涛指出：“关于岭南医学的渊源，岭南医家的传略、学术思想、著作的研究；关于岭南地区的诊法、治法、疾病史的研究；关于少数民族、药厂史的研究；关于岭南与海外中医史的研究；以及我省有特色的专科史的研究等还需要我们进一步探索，而岭南医学学派的形成与发展，更有待于我们在医疗实践中去努力。”[119]“估计在不久的将来，岭南医学将会有一个飞跃的发展。”[120]

三、邓铁涛的学生对岭南医学的研究

（一）广泛积累整理岭南医学文献资料

文献资料的收集、积累、整理是研究岭南医学的基础，而岭南医学文献资料以往缺乏整理研究。邓铁涛的学生长期致力于岭南医学文献的积累，成果可观。

医学的历史由人物构成，中医学术成就通过名医体现，考评岭南医家是岭南医学的先行性研究。邓铁涛的学生选介岭南医家，如：卢朋著、卢乃潼、陈任枚、何梦瑶、黄省三、陈伯坛、潘兰坪、刘渊等；也有系列介绍，如：广东草药学医家医著简介[121]、20世纪广东中医简介[122]等。邓铁涛的学生在岭南医家研究领域代表性成果主要有二：刘小斌等主编《岭南中医药名家》[123]，界定“岭南名医”概念，收录了岭南历代代表性医家177位，编撰其生平传记并整理其学术经验；刘小斌的博士研究生李禾指导其硕士研究生，完成了秦代至民国时期岭南（广东）中医药人名录的编撰，收录医家1 004人，较为全面地反映了岭南历代医家全貌。

医著是中医学研究的基本素材，邓铁涛的学生通过将古代岭南医籍进行影印、点校后出版，成为岭南医学研究的基础性工作。李剑主持《岭南中医药文库·典籍系列》将39部岭南医著影印出版（截至2015年11月11

日），其中东汉1部：《异物志》，晋代2部：《南方草木状》《肘后备急方》，宋代1部：《幼幼新书》，元代1部：《岭南卫生方》，清代26部：《生草药性备要》《医学纂要》《幼幼集成》《伤寒论》《脉如》《医碥》《三科辑要》《乐只堂人子须知》《伤寒论近言》《仲景归真》《引痘新法全书》《医方易简新编》《叶案括要》《评琴书屋医略》《伤寒法眼》《本草求原》《集验救急良方》《鼠疫汇编》《儿科秘要》《中外卫生要旨》《时疫辨》《辩疫真机》《时症良方释疑》《辨证求真》《时疫核标蛇症治法》《鼠疫非疫六经条辨》，民国时期8部：《贻令堂医学三书》《伤寒论崇正编》《伤寒类编》《读过伤寒论》《岭南采药录》《麻痘蠡言》《读过金匮卷十九》《山草药指南》。《岭南中医药文库·典籍系列》选择历代岭南代表性医著影印出版，为研究岭南医学提供了诸多难得一见的宝贵素材。朱晓光将《南方草木状》《生草药性备要》《本草求原》三部岭南本草古籍点校、合编为《岭南本草古籍三种》。邱仕君指导硕士研究生何丽春点校出版陈伯坛著作《读过伤寒论》《读过金匮卷十九》《麻痘蠡言》。郑洪修订1982年邓铁涛、刘纪莎点校之《医碥》，于2015年重新出版。将岭南医学古籍点校出版，是深入研究岭南医学的重要基础。刘小斌、郑洪均有指导其研究生进行岭南医著研究，涉及《脉如》《读过金匮卷十九》《四圣心源提要》《岭南采药录》及《山草药指南》《增补食物本草备考》《仲景归真》等。

医案是研究医家临证经验的最直接资料。岭南医家的医案记载零散，缺乏发掘整理。刘小斌的博士研究生李禾学位论文《1949年以前岭南医家医案的收集整理及姜桂附应用状况的相关研究》，收集1949年以前岭南医案共1 671则，展现了历代岭南医家医案的概貌；在此基础上对岭南医家应用姜桂附状况进行统计分析，初步展示了在充分占有地域性医案的基础上进行大样本报告的价值。

验方是医家临床经验的集中体现。刘小斌的博士研究生刘成丽学位论文《关于广州地区名中医验方的调查与整理研究》，以177位广州名老中医的验方为研究对象，整理了88位名医的884首验方，并进行统计分析与学术评述，进而总结广州名医的学术经验与特点，讨论广州名医处方用药的岭南特色。

（二）岭南医学研究的专题化

随着资料积累与研究方向的分化，开始形成不同的研究专题系列进行深入探讨。

岭南医学史研究，以刘小斌《岭南医学史》与靳士英《岭南医药启示录》为代表。《岭南医学史》存史纪事，是对邓铁涛及其学生多年来在岭南文献积累的基础上完成的集大成之作。其体例仿《中国医学通史》，共四册，分上册古代卷、中册近代卷、下册现代卷、图谱卷。全方位记述岭南地区医家、医著、医论、医事，是一部地域性医学通史。《岭南医药启示录》有别于通史，不追求系统全面，致力讨论岭南医药发展史中具有代表性的医家、著作、事件，着眼于促进岭南医学的发展，增强建设广东中医药强省的信心，宣扬岭南医学的优良传统与总结若干经验教训。

岭南医学与岭南文化研究，以郑洪《岭南医学与文化》及《岭南摄生录》为代表。《岭南医学与文化》回顾岭南古代医药文化的发展和演变，从历史、社会和学术层面阐述中医学在岭南传播的情况及其对岭南社会经济文化的影响，揭示医药文化与社会发展的互动关系。《岭南摄生录》是一部从历史和文化视角讲述关于岭南医药与养生的短文集，讲述岭南地区的养生民俗与文化，在注重学术性的基础上，其选材、行文更多地呈现出作为文化读本的倾向。又如刘小斌2012届博士研究生张星学位论文《明清时期岭南笔记医学史料的发掘收集整理研究》系统辑录明清岭南笔记中医药学史料，进行归类整理研究与分析，认为它们是构成岭南医学研究尤其是岭南中医药文化研究不可缺少的重要组成部分。

岭南地方疾病研究，以郑洪对“瘴气”的考证为代表。郑洪长期关注岭南“瘴气”的研究，形成专题研究系列[124-127]。一方面基于传统医史文献研究方法，对历代医著中“瘴气”的实质内涵与演变过程进行考辨；另一方面也将“瘴气”放置于社会文化背景下进行考察，从疾病、历史、社会相结合的角度多元分析。

（三）岭南医学研究的理论化

自邓铁涛提倡岭南医学研究以来，从最初文献资料的收集、医家经验的整理，到学术研究的专题化发展，虽然在研究的广度与深度上均有进步，研究方法学上出现多学科交叉的趋势，但均属于局部理论的学术探讨。从理论化角度来看，岭南医学要从经验医学上升为理论医学的层面，需要从学理上进行理论化工作。理论化的“目标是发展出一个宏理论，或是将一些分别针对不同问题的具体理论路径整合进一个统一的理论框架中。从事这种理论化工作的学者通常也都会声称，他们所提供的路径能够帮助我们更好地理解我们所处的这个世界。”[128]邓铁涛的学生将岭南医学逐步超越经验层次的理论化过程，表现有三。

一是对岭南医学若干基本概念的界定。概念是理论研究的逻辑出发点。刘小斌《岭南医学史》界定“岭南”的范围[129] 1-3，规范历代岭南的地域范围、岭南医学的取材原则，在岭南医学研究领域成为被广泛接受的准则。

二是对岭南医学理论体系的构架。刘小斌主张以临床学科分类，以构建岭南医学理论框架，分生草药类、伤寒金匮类、温病温疫类、内科杂病类、骨伤外科类、妇科学类、儿科学类、喉科眼科学类、针灸推拿类、诊法类、方书验方类共计十一类，对岭南医学理论进行梳理归纳，在此基础上阐述岭南中医学术及流派发展[130] 167-559。刘小斌2011届博士研究生余洁英学位论文《岭南伤寒文献收集及医家学术思想探讨（清至近代）》、

2012届博士研究生郭强学位论文《1949年以前岭南中医喉科眼科文献整理研究》、2015届博士研究生李乃奇学位论文《岭南针灸学术源流探讨与近代学术流派整理研究》分别对岭南伤寒金匮类、岭南喉科眼科学类、岭南针灸推拿类进行研究。

三是对岭南医学理论特色内涵的总结。对地域性医学的研究不仅要彰显某一地区的中医学术，更应注重发掘该地区医家具有地域性特点的理论创见，这才是支撑地域性医学理论的学术基石。郑洪认为瘴病理论对岭南医学养生防病、临床诊治等方面产生了一定影响，其所包含的独特的地域环境病机思想——瘴湿病机理论，是古代岭南医学的重要内容，要更好地整理瘴气病因理论和瘴湿病机理论的内涵，以之作为现代系统构建岭南医学理论的基石。[131]即是对岭南理论特色内涵的一种总结。

四、小结

邓铁涛既是最早倡导系统研究岭南医学的学者，也是国内较早提倡开展地域性医学研究的学者。据刘小斌回忆，邓铁涛认为“岭南医学”从医史各家学说文献研究开始是整个学术方向的基础性工作，其后可以延伸至临床各个领域，所以将1988年第一届岭南医学研讨会放在中医医史文献学科召开。时至今日，全国地域性医学流派研究是中医学界的研究热点之一，注重医史文献研究是开展地域性医学流派研究的必要基础已成共识。岭南医学作为其中重要的地域性医学流派而颇受重视，也得益于邓铁涛及其学生长期的研究作为其基础。

目前岭南地区研究岭南医学如火如荼，从临床调研、实验研究等多方面切入研究。邓铁涛的学生始终坚持以传统医史文献方法研究岭南医学，成为目前从医史文献角度研究岭南医学的主要学术团队，其研究成果也是运用临床调研、实验研究探讨岭南医学的理论基础。如《岭南医学史》是目前国内为数不多的地域性医学通史著作，而其意义更可拓展为岭南中医理论学术、临床各科特点、岭南名医经验运用等方面的学术延伸。

从医史文献研究角度看当前的岭南医学研究，文献资料的积累已相当丰富，也基本构建了岭南医学的理论框架，但对于岭南医学理论特色内涵的实质性研究仍不足，有待继续深入研究。

第五节　邓氏学术流派对中医诊断学研究的学术传承和发展

一、邓氏学术流派对中医诊断学的研究历程

1960年《中医学院试用教材·中医诊断学讲义》出版，即《中医诊断学》第一版教材，由广州中医学院诊断教研室主编。1964年《中医学院试用教材重订本·中医诊断学讲义》出版，即《中医诊断学》第二版教材，由广州中医学院主编。邓铁涛回忆："一版、二版的诊断学我都参加了编写，而且不止参加过一门教材的编写。中医诊断学我是从头到尾参加了编写。"[132]313 1984年《高等医药院校教材·中医诊断学》出版，即《中医诊断学》第五版教材，邓铁涛任主编。1987年邓铁涛主编《高等中医院校教学参考丛书·中医诊断学》出版。1988年邓铁涛主编《实用中医诊断学》出版。1990年邓铁涛主编《中医证候规范》出版。2004年邓铁涛修订《实用中医诊断学》再版。2006年《高等医药院校教材·中医诊断学》即《中医诊断学》第五版教材入选"普通高等教育'十一五'国家级规划教材"，经修订为《高等医药院校教材·中医诊断学·2版》，2008年邓铁涛修订《高等中医院校教学参考丛书·中医诊断学》第二版出版。2013年又修订《高等医药院校教材·中医诊断学·3版》。邓铁涛也曾发表论文

专题探讨中医诊断学，主要集中在四诊[133]、八纲[134-136]、治则治法[137]及病历书写[138]等内容，尤其反复多次强调辨证论治[139-147]的重要性。

靳士英主编有《新编中医诊断学》[148]出版，并对中医诊断学史[149-152]、甲诊[153-157]、舌下脉络诊法[158-166]有系统、深入的研究。邓铁涛的学生参与邓铁涛中医诊断学著作的撰修情况：靳士英、邓中炎参加《实用中医诊断学》撰写，邓中炎、邱仕君参加《中医证候规范》撰写；靳士英、陈群、徐志伟、邓中光、邱仕君参加《实用中医诊断学》再版修订，陈群、邓中光、徐志伟参加《高等中医院校教学参考丛书·中医诊断学》第二版修订，陈群、徐志伟、邓中光参加《高等医药院校教材·中医诊断学·2版》及《高等医药院校教材·中医诊断学·3版》修订。吴伟倡“五诊十纲”说[167]。

二、邓铁涛对中医诊断学的研究

（一）主张中医诊断学应包括诊法、辨证

以往中医诊断只有四诊内容，即望闻问切，而对证候的分析、辨证等内容则分属其他学科。邓铁涛则主张：“中医诊断学不宜分为中医四诊学与中医辨证学，因为它们在临床实践中是用临床思维紧密地贯穿在一起的，是互相参合、互相补充、互相促进的一个整体。它是一个你中有我，我中有你，不断补充、纠错、完善而臻于正确辨证的过程。只有这样才有利于中医诊断学的发展。”[168]2

邓铁涛主编的中医诊断学著作有三个系列，其编撰均体现这种思路。

（二）编撰《中医诊断学》教材系列及专著

1.《中医诊断学》全国统编教材系列

邓铁涛是《中医诊断学》第二版教材的主要编写者，第五版教材主编。

《中医诊断学》第一版教材正文分“四诊概要”“八纲”“证候分类”三章。《中医诊断学》第二版教材在一版教材基础上进行修订：重点扩充“证候分类”一章的内容，增加第一章“概说”专门论述诊断的原则，增加第五章“诊法运用”论述辨证要点和诊法的具体运用，增加附篇一“原文选录”、附篇二“歌诀选读”介绍部分以往诊法经典。对于《中医诊断学》第二版教材增加的这些内容，邓铁涛在2010年曾回忆解释说：“清代的医学教材就是《医宗金鉴》，它只有《四诊心法要诀》，所以以前中医诊断只有四诊，望闻问切。其实中医的要点还是在辨证论治。所以后来我就加了一个是诊断方法，一个是辨证论治。就是从这个四诊资料的收集是一部分，但是分析这些资料和判断就更重要，所以当时我写的教材都有诊法的运用，你辨证有八纲辨证，又有六经辨证、卫气营血辨证、三焦辨证，还有脏腑辨证、经络辨证等。那你如何去辨证啊？但是这一部分是很重要的，所以我的诊断学是跟前人不同的。我就把中医本来有的这一块把它挪过来、突出来，这是我的一个发明创造。”[132]316 1976年日本学者松本克彦将二版教材翻译成日文《中医临床参考丛书・中医诊断学》，并在“后记”中写道：“本书并非仅仅是一册中医诊断技术的解说书，也不仅仅是一册后世方派的入门导读。如果能为有心的读者带来一些启示，才是作者所衷心期待不已的。”（松本克彦原文：“それ故，本書が単なる中国の診断技術の解说書、または後世方入門への手引書としてだけでなく，心ある人人へのある示唆となることを切に願ってやまない。”）[169]

第五版教材“在第二版《中医诊断学讲义》的基础上参考第四版《中医学基础》有关诊断部分进行修改补充而成”[170]编写说明，全书分“绪论”“四诊”“八纲”“辨证”“诊断与病案”“附篇”六部分。相比第二版教材，第五版教材增加“中医诊断学发展简史”“学习的要求和方法”“症状鉴别诊断”等内容，对全书其他章节内容增订甚多。第五版教材是邓铁涛关于中医诊断学的多部著作中出版量最多、流传最广者，自1984年初版，经2006年、2013年两次修订，至2015年，31年间共重印51次。

2.《高等中医院校教学参考丛书·中医诊断学》

《高等中医院校教学参考丛书·中医诊断学》“是以第五版教材为基础，收集更多的资料，严加整理，对古往今来有关诊断的理论与方法，力图作一次全面的总结与提高，以便医疗、教学、科研人员以及医学生参考之用。”[171]1《高等中医院校教学参考丛书·中医诊断学》与《中医诊断学》第五版教材相比，结构上增加“疾病诊断”章节，删“附篇”，其余篇章大致相同，而篇幅则为《中医诊断学》第五版教材三倍有余。

3.《实用中医诊断学》

《实用中医诊断学》是最能全面反映邓铁涛中医诊断学学术主张的专著。全书分三篇：“上篇：中医诊断学的历史回顾与展望”“中篇：诊法与辨证”“下篇：中医诊断学的近代研究概况”。该书特色有二。

一是系统梳理中医诊断学发展史。靳士英撰写“上篇·中医诊断学的历史回顾与展望”[172]1-87，分疾病史、诊法史、辨证史、病案史阐述中医诊断学的形成与发展，举例展示中医诊断学的贡献。通过历史回顾，总结中医诊断学的特点及展望。靳士英此作是国内系统梳理中医诊断学发展史的先行者。

二是重视中医诊断理论的临床应用。邓铁涛撰写“中篇：诊法与辨证·第五章：辨证方法的综合应用”[172]238-252，介绍外感病、杂病辨证纲要，提出辨证论治“三段十步法”，论述辨证与辨病的关系。靳士英评价“第五章：辨证方法的综合应用”：“是邓老多年的经验积累，是全书的精华所在。”[173]李丽霞、关汝耀合撰“第六章·临床各科诊断概要”[172]253-274，介绍临床各科独特的诊断方法，李丽霞撰写妇科、儿科诊断概要，关汝耀撰写外科、伤科、眼科、耳鼻喉科诊断概要。

1999年美国学者Marnae Ergil将《实用中医诊断学》重译为英文版*Practical Diagnosis in Traditional Chinese Medicine*[174]，并在“译者引言”中称“我以原译本为蓝本，承担了重译的工作。我之所以接受重译的任务，是因为我觉得这本书填补了现有英文课本的一大空白。”（Marnae Ergil原文：I therefore took on the project of retranslating the text，using the original translation as a guide. I decided to work on the text because I felt that it filled a large gap in the currently available English language textbooks.）

与《中医诊断学》教材不同，《实用中医诊断学》注重“实用”，更多地体现在从临床角度论述各种中医诊法、辨证方法的综合运用。

（三）借用西医发展辨证论治

邓铁涛认为可运用西医检查等现代化诊断技术拓展中医四诊范畴以发展辨证论治的内涵。“由于历史条件所限，中医未能和现代的自然科学结合起来，因此对疾病多种多样具体而细致的变化，认识还是不足的。……中西医两种诊断方法在唯物辩证法的指导下结合起来，就更能充分发挥两者的所长，克服所短，有所创新。”[175]“西医的一些检查，大多借助于生化、物理学之手段，这些检查也可以为中医之辨证论治服务，我们不可拒而不用，应该看到采用现代科学技术，能帮助发展中医学。……其目的在于发展中医的技术与理论，使中医的经验总结更易于为人们所接受。”[176]

三、邓铁涛的学生对中医诊断学的研究

（一）对中医诊断学学科体系认识的深化

邓铁涛的学生在邓铁涛的基础上更为明确地阐述了中医诊断学的学科体系，代表作如靳士英主编之《新编中医诊断学》。

靳士英主编之《新编中医诊断学》分“概论”“诊法”“辨证”“症状鉴别与辨病”“诊断与病案”“中医诊断学发展史略”六篇，其编排原则基本遵循邓铁涛《实用中医诊断学》结构，并加入舌下络脉诊法等新的研究成果。《新编中医诊断学》较之《实用中医诊断学》，其特色有二。

一是概括中医诊断学学科系统的内容。靳士英绘图“中医诊断学的学科内容”[148]2表述，如图2-1。反映其作者对中医诊断学学科的宏观整体把握。

二是详述诊断步骤与思维方法。许文学、靳士英执笔该书“第十七章：诊断步骤与思维方法”[148]371-395，分“病情资料收集整理的要求”“病情资料的属性”“辨证的程序与方法”“辨证中常用的思维逻辑方法”“误诊的防范”五部分，是对《实用中医诊断学》“中篇：诊法与辨证·第五章：辨证方法的综合应用”学术思想的延续与发挥。其中“辨证中常用的思维逻辑方法”一节，对辨证过程的思维过程作了理论化的论述，尤显其作者对中医诊断学的理论把握。

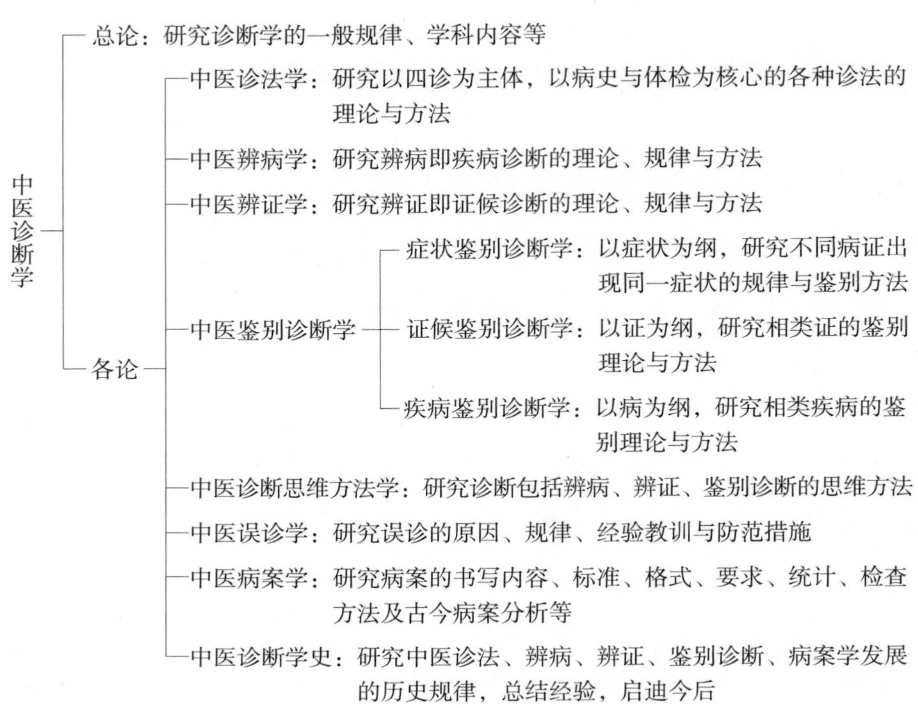

图2-1　中医诊断学的学科内容

（二）对中医诊断学专题化研究

邓铁涛的学生对中医诊断学若干问题进行深入研究，形成系列专题，以靳士英、邓中炎为代表。靳士英主要对甲诊、舌下络脉诊法有系统研究，主编《舌下络脉诊法的基础与临床研究》[166]是其研究之集大成之代表作。邓中炎致力于中医证候规范研究，代表作《中医证候规范》[177]。

《舌下络脉诊法的基础与临床研究》是系统研究舌下络脉诊法的专著。针对舌下络脉诊法这一长期受忽视的舌诊内容，从理论、临床、解剖、实验等角度多维进行探讨，分“舌下络脉诊法的源流与传统理论研究”“临床研究”“解剖学研究”“组织学研究”“病理生理学与病理组织学”“舌下络脉诊法研究的进展（综述）”“图谱”七方面全面、系统展示其研究成果。该书之出版，填补了国内外舌下络脉诊法专著与图谱之空白。

《中医证候规范》由邓铁涛主编，邓中炎责成。全书分上篇、下篇，上篇概论证候及其规范化的意义，证候规范的内容、原则以及证候的分类；下篇按照基础、脏腑、外感三类型常见证候顺序排列共178条。

（三）修订邓铁涛中医诊断学著作

《高等医药院校教材·中医诊断学·2版》[178]在第一版[170]编委会基础上新增陈群、徐志伟、邓中光，第二版内容比第一版内容增加“附1：常见证候国家诊断标准”与“附2：常见舌象的彩色图片”，其余内容未见增删。《高等医药院校教材·中医诊断学·3版》[179]编委会与第二版同，第三版内容增加“中医诊断学实验课程”，其余内容未见增删。

《高等中医院校教学参考丛书·中医诊断学·2版》[180]在第一版[181]编委会基础上新增陈群、邓中光、徐志伟，第二版内容比第一版内容增加“附：中医诊断学试题”，其余内容未见增删。邓铁涛在该书第二版“前言”称：“本书修订工作，仍由邓铁涛担任主编之外，请陈群协助全部修订工作。”[180]

《实用中医诊断学》[264]第二版在第一版[168]编委会基础上新增陈群、徐志伟、邓中光、邱仕君，第二版内容比第一版内容多有修改，详述见下。

《实用中医诊断学》第二版新增内容如下。“第三章：诊法·第二节：望诊·二：望局部情况（分部望诊）”增加“望甲”[168]146–149内容，由靳士英执笔。“第三章：诊法·第二节：望诊·三：望舌（舌诊）”增加“舌下络脉诊法”[168]162–164内容，由靳士英执笔。“第四章：辨证·第二节：病因辨证”增加“疫疠辨证”[168]233–236内容，由邓铁涛、邱仕君执笔。“第五章：辨证方法的综合应用”增加“中医药的辨证论治”[168] 337-339内容，由邓铁涛执笔。增加“第八章：诊断思路与思维方法”[168] 416-426内容，由陈群、莫传伟执笔。“第十章：诊法的现代研究”增加“舌下络脉诊法的现代研究”及“甲诊的现代研究”两部分内容[168] 460-473，均由靳士英执笔。“第十一章：辨证的现代研究”增加“心的研究”“肝的研究”及“肺的研究”三部分内容[168] 504-512，均由徐志伟等执笔；增加“中医证候的相关基因组学研究评析”[168] 512-519内容，由陈群、修宗昌执笔。“第十一章：辨证的现代研究·第七节：血瘀证的研究”增附“血瘀证诊断标准”[168] 523-524。增加“第十二章：计算机在中医诊断学中应用的研究”[168] 529-537内容，由陈群、修宗昌执笔。“附图”将彩图增至70幅，由靳士英、邓中炎、陈群编排，新增彩图多为靳士英关于舌下络脉诊法、甲诊内容。

《实用中医诊断学》第二版修改内容如下。第一版“上篇：中医诊断学的历史回顾与展望”[172] 1-87经重编、增改、删减，第二版修改为“上篇：中医诊断学绪论与发展历史的回顾”[168] 1-115，由靳士英执笔。第一版“第五章：辨证方法综合运用·第四节：辨证与辨病”之“表5-1：常见疾病病名临床特点简表”[172] 244-252，经增订，第二版改为“表5-1：常见中医病名对照及诊断依据”[168] 309-339，由邓铁涛执笔。

《实用中医诊断学》第二版内容删减第一版“第九章：诊法的近代研究：第一节：舌诊的研究”中图片13幅[172] 325-343，删减“第十章：辨证的近代研究”之“第四节：控制论在中医学上的认识”[172] 372-381。

除了上述新增、修改、删减之内容以外，其他《实用中医诊断学》第二版内容比第一版内容未见实质性修订，仅为排版、点校等修正，由陈群、邓中光、邱仕君、徐志伟等完成。

（四）凝练邓铁涛诊法学术主张

吴伟提出“五诊十纲”说，认为现代中医“五诊”是指在传统四诊基础上加体格检查、理化检查；‘十纲’是在‘八纲’辨证的基础上进行辨别‘已未’来规范已病及未病的诊治。[167]是对邓铁涛重视四诊、八纲、中西医诊断结合等学术主张的理论凝练。

四、小结

邓铁涛主编的《中医诊断学》奠定了现代中医诊断学的学科范式，自第二版教材之后，《中医诊断学》教材虽经历次修订，内容不断增加、充实，但仍未超出《中医诊断学》第二版教材所构建的学科框架。2007年，邓铁涛入选“国家级非物质文化遗产项目（中医诊法）代表性传承人”，2011年广州中医药大学邓铁涛研究所确认陈群为邓铁涛“中医诊法学术传承人”。

邓铁涛的学生在中医诊断学的研究中，形成靳士英与陈群为代表的两个独立学术团队。靳士英针对中医诊断学若干受忽视的专题进行了系统研究，是邓铁涛的学生中于中医诊断学研究最具创新者。陈群协助邓铁涛对多部中医诊断学专著进行修订，使邓铁涛多部中医诊断学专著得以不断再版，如“十二五”国家重点图书出版规划项目《实用中医诊断学》2015年11月由科学出版社出版。

第六节　邓氏学术流派对神经肌肉病研究的学术传承和发展

一、邓氏学术流派对神经肌肉病的研究历程

邓铁涛于20世纪70年代开始整理诊治神经肌肉病之医案、经验，先后有多篇论文发表，分别是：1977年《硬皮病治验》[182]、1977年《眼肌型重症肌无力的中医治疗与体会》[183]、1992年《强肌健力胶囊随机双盲自身交叉对照治疗重症肌无力疗效观察》[184]、2004年《肺脾肾相关辨治硬皮病》[185]、2004年《中西医结合抢救26例重症肌无力危象》[186]。1986年邓铁涛参与国家科委“七五”重点攻关课题“中医证候治则和针灸针麻研究——通过对萎缩性胃炎、重症肌无力等疾病脾虚证型的临床及实验研究，探讨其辨证论治规律及发生机理”，承担其子课题对重症肌无力进行研究，参与研究的学生有张世平、刘小斌、李顺民、邓中光，该研究获1991年国家中医药管理局科技进步一等奖、1992年国家科委科技进步二等奖。1993年主持国家中医药管理局课题《强肌健力饮治疗痿证开发应用研究》，参与研究的学生有张世平、刘小斌、邓中光、邱仕君。1987年，邓铁涛不定期到广州中医药大学第一附属医院脾胃病科查房指导神经肌肉病患者诊疗方案。20世纪70年代至今，邓铁涛、邓中光以函诊形式为全国各地重症肌无力患者义诊。

邓铁涛曾先后指导3名博士研究生以重症肌无力研究撰写学位论文，分别是：1987级张世平《重症肌无力辨证论治临床实验研究》、1988级李顺民《强肌健力胶囊治疗重症肌无力疗效与机理研究》、2004级唐飞舟《邓铁涛教授五脏相关学说与推拿针药结合治疗重症肌无力的初步探

讨》。目前邓铁涛的学生中从事神经肌肉病临床及科研工作者主要有：邓中光、刘小斌、邱仕君、刘友章、刘凤斌、张世平。

二、邓铁涛对神经肌肉病的研究

（一）辨证多属虚损，治疗兼顾五脏

对于多种神经肌肉病，邓铁涛多辨证为虚损病证，需长期治疗。如治硬皮病，邓铁涛引用《难经・十四难》之“五损”理论，认为硬皮病是从上损及于下之虚损重证[182]。又如治重症肌无力，邓铁涛认为该病是虚证，以脾虚为主，是脾胃虚损病[183]。

神经肌肉病包括多种西医疾病，邓铁涛虽多以中医“虚损”概括，但根据各病见症不同，运用五脏相关学说作为指导，治疗时有所不同。如治硬皮病，运用五脏相关学说子系统之一——肺脾肾相关指导辨治，认为硬皮病的治疗宜肺脾肾同治，以肾为主[185]。又如治重症肌无力，邓铁涛认为此病病机为“脾胃虚损，五脏相关”[113]，治以补脾益损，升阳举陷立法。对于运动神经元病，邓铁涛认为该病病机为“脾肾相关，以脾为主”，拟定健脾补肾益肝，强肌健力治萎软索为治则[187]77–79。对于皮肌炎及多发性肌炎，邓铁涛认为病机以肺脾肾阴虚为主，治疗早期应去湿热之邪，中后期则宜滋阴清热为主[187]95–96。对于肌营养不良，邓铁涛认为该病病机为“脾肾虚损，气血不足”，治疗以健脾补肾，调补气血为主[187]98–100。

（二）用药重用黄芪，喜用南药

邓铁涛治疗多种神经肌肉病均以补中益气汤为底方加减，并重用黄芪。如治重症肌无力，黄芪用量多为60～120g，也曾重用至180g。治疗运

动神经元病、硬皮病、肌营养不良、多发性硬化等病也重用黄芪。此外，邓铁涛喜用使用广东草药五爪龙、千斤拔、牛大力治疗神经肌肉病，认为此类药可强肌健力，补而不燥。

（三）开展重症肌无力科研及病房建设

邓铁涛对神经肌肉病研究最多、接诊最多者为重症肌无力。2003年邓铁涛回忆："我'七五'攻关研究的课题是'重症肌无力的辨证论治及实验研究'，治疗此病我以李东垣的脾胃学说（脾主肌肉）为指导进行研究，在治疗上我又学习王清任学说，重用黄芪。经数百例的研究，我认为此病病机为'脾胃虚损，五脏相关'。重症肌无力是西医病名，便应按照西医的确诊方法与手段进行确诊与分型，并采用统计学方法进行总结，这样才能得到世界的承认实验研究方面，我的博士生到上海去学习造模及进行系列生化分析等研究方法进行研究。西医认为重症肌无力是神经、肌肉传递功能障碍的自身免疫性疾病。我们却认为是脾胃虚损，理论相去万里。为了证明我们的理论，便采用我校脾胃研究所创造的经过国家药政部门认可的脾虚诊断试验——唾液淀粉酶活性负荷试验和木糖吸收试验方法进行观察，两者均符合'脾虚'之诊断。经中药治疗，上述两项指标明显恢复正常。证明重症肌无力为脾虚证有其微观上的确切的病理、生理学的改变。我们的研究证明，凡未用过可的松和新斯的明类药物的患者，疗效更快更好，凡胸腺切除后复发者最难治，20多年来根治的患者不少，严重呼吸危象者，抢救成功率也比较满意，中药功不可没也。该研究足以证明用，中医的宏观理论是能够指导临床与科研，并且可以攻克世界医学上的难题。"[113]

为配合科研及临床需要，邓铁涛在1987年到1990年期间，在广州中医学院第一附属医院针灸科杨文辉主任支持下，在广州中医学院第一附属医院针灸科开展重症肌无力患者治疗。1991年至今，大多将重症肌无力患者收住广州中医药大学第一附属医院脾胃病科治疗。邓铁涛不定期到针灸科、脾胃病科查房指导重症肌无力等神经肌肉病治疗。

三、邓铁涛的学生对神经肌肉病的研究

（一）整理邓铁涛诊治神经肌肉病医案及经验

从1977年开始即有学生开始协助邓铁涛整理诊治神经肌肉病经验及医案。早期有1977年李贵芬、赵立诚协助邓铁涛整理硬皮病治验[182]，1977年赵立诚、李贵芬整理邓铁涛治疗眼肌型重症肌无力体会[183]。

1990年，在邓铁涛主持“七五”攻关计划结题报告《“重症肌无力”疾病脾虚证型的临床和实验研究，探讨其辨证论治规律及发生机理——主要研究实验报告》[188]中，课题组列专篇《邓铁涛教授治疗重症肌无力之经验总结》，该总结报告系统介绍了课题组对重症肌无力的研究成果。此后，在多部介绍邓铁涛学术经验的著作中均有涉及邓铁涛诊治神经肌肉病的经验整理、医案记载、验方整理。如：1998年邓中光、邱仕君整理之《邓铁涛临床经验辑要》介绍邓铁涛对重症肌无力、硬皮病的辨证论治，重症肌无力、皮肌炎、硬皮病的医案，治皮肌炎、硬皮病、重症肌无力的验方；2001年刘小斌、邓中光、邱仕君、邓中炎整理之《中国百年百名中医临床家丛书·邓铁涛》介绍邓铁涛对重症肌无力、硬皮病、多发性硬化症之专病论治、医案及学生研究成果；2004年邱仕君、邓中光、刘小斌等合编之《邓铁涛医案与研究》收集邓铁涛诊治重症肌无力医案30则、重症肌无力危象8则、运动神经元疾病医案7则、硬皮病医案4则、皮肌炎与多发性肌炎医案2则、进行性肌营养不良医案1则、多发性硬化医案1则，并加以评述；2010年《邓铁涛临床经验辑要》再版为《跟名师学临床系列丛书·邓铁涛》，所涉及神经肌肉病内容与《邓铁涛临床经验辑要》相同；

2011年刘小斌、郑洪主编之《国医大师临床经验实录·邓铁涛》收录邓铁涛重症肌无力论治与研究，自拟方强肌健力饮，重症肌无力、肌萎缩侧索硬化症、硬皮病医案；2012年邱仕君主编之《邓铁涛用药心得十讲》介绍邓铁涛对“脾胃虚损，五脏相关”理论指导重症肌无力辨治及危象救治、脾肾相关理论辨治运动神经元疾病经验，硬皮病临证用药心得，治皮肌炎自拟方用药心得。

邓铁涛历届研究生也多有相关论文发表，如：1991年张世平《邓铁涛教授治疗重症肌无力之经验总结》，1991年李顺民《邓铁涛治疗重症肌无力的思路与方法》，1993年邓中光、邱仕君《邓铁涛对重症肌无力的认识与辨证论治》，2000年邱仕君《邓铁涛教授对多发性硬化的辨治经验》，2001年刘小斌《邓铁涛教授治疗重症肌无力危象2则》，2002年邓中光《邓铁涛教授治疗皮肌炎验案1则》，2002年郑洪《邓铁涛教授治疗硬皮病验案2则》，2004年刘小斌、刘友章《邓铁涛教授救治重症肌无力危象的方法与思路》，2004年刘友章《邓铁涛教授治疗肌萎缩侧索硬化症经验介绍》，2007年邱仕君《邓铁涛治重症肌无力危象医案评析》等。

此外，广州中医药大学第一附属医院脾胃病科年轻医师杨晓军也参与邓铁涛关于神经肌肉病经验、医案整理，其与刘凤斌主编《国医大师邓铁涛教授医案及验方：脾胃肌肉病篇》。广州中医药大学周欣欣整理《邓铁涛、邓中光重症肌无力函诊实录》。

（二）运用五脏相关学说指导神经肌肉病诊治的理论化实践

邓铁涛在早期的研究中，均以脾胃学说为指导思想辨治多种神经肌肉病，如重症肌无力。随着临床实践积累及五脏相关学说、重症肌无力等研究的进一步深入，邓铁涛在脾胃学说的基础上逐步应用五脏相关学说指导重症肌无力诊治，对重症肌无力的病机提出“脾胃虚损，五脏相关”的论断，用于概括重症肌无力复杂的临床实际。一方面，以五脏相关学说为基础，将治疗重症肌无力的经验上升为理论层面的总结，构建中医诊治重症肌无力的较为完整的理论体系；另一方面，以重症肌无力为载体，较为全面地呈现五脏相关学说作为一种横跨理论层次与实践层次的中医应用理论的临床指导价值。

此后，邓铁涛的学生应用五脏相关学说将邓铁涛及其学生治疗多种神经肌肉病的经验进行理论总结。如：邱仕君协助邓铁涛应用五脏相关学说子系统之“肺脾肾相关”总结邓铁涛治疗硬皮病的经验。邱仕君应用五脏相关学说子系统之“脾肾相关”总结邓铁涛治疗运动神经元疾病的经验。

（三）中西医结合诊治重症肌无力尤其是重症肌无力危象的探索

在邓铁涛及其学生长期接诊神经肌肉病尤其是重症肌无力患者的基础上，广州中医药大学第一附属医院收治大量重症肌无力患者住院治疗，对重症肌无力危象的抢救积累大量成功经验。刘小斌、刘友章《邓铁涛教授救治重症肌无力危象的方法与思路》一文，总结邓铁涛对重症肌无力危象的救治认识，同时也介绍其在临床抢救中的实际操作经验。2004年，邓铁涛、刘友章、刘小斌《中西医结合抢救26例重症肌无力危象》介绍其抢救重症肌无力危象的经验，并统计疗效。2012年，邓铁涛、刘凤斌、邓中光、刘小斌等编写《重症肌无力抢救一百例纪实》，对其团队抢救重症肌无力危象病例做分类介绍及总结。

（四）形成肌无力诊治专科

广州中医药大学第一附属医院脾胃病科长期收治重症肌无力等肌肉病患者，是近二十年来邓铁涛及其学生进行重症肌无力临床科研的主要基地，形成脾胃病、肌病、肝胆胰病三个专科建设方向。刘小斌是该科指导老专家，长期在病房查房指导重症肌无力、重症肌无力危象等救治。刘友章、刘凤斌先后任该科主任，均从事神经肌肉病诊治。2015年底，广州中医药大学第一附属医院门诊开设肌无力专科，出诊医师有刘小斌、邱仕君、杨晓军、佘世锋。邓铁涛及其学生在神经肌肉病的临床及科研工作中，开始形成学术团队及临床基地。

四、小结

邓铁涛及其学生在神经肌肉病这一领域的研究中，从人才传承角度看，形成了以邓铁涛为首的学术团队，多名学生延续邓铁涛学术经验研究神经肌肉病，开始形成人才传承梯队。从学术理论看，形成了五脏相关学说指导神经肌肉病诊治的鲜明学术特点。从临床实践看，邓铁涛及其学生对重症肌无力、重症肌无力危象的救治的临床影响力辐射全国。从学术成果看，邓铁涛及其学生出版众多论著并获诸多奖项。

因此，在中医诊治神经肌肉病这一领域，邓铁涛及其学生具备形成一个中医学术流派的条件。

第七节　邓氏学术流派对心血管病研究的学术传承和发展

一、邓氏学术流派对心血管病的研究历程

邓铁涛曾撰文对多种心血管病进行论述，分别是：1977年《冠心病的辨证论治》[190]、1978年《略谈心悸的辨证论治》[191]、1980年《高血压病辨证论治的体会》[192]、1981年《冠心病辨证论治的认识与体会》[193]、1986年《对冠心病的认识与辨证论治的体会》[194]、1988年《耕云医话·三十二、降压》[195]。2001年至2007年，邓铁涛每月一次到

广东省中医院二沙岛分院心脏中心查房。

邓铁涛先后指导12名研究生以心血管病研究撰写学位论文，分别是：1978级硕士研究生梁德任《从脏腑相关学说探讨冠心病》、1979级硕士研究生丁有钦《心血管病痰证患者血液流变性的初步研究》、1979级硕士研究生蔡桂英《从原发性高血压病、冠心病患者血浆cAMP的变化研究阴虚阳虚之病机》、1985级硕士研究生方显明《益气除痰法对冠心病的临床疗效及其血液流变性影响的初步研究》、1985级硕士研究生王清海《运用电脑技术开发邓铁涛教授胸痹痛治疗系统的初步开发》、1986级硕士研究生张英明《益气健脾化痰法对冠心病、高血压病的疗效观察及其对血小板与血脂的影响》、1986级硕士研究生陈立典《冠心病中血浆性激素、血脂的变化及益气除痰法治疗的影响》、1988级硕士研究生杜少辉《中医治疗高血压病及其免疫关系的研究》、1989级博士研究生何绪屏《邓铁涛教授治疗冠心病经验总结及冠心止痛膏疗效观察》、1992级博士研究生李南夷《心衰证治之研究——暖心、养心胶囊辨证治疗心衰的临床与实验研究》、1995级博士研究生唐铁军《开心胶囊抗心肌缺血及动脉粥样硬化实验研究》、1996级博士研究生赵益业《五脏相关学说的内涵探讨及在冠心病的应用》。1981年由邓铁涛进行师资培训的赵立诚、李贵芬也从事心血管病临床工作。2001年至2011年，先后收徒吴焕林、邹旭、阮新民、张敏州、林宇、吴伟康、吴伟，均为心血管病临床工作及研究者。

二、邓铁涛对心血管病的研究

（一）辨证强调多脏相关，分清主次

邓铁涛辨治心血管病不局限于治心一脏，强调应综合五脏辨治，抓住主要病变脏器，协调各脏关系。如论及冠心病时，邓铁涛指出：“五脏

是一个互相关联的整体，不能把心孤立起来。本病与肝、脾、肾都有密切的关系，如补心益气往往离不开健脾，除痰必先理脾；血压高又往往与肝、肾阴阳失调有关，都宜根据先后缓急，予以调理。总之，既要抓住矛盾的主要方面，又要注意矛盾的次要方面，这是辨证论治时不可忽略的原则。”[190]又如辨治高血压，邓铁涛重在治肝，兼顾五脏。“治疗高血压，治肝是重要的一环，但疾病变化多端，不能执一，应辨证论治。”[192]并分肝阳上亢、肝肾阴虚、阴阳两虚、气虚痰浊四型辨治。“从临床观察高血压病与肝肾的病变最为密切，但五脏是一个整体，辨证论治调五脏之阴阳以治其本方为上策。”[195]

（二）治疗重视兼治痰瘀

邓铁涛认为冠心病、风湿性心脏病、高血压多属中医本虚标实之证，标实强调痰、瘀二邪，治疗时重视兼治痰瘀。如冠心病，邓铁涛认为：“广东地处南方卑湿，至易聚湿生痰，故以心阳虚兼痰者最为多见。”[191]“临证观察，冠心病患者一般以心阳虚而兼痰浊者为多见，到中后期或心肌梗死的患者则心阳（阴）虚兼血瘀或兼痰和瘀者为多见。因此对本病的治疗，我们比较着重于补气除痰；除痰是一个通法，与补气药同用，通补兼施，有利于心阳的恢复，故本病心阳虚型我们常用温胆汤加参治疗。”[190]又如风湿性心脏病，邓铁涛认为：“风湿性心肌炎是以心阴虚及风湿重者为多见，笔者常以生脉散以益气养阴，用威灵仙、桑寄生、蒺藜、木瓜之属以疗风湿。若兼瘀则以丹参、红花、桃仁之类以祛瘀。”[191]对高血压之辨治，邓铁涛列气虚痰浊一证，法主健脾益气，自拟赭决七味汤治疗，该方重用黄芪合六君子汤补气以除痰浊，配以赭石、决明子以降逆平肝[192]。

（三）主张与现代医学相结合

邓铁涛主张中西医结合诊治心血管病以提高临床疗效。如论治“心悸”这一中医病证，邓铁涛提出：“从个人粗浅的体会来看，今天对心悸的辨证宜与西医的辨病结合起来，从而找出新的规律，以提高辨证论治的水平。”[191] 又如邓铁涛在广东省中医院二沙岛分院心脏中心查房期间，指导学生研究中医药治疗在冠状动脉搭桥围手术期患者的应用。

三、邓铁涛的学生对心血管病的研究

（一）整理邓铁涛诊治心血管病医案及经验

从1978年开始即有学生开始整理邓铁涛诊治心血管病经验及医案。早期研究主要有1978年赵立诚、李贵芬介绍邓铁涛治疗冠心病经验及记录医案，1983年赵立诚、邓中炎介绍高血压病经验，1987年梁德任介绍邓铁涛治疗风湿性心脏病经验。

其后，在多部介绍邓铁涛学术经验的著作中均有涉及邓铁涛诊治心血管病的经验整理、医案记载、验方整理。如：1998年邓中光、邱仕君整理之《邓铁涛临床经验辑要》介绍邓铁涛对高血压病、冠心病、风湿性心脏病、充血性心力衰竭的辨证论治，冠心病、风湿性心脏病的医案，治高血压、冠心病、风湿性心脏病、慢性心力衰竭的验方；2001年刘小斌、邓中光、邱仕君、邓中炎整理之《中国百年百名中医临床家丛书·邓铁涛》介绍邓铁涛对冠心病、高血压病、充血性心力衰竭之专病论治、医案及学生研究成果；2004年邱仕君、邓中光、刘小斌等合编之《邓铁涛医案与研究》收集邓铁涛诊治冠心病医案22则、风湿性心脏病医案8则、心力衰竭医案5则、心肌炎医案1则、高血压医案8则，并加以评述；2010年《邓铁涛临床经验辑要》再版为《跟名师学临床系列丛书·邓铁涛》，所涉及心血管病内容与《邓铁涛临床经验辑要》相同；2011年刘小斌、郑洪主编之《国医大师临床经验实录·邓铁涛》收录邓铁涛之暖心方、养心方、冠心方、高血压病系列方，风湿性心脏病、心力衰竭医案；2012年邱仕君主编之《邓铁涛用药心得十讲》介绍邓铁涛心脾相关理论与调脾护心法辨治冠心病经验，对高血压病、风湿性心脏病、心力衰竭之临证用药心得。

邓铁涛历届研究生也多有相关论文发表，如：李南夷1995年《邓铁涛教授治疗心衰的思路与方法》、2014年《邓铁涛教授诊治高血压病的经验》，郑洪2002年《邓铁涛教授治疗风湿性心脏病验案》，杨利2004年《邓铁涛教授"冠心三论"》、2005年《邓铁涛教授治疗冠心病经验采菁》，等等。

对邓铁涛治疗心血管病临床经验及医案整理研究的高峰是在邓铁涛到广东省中医院二沙岛分院心脏中心查房期间，邓铁涛多名学生参与整理。如：吴焕林记录邓铁涛在此期间诊治的多则心血管病医案，涉及扩张型心肌病、细菌性心内膜炎合并败血症、冠心病、先天性心脏病、风湿性心脏病等病，并整理邓铁涛治疗冠心病、高血压病、心悸（心律失常）、心力衰竭、冠心病心肌梗死的临床经验。邹旭记录邓铁涛诊治急性冠状动脉综合征医案[196]。张敏州记录邓铁涛诊治急性心肌梗死并心源性休克医案[197]，并整理邓铁涛论治冠心病介入术后病症的辨治经验[198-199]。

（二）运用五脏相关学说指导心血管病诊治的理论化实践

邓铁涛学术团队对五脏相关学说与心血管病这两个领域的研究时间跨度均达数十年，在不同的时期中，均自觉运用五脏相关学说指导心血管病诊治。如上文所述，邓铁涛对心血管病的辨证强调多脏相关，应综合考虑五脏病证。邓铁涛的学生延续邓铁涛学术观点，逐步凝练以五脏相关学说指导心血管病诊治的学术理论。

如：邱仕君主编之《邓铁涛医案与研究》书中，总结邓铁涛对风湿性心脏病主要病机的认识为“本虚标实，五脏相关”；总结邓铁涛对心力衰竭主要病机的认识为“心脾两虚，痰瘀相关”，辨证论治“五脏相关，以脾为主”；总结邓铁涛对高血压主要病机的认识为“五脏相关，以肝为主”，辨证论治“调肝为主，兼顾他脏”。

又如：邓铁涛在广东省中医院二沙岛分院心脏中心查房期间，吴焕林基于邓铁涛学术经验，并在邓铁涛指导下开展心血管疾病研究，以五脏相关学说之子系统“心脾相关”立论，将邓铁涛诊治心血管病学术经验总结为“调脾护心法”用于指导心血管疾病诊治，代表作《心脾相关论与心血管疾病》于2004年出版，辑录了吴焕林、邹旭、阮新民等学术团队在该领域的主要成果。2015年吴焕林主编出版《从五脏相关论治心血管疾病：邓铁涛五脏相关学说应用研究》，在先前研究成果基础上，并采集相关资料汇编成书，该书从五脏相关论治高脂血症、冠心病、高血压、心力衰竭、心律失常、心脏病术后病症等疾病，构建了以五脏相关学说论治心血管病的理论框架。

（三）形成重视气虚痰浊证的临床风格

邓铁涛治心血管病喜用治气虚痰浊证之温胆汤加减，体现其重视痰浊的学术观点，这种学术经验也影响其学生。邓铁涛曾指导多名研究生开展心血管病气虚痰浊证的相关临床、实验研究，在后来的临床及科研工作中，邓铁涛的学生从理论、临床、实验等不同角度继续研究心血管病气虚痰浊证。或从理论角度探讨从痰论治冠心病心绞痛；或观察益气除痰法治疗心血管病之临床疗效；或观察益气除痰法治疗心血管病之病理生理变化；或将邓铁涛验方制成新药，如：王清海研制之“复方芪麻胶囊”（曾用名血压健），方显明研制之益心通脉饮，广东省中医院之邓老冠心胶囊、邓老暖心胶囊等；或参考邓铁涛治疗心血管病经验制订科室临床诊疗方案，如广东省中医院心内科。

邓铁涛的学生除了研究益气除痰法治疗心血管病气虚痰浊证之外，也不断拓展益气除痰法的研究。如：刘小斌总结邓铁涛验方“邓氏温胆汤”运用经验、学术渊源与学术传承[200-201]，阮新民、吴焕林梳理痰证的方药及疾病研究[202]，陈立典将邓铁涛痰瘀相关理论用于指导中风病康复治疗[203]。

（四）形成多个学术团队延续研究

目前，邓铁涛的学生在不同单位组建各自学术团队开展心血管病临床及科研工作，主要有：广东省中医院吴焕林团队、邹旭团队、阮新民团队、张敏州团队，既有团队之间的合作，又相对独立；广西中医药大学方显明团队；广东省第二中医院王清海团队。

各团队共同特点有四。一，各团队核心研究者均为邓铁涛学生，均延续邓铁涛诊治心血管病学术经验。二，对心血管病的研究既有总体之把握，又各对某一心血管病有相对侧重之研究，如王清海于高血压、张敏州于冠心病介入、吴焕林于冠心病冠状动脉搭桥围手术期等。三，各团队核心研究者逐渐成为高层次中医学者，如：王清海为全国第四、第五批名老中医药专家学术经验继承人指导老师，方显明为全国第四批老中医药专家学术经验继承人指导老师。四，各团队形成学术梯队进行临床、科研研究。

四、小结

邓铁涛及其学生在心血管病这一领域的研究中，从人才传承角度看，形成了以邓铁涛为首的学术团队，多名学生延续邓铁涛学术经验研究心血管病，并又各自带出学术团队。从学术理论看，形成了五脏相关学说指导心血管病诊治及重视气虚痰瘀两方面鲜明学术特点。从临床实践看，邓铁涛及其学生在应对不断变化的临床疾病谱的同时，不断加深及拓展五脏相关学说与气虚痰瘀的临床普适性，体现了名老中医学术观点与时俱进的演变历程。从学术成果看，邓铁涛及其学生出版众多论著并获诸多奖项，如：吴焕林等“冠心病心脾证治研究”获2007年度广东省科学技术二等奖；在邓铁涛指导下学生也有传世之作，如：阮新民、吴焕林《实用中医痰证学》、张敏州《邓铁涛论治冠心病》、王清海《高血压中西医结合研究与临床》等著作。

因此，在中医诊治心血管内科这一领域，邓铁涛及其学生具备形成一个中医学术流派的条件。

第八节　邓氏学术流派对“寒温融合中医热病学理论”的学术传承和发展

一、邓铁涛学术主张及代表著述

寒温统一学术思想萌发于明清，近代岭南名医陈庆保《伤寒类编》学术主张寒温融合，邓铁涛教授父亲邓梦觉曾拜陈庆保为师。主张寒温统一医家大都提倡读成本《伤寒论》及王叔和《伤寒例》，认为辨脉法第一、平脉法第二，讲述中医脉学生理与病理，为医者不可不懂，尤其伤寒例第三，讲述气运即自然界气候异常与时行疫病关系，正如邓铁涛教授“《伤寒论》叙例辨”一文所说：“王叔和不是仲景学派的罪人，不应当把他当作靶子。”邓铁涛教授认为伤寒与温病，是中国医学历史上两大学说。从古到今，寒温两说由合到分，由分至合。从《黄帝内经》至《伤寒》是寒温合论，伤寒论详“寒”略“温”而已；刘完素至吴又可是寒温分论；清代叶天士、吴鞠通等则详论温热。从明代演至清代达高潮的伤寒与温病之争不息。直至20世纪50年代，寒温争论仍颇为激烈。

新中国成立之初，卫生防疫条件较差，传染病流行仍然猖獗，抗生素依赖进口价格昂贵，温病学说研究与临证成为当时热点。20世纪50年代，邓铁涛先后撰写“温病学说的发生与成长”（《中医杂志》1955年第5期）、“试论温病的卫气营血与三焦”（《江西中医药》1955年第8期）、“吴鞠通《温病条辨》读后”（《广东中医》1957年第3期）。对寒温两说的产生与发展以及它们在医学领域中地位关系进行分析，提出“伤寒孕育了温病，温病发展了伤寒”学术论点，并作以下阐述：

“从发展的观点来看，温病派是在伤寒派的基础上，向前迈进了的，可以看成是伤寒派的发展。但假如认为既然是发展了，便可以一笔抹杀了伤寒派，取消了伤寒派的宝贵经验，那也是错误的。同样，认为温病派微不足道，杀人多于救人，而一笔抹杀了温病派数百年来的治疗经验，也是不对的。伤寒与温病的学说和方法同样是我国医学宝贵遗产，应该以科学的方法对临床治疗进行研究与实验，进而加以扬弃。”

此说一出，当时受到著名医家时逸人先生首肯，南京中医学院《温病学新编》赞同，日本神户中医学会将其全文翻译收载入《汉方临床》。邓老继而又提出：寒温合流，关键是辨证上要统一。为此又花十年时间进行研究，1970年写成“中医发热性、传染性疾病的辨证论治”，1972年邓铁涛又撰写“外感发热病辨证刍议”，1983年在《北京中医学院学报》发表“外感病辨证统一小议”，阐述寒温统一辨证的可能性与必要性：

从病因分析，伤寒与温病同属于外感病，在致病原因上存在共通点；从病机来看，两者都有一个由表及里传变过程，有一定演变规律；从证候比较，伤寒六经、温病卫气营血及三焦辨证，阳明、气分、中焦的证候基本相同，但三者又有不同之处，说明三种辨证方法各有长短，必须统一，才能互补。伤寒与温病“传经”“传变”“顺传”“逆传”等术语，是中医学在“动态观”“天人相应观”“整体观”指导下总结出来的宝贵理论，今天我们把伤寒与温病学说统一起来，名之为“外感病学”，这种由分到合也是一个发展。

1989年至1991年，邓铁涛在《新中医》杂志开展“温病专题讲座”，又名温病十二讲。第一讲温病学说的发生与发展，第二讲伤寒与温病，第三讲《温病条辨》与《温热经纬》，第四讲外感与伏气，第五讲风温（春温、冬温），第六讲湿温，第七讲暑温，第八讲秋燥，第九讲叶天士先生问题三则，第十讲、第十一讲《温病条辨》痹、疸论，第十二讲展望。最后一讲展望，邓铁涛依据“发热原因待查”是当代临床常用诊断，提出传染性感染性疾病可以用外感发热辨证论治。但论发热，除外感发热一大类之外，还有内伤之发热，这是中医学一大特色，西医学至今未有而中医领先的伟大成就。“甘温除大热”之说倡于金元时期，距今已六七百年了，许多中医怀有瑰宝而不自知，这是非常可叹的事啊！引进西医的分析科学方法进行辨病，在准确辨病的基础上，按中医寒温辨证的理论与方法，进行辨证，实行辨证—辨病—辨症之方法，从而摸索出各个病证的规律，写成包括发热性、传染性、感染性、流行性疾病的《发热病学》。

二、邓铁涛学生对其学术理论传承及非典型肺炎临证实践

邓铁涛从20世纪50年代起诊治的发热性急性传染病有乙型脑炎、急性黄疸肝炎、流行性脑脊髓膜炎、流行性感冒等，但最有影响力的2003年5月1日邓铁涛发表学术论著“论中医诊治非典型肺炎”（由代表性传承人邱仕君与主要传承人邹旭整理）。

在抗击烈性传染病非典型肺炎（规范名词：严重急性呼吸综合征；非典型肺炎为曾称，因引述需要全书保留曾称）期间，邱仕君教授协助邓铁涛先后草拟“战胜非典型肺炎我们有个武器库”“战胜非典的理论依据与

特色”“非典型肺炎属于春瘟病（伏湿）”等著述发表。非典型肺炎是全新的疾病，为20世纪以前所未见。无论中医与西医都遇到新问题，中医不能袖手旁观。我认为对病毒性疾病的攻克，中医自有其优势。世人多不理解为什么中医没有细菌学说，却能治疗传染病，对病毒性传染病的治疗效果甚至处于世界领先地位。因为中医走的是另一条道路。中医虽无细菌学说，但细菌早已被概括于“邪气”之中。吴又可的戾气、疠气、杂气学说，已非常接近对微生物的认识，惜明代无光学上的成就，致未能进一步发展！但温病的病原说发展到吴瑭，却使中医理论从另一角度认识发热性传染性及流行性疾病，提出独特的温病的病因理论。这一理论，今天看来科学性极高，足以破解中医虽无细菌学说，仍然能治疗急性传染病之道理所在。我们的治疗不在一直只知与病毒对抗，而是既注意祛邪，更注意调护病人的正气，并使邪有出路。正如叶天士所说，或透风于热外，或渗湿于热下，不与热相结，势必孤矣。这是一个多么高明的战略啊！根据广东省中医院收治非典型肺炎患者112例的临床观察和初步总结，该病属于中医学春温湿热疫病的范畴，病机以湿热蕴毒，阻遏中上二焦，并易耗气夹瘀，甚则内闭喘脱为特点，可以定名为“春温病伏湿之证”。并成功抢救诊治非典患者。

主要传承人邹旭教授，在邓铁涛指导下成功抢救诊治非典患者，仅举一案例以说明。病患邓某，女，33岁，医务人员，2003年1月25日入院。X线胸片示：右下肺少许模糊阴影。西医诊断：右下肺炎（非典型肺炎）。中医诊断：春温伏湿。治宜清凉解毒，透热达邪。处方：青蒿（后下）、黄芩各15g，大青叶20g，板蓝根30g，柴胡、法半夏、浙贝母、紫苑、天竺黄各12g，枳壳、苦杏仁各10g，炙甘草6g。每天1剂，水煎服配合清开灵静脉滴注加强清热。西药则投以泰能、稳可信。1月27日二诊：仍发热，热势上升，以夜间及午后为甚（T38.6℃），肢体困倦，纳食减少。实验室检查：（WBC）白细胞计数为2.9×10^9/L，中性粒细胞百分比为57%，血小板计数为90×10^9/L。X线胸片示：右下肺感染病灶明显扩大，大片灶。证属湿热蕴毒，阻遏中上二焦。治宜清热解毒达邪，解表宣肺化湿处方：炙麻黄8g，石膏（先煎）、薏苡仁各20g，苦杏仁、甘草、柴胡、黄芩、法半夏、竹茹、桑枝各10g，白茅根、前胡各15g，滑石18g，藿香、佩兰各6g。1月28日三诊：热势仍未遏止，反有上升之势（T39.2℃），症状未减，疲倦加重，舌淡红，苔薄白，脉濡细。双肺呼吸音粗，肺底闻及少许湿啰音。实验室检查：（WBC）白细胞计数为2.5×10^9/L，中性粒细胞百分比为50%，血小板计数为67×10^9/L。此属湿热蕴毒，毒势盛，并易耗气夹瘀，毒瘀互结，治宜加重清热凉血解毒，化瘀软坚散结，少佐益气之品。原方继续服用，加服安宫牛黄丸，并加用仙方活命饮，加服西洋参（另炖服）10g。处方：金银花30g，浙贝母、赤芍、五爪龙各15g，陈皮3g，虎杖20g，皂角刺、白芷、穿山甲（先煎）、防风各12g，乳香、没药、升麻、当归各6g，连翘18g。西药则停用泰能、稳可信，改用可乐必妥、复达欣。至1月30日，因应用可乐必妥后出现头晕，故停用所有抗生素，停用后头晕等症状减轻，体温降至37.5℃。1月31日四诊：体温降至正常，但神疲乏力、头晕，偶有咳嗽，白黏痰，无口干，舌淡、苔薄白腻，脉濡细。复查：白细胞计数为2.3×10^9/L，中性粒细胞百分比为50%，红细胞计数为3.12×10^9/L，血红蛋白为97g/L，血小板计数为90×10^9/L。X线胸片示：病灶增多，密影。热势已退，胸片虽病灶增多，强弩之末势也，此乃正虚邪恋，治当清热养阴，扶正透邪，此时舌苔呈现白腻，为伏湿外达之象，治疗上并重视化湿、活血。处方：炙麻黄8g，苦杏仁、甘草、桑枝、黄芩、法半夏、竹茹各10g，白茅根、麦冬各15g，薏苡仁、太子参、五味子各20g，藿香、佩兰各6g。仍加服仙方活命饮方，并加大补气而性温和之五爪龙至30g；热势已退，停用清开灵，改以参麦注射液益气生津。2月4日五诊：已无发热，乏力，偶咳嗽，未闻及干湿啰音，舌淡、苔厚微腻，脉濡细。胸部X线片示：炎症有所吸收。实验室检查：白细胞计数为2.4×10^9/L，中性粒细胞百分比为48%，红细胞计数为3.62×10^9/L，血红蛋白为131g/L，血小板计数为191×10^9/L。病势渐衰，但湿性缠绵，如油入面，且易伤气，又易夹瘀为患，治宜清热利湿，益气活血。处方：苦杏仁、桃仁、神曲各12g，甘草、青皮、当归、橘红各6g，苍术9g，五爪龙30g，太子参20g，升麻、白术、麦冬各10g；加服：太子参15g，土茯苓、薏苡仁各30g，茯苓12g，枳壳6g，陈皮3g，威灵仙20g，苦杏仁10g，苍术9g，大枣3g。2月8日六诊：自觉身轻体爽，舌苔腻转淡，脉细。实验室检查：白细胞计数为6.5×10^9/L，中性粒细胞百分比为46%，红细胞计数为3.62×10^9/L，血红蛋白为131g/L，血小板计数为161×10^9/L。2月12日胸部X线片示：右肺炎症全部吸收。守方加萆薢20g运脾除湿治愈出院。（该医案由邱仕君、邹旭整理）

三、邓氏学术流派第四代传承人对“寒温融合中医热病学”理论总结

为了传承国医大师邓铁涛的学术思想，集成创新中医学有关发热病的理论学说，陈坚雄博士后（邓铁涛儿子邓中光学术继承人）、刘成丽博士（邱仕君教授学术继承人）对邓铁涛提出创建中医发热病学的探索历程进行梳理，并基于邓铁涛的学术构想就中医发热病学的基本内容和辨证纲要展开分析。邓铁涛倡导外感发热病统一寒温辨证，进而提出创建中医发热病学以研究发热病的证治规律，统一外感、内伤发热之辨证论治。发热病是指由各种原因引起的以发热为主要临床表现的外感、内伤疾病。外感发热病的辨证应统一寒温辨证，辨病与辨证相结合；内伤发热病的辨证以脏腑辨证为总纲，以五脏相关学说为指导。

陈坚雄博士后、刘成丽博士在邱仕君教授指导下，《广州中医药大学学报》2012年第6期发表了“邓铁涛中医发热病学学术构想浅析”一文，重点研究中医发热病学的基本内容包括：

（1）发热病的含义。发热病是指由各种原因引起的以发热为主要临床表现的病症，包括外感发热和内伤发热两大类。“发热病”在《黄帝内经》中称为“热病”，由于语言的演变，今天“发热”一词更能准确界定病证涉及范畴，亦即“发热病”只强调临床症状或体征之发热而不限定病因或病性为热。发热是机体正气与病邪相争或体内阴阳失调的结果，包括体温高于正常范围者或体温正常而患者自觉有发热感者。未使用体温计以前，中医通过以手按患者肌肤或前额来判断患者是否发热，以及测试患者所主观感觉的全身或局部发热。发热主要有恶寒发热、壮热、潮热、往来寒热、烦热、微热、骨蒸等不同类型，临床上还需辨别发热的时间、程度、部位等内容。

（2）发热病的病因病机。发热的原因不外乎外感与内伤两方面。外感发热病是致病因素在一定的条件下与人体正气相互作用的结果。邓铁涛强调：外界环境与气候的变化、人体正气的盛衰、致病物质（戾气）的伤害是外感发热病发病的三大关键，缺一不可。六淫外邪或疫疠之气侵袭肌表，卫阳奋起与之抗争而致发热；当外邪化热入里，邪正激争，阳热盛极则壮热不已；若邪热耗伤人体阴精、津血，使阳盛阴虚，则发热迁延。内伤发热责之体内脏腑功能失调，气血阴阳失衡，包括：①阳盛则身热。所谓气有余便是火，因过食辛温燥热之品或脏腑功能过亢致阳气亢盛而发热；②阴虚生内热。因暴病、久病、房劳等损伤气血精津导致阴亏、血虚无以敛阳而发热；③气郁化火。或七情所伤，五志过极皆从火化。或痰湿、瘀血致气血壅滞，郁而发热；④阴盛格阳。或由人体阳气虚极欲将外脱，阳气浮越于外，或阴寒内盛迫阳于外，亦可导致发热；⑤中气下陷，阴火内生。因忧思过度、劳逸失常、饮食不节损伤脾胃，致中气下陷，气虚而发热。

（3）外感发热与内伤发热。发热病，应先鉴别外感与内伤。外感发热是指感受六淫或疫毒而出现发热的一类病证。内伤发热是指以情志、饮食、劳倦为病因，由脏腑功能失调、气血阴阳失衡而引起的发热。凡非因外感所导致的发热均属内伤发热的范围。外感发热病有外感六淫或感染疫毒病史，起病急，一般为持续发热，发病初期即有发热恶寒同时并见，常伴头痛、鼻塞、脉浮等表证。内伤发热起病多缓慢而病程长，病由七情刺激、饮食所伤或劳倦、久病而发，临床上发热多呈间歇性，时作时止，或自觉发热、五心烦热而体温无升高，初起但发热而不恶寒，且无明显的传变阶段，又兼脏腑虚实症状。

临床上，外感发热和内伤发热可以相互转化和重叠。有些内伤发热是由于反复感受外邪、由急性外感发热病失治而形成或诱发加重，而内伤发热，尤其是脏腑气血阴阳亏虚者，卫外抗邪能力减弱，特别容易感受六淫、疫毒之气。罹患杂病复感外邪所致之发热，为临床所常见，如免疫性疾病合并急性感染性疾病而发热，临床需辨病与辨证相结合，细察详诊，判断标本、缓急、轻重。邓铁涛总结发热病的辨证提纲，宗张仲景之法划分为外感辨证与内伤辨证两大类。

（4）外感发热病辨证纲要。外感发热病包括伤寒三阳病证和温病卫、气、营、血各阶段，诊断上应统一寒温辨证。首先结合发病季节，辨其属于风寒、风温、湿温、暑温、秋燥、冬温、温毒等，然后鉴别其发热之表、里、半表半里，及营及血。表证发热，以发热、恶寒同时并见为特点，包括：风寒表实证（太阳伤寒）、风寒表虚证（太阳中风）、风温（热）表证（卫分证）、湿温表证（卫分证）、秋燥表证（卫分证）。半表半里发热，特点是寒热往来，包括：少阳证、疟疾。里证发热主要有：阳明经证、阳明腑证、热邪壅肺（气分证）、暑温气分证、脾胃湿热证（湿温气分证）、肝胆湿热证、疫毒内陷证（营分证）、热陷心包证（营分证）、热入营分证、热在血分证、热盛动风证等。

对于外感发热病的辨证，邓铁涛强调辨病与辨证相结合也很重要。外感发热病与气候有密切之关系，如伤寒多发于冬季；风温多发生于春季；春季病起急骤，热自内发，往往为春温；夏季多湿温、暑温；秋季多秋燥；病发一方，更易相染，多为瘟疫；若是瘟疫更应结合西医传染病方面的辨病，有利于总结提高。属于外感发热病的瘟疫病，有麻疹、水痘、白喉、发颐（痄腮）、烂喉丹痧等，临床皆以发热为重要症状之一，均在诊断鉴别的范围之内。再者，要重视掌握证候的特征。因为外感发热病证之表里层次比八纲复杂而具体得多，如邪热入里有“气分（阳明）”和“营分”之不同。热在气分必见壮热、恶热、口渴、苔黄、脉洪等；热入营分则以身热夜甚，心烦昏谵，舌红绛，脉细数等为特征。抓住这些特征逐一细辨，论治才能准确而严密。

（5）内伤发热病辨证纲要。内伤发热病的辨证以脏腑辨证为总纲，以五脏相关学说为指导。脏腑辨证是中医辨证论治的核心。内伤发热病阴阳气血的病变不能离开脏腑而孤立存在，临床要辨明内伤发热病证的部位、性质，并指导治疗，都必须落实到脏腑上，因此内伤发热病辨证可以脏腑辨证为总纲。首先辨其病位的脏腑归属。例如发热每因劳累而起，伴乏力自汗、食少便溏或食后腹胀，病在脾胃；发热因郁怒而起，伴胸胁胀痛，叹气则舒，口苦口干，病位在肝。进而辨证候之虚实：由于气郁、痰湿、血瘀、内生五邪所致之发热属实，如大肠湿热证、膀胱湿热证、风湿热痹证等；因于阴阳气血亏虚所致者属虚，如肝肾阴虚发热证、脾肾阳虚发热证（真寒假热证）等。虚实证候之间可以相互兼夹、转化。气血阴阳亏虚而致发热者，可兼夹湿、痰、郁、瘀诸实邪，形成虚实错杂之证，如气虚发热迁延不愈可致气滞血瘀而成气虚血瘀之发热；同样，气郁、痰湿和瘀血所致发热，日久可损及气血阴阳，病情由实转虚，如气郁发热日久耗伤正气则成肝郁脾虚之发热。

这是一篇理论性很强的学术论著，据中国知网数据，至2018年10月被引述13次，下载960次。陈坚雄博士后又参与广州中医药大学第一附属医院《中医抗SARS启示录——防治SARS实录》编写。2003年传染性非典型肺炎（SARS）流行，人类经历了一次全球性的大瘟疫。在这场抗击SARS

的战役中，中医药体现了无可替代的作用，为挽救病危、减少后患，最终战胜瘟疫做出了突出贡献。广州中医药大学第一附属医院作为诊治SARS的定点医院，以中医药为主中西医结合治疗SARS患者70例，所有病例全部治愈出院，创造了患者零死亡、零转院、零后遗症，医护人员零感染的成绩。这也是邓铁涛提倡要好好总结整理研究的原因。陈坚雄博士后负责对SARS患者的“随访与追踪”。结果：“本组中医药为主治疗的‘非典’患者康复出院一年后，髋关节影像学随访观察未见与SARS疾病或激素治疗后相关并发症或后遗症；肺部影像学随访大多数无异常，少部分异常表现多与有基础病史、年龄等有关，也不排除“非典”疾病本身发病后所残留的部分纤维化。我们认为中医药为主治疗‘非典’不仅有较好的疗效，而且肺部残留的纤维化、股骨头缺血性坏死的发病率均明显较低。”

第九节　邓铁涛“康寿之道治未病”理论实践及学术传承

一、邓铁涛康寿之道治未病的著述与实践

邓铁涛，1916年农历十月十一日出生，2019年已103岁，11月18日生日踏入104岁高龄。这本身就是一个标杆，中医养生长寿成为热点，中医养生学科也于21世纪初正式成立，而邓铁涛是这一领域的践行者。

2004年国家中医药管理局主办邓铁涛学术思想国际研讨会，邓铁涛作了特别演讲：“中医与未来医学”，阐述了自20世纪80年代以来他创立的一套保健防病康寿养生的理论思维与实践，邓铁涛在报告里说：

（1）医学模式将向“人天观”发展。西方医学的模式原来是生物模式。20世纪后期才发现不对，最后承认医学的模式应该是生物、心理、

社会模式。这是一个进步，但我认为仍然不全面。虽然已重视了心理和社会对疾病的重要性，还没有把人提到最重要的地位。中医与西医有一个很大的区别就是西医着重治病，中医着重治病人。中医学是把人放在首位，根据宏观理论把人放在天地人群之间进行观察、诊断与治疗的。中医学受中华文化“天人合一”观的影响，如果要找个中医学模式的话，应是“天人相应”观，简称“人天观”。即把人放在时间、地域、人群、个体中，进行健康保健预防与治疗的观察研究。中医诊治疾病，不单单在追求“病”上，而是按“时、地、人”把大环境的整体至个体进行辨证论治与预防。

（2）养生重于治病。中医有句格言“上工治未病”。这是一个重要的指导思想，它包括未病先防，已病早治，重点在于防病。西方医学也很重视预防，讲卫生。两者比较西医是消极的，中医是较为积极的。西医的预防讲外部的防御，如绝对无菌、消毒，而中医比较重视发挥人的能动作用，发挥人的抵抗作用。中医养生学，有几千年的积淀，内容十分丰富。未来医学必将把养生放在最重要的地位。富如美国也支持不了日益增长的天文数字般的医疗开支。一个高血压病人必须天天服药，药物有副作用，便要不断更换新药，新药新价格，价格越来越高，这才符合生财之道。中医的养生术、导引术既能防病又能治病。

（3）未来医学之路。医学不仅仅只有重视微观的西医才是唯一的医学科学，立足于宏观的中医学也是科学。例如对SARS的防治，西医千方百计用电子显微镜抓到“冠状病毒”，然后再找寻防治之法，目的在于杀灭病毒。中医则根据时间、气候环境、病邪的属性、个体差异、证候表现进行辨证论治，针对时、地、人这一宏观现象进行预防与治疗。中西医学全面而平等的合作，前途是光明的，共同创造未来的医学，为人类的健康与幸福做出更大的贡献，是可以做得到的。

（4）21世纪前半叶我们的希望。人类将摆脱化学药品的副作用，摆脱创伤性的检查以及治疗技术带来的痛苦与后遗症。医学要讲人道主义，要达到“仁心仁术”的职业道德最高境界。实行上工治未病，医学将以养生保健为中心，使人人生活过得更愉快、舒适、潇洒，医学将以‘保健园’的形式，逐步取代医院的主要地位，医院将成为辅助机构。医学除了属于科学范畴之外，将深入文化、美学、艺术，使医学从人体的健康需求上升到精神世界的美好境界。医学、文学、美术、书法、音乐、歌舞、美食、药膳、气功、武术、健康旅游、模拟的环境、梦幻的世界……将成为“保健园”的重要组成部分。接受保护健康，是快乐的事而不是苦差事。人类这个万物之灵，总会觉醒的。解除人类痛苦的曙光出现在东方。

一位资深的学者把邓铁涛“中医与未来医学”翻译为英文版时，说邓老伟大、中医精深，真是不敢翻译（怕翻译有误），特从伦敦电话咨询邓老确认无误才翻译为英文版。

邓铁涛动作示范八段锦、鸣天鼓、聪两耳、击枕处是邓老每天必做的动作。勤梳头也是邓老健康长寿、思维敏捷的一大法宝。邓老每天起床后梳头100次，既改善了大脑的血液循环，也锻炼了手臂的力量。又用综合摇橹法调理脾胃。常年养成了冷热水交替洗澡的习惯，擅用沐足来治疗疾病和养生保健，谓“人的脚，犹如树的根。树枯根先竭，人老脚先衰”。勤于用脑，延缓衰老。邓老数十年来坚持每天读书、看报，闲时写字，每日通过电台新闻关注国家大事和社会民生，时刻惦记着为中医药事业献计献策，大脑不停，笔耕不辍，虽已百岁高寿，仍头脑灵活思维敏捷，102岁还能够写毛笔字题词。

二、邓铁涛学术继承人对“康寿之道治未病”整理研究

1999年广东珠江影像出版社出版邓中炎教授文字编辑，邓铁涛、邓中光动作示范《八段锦》。2007年羊城晚报出版社出版邹旭教授、吴焕林教

授编写《寿而康：邓铁涛谈养生》。而影响较大且学术内涵丰富的是2016年陈瑞芳教授主编《国医大师邓铁涛康寿之道》，邓铁涛亲笔为之作序："陈瑞芳同志，是我在中医养生学方面的学术继承人。现出示其以影像为主解读我这方面的实践知识。"我一贯认为养生是健康长寿的高明战略，推广研究，可造福于人类，故乐为之序。陈瑞芳教授是邓铁涛养生康复领域主要传承人，系统整理邓老"上工治未病"的养生思维理念、方法模式包括日常起居饮食，仅以社会影响大模仿者多的"八段锦"为例。

2010年6月19日，邓老在广州中医药大学第一附属医院国医大师亭前示范八段锦。

第一段：两手托天理三焦。

预备姿势：两腿分开屈膝成马步，两侧屈肘握拳，拳心向上，两脚尖向前或外旋，怒视前方。动作：右拳向前猛冲击，拳与肩平，拳心向下，两眼睁大，向前虎视。右拳收回至腰旁，同时左拳向前猛冲，拳与肩平，拳心向下，两眼睁大，向前虎视。左拳收回至腰旁，随即右拳向右侧冲击，拳与肩平，拳心向下，两眼睁大，向右虎视。右拳收回至腰旁，随即左拳向左侧冲击，拳与肩平，拳心向下，两眼睁大，向左虎视。以上动作要配合呼吸，拳冲击时呼气，回收复原时吸气，反复进行16～20遍。最后两手下垂，身体直立。功效：这段动作主要是四肢和躯干的运动，以挺胸仰头为主，有利于胸廓的扩张，活动颈椎及颈部诸肌，有利于预防颈椎病，加强心脑血液循环，解除疲劳。要领：两手要绷紧，眼睛看着手，脚跟要离地。

第二段：左右开弓似射雕。

预备姿势：左脚向左侧跨一步，两腿屈膝成马步，上体直，同时两臂平屈于两肩前，左手食指略伸直，左拇指外展微伸直，右手食指和中指弯曲，余指紧握。动作：左手向左侧平伸，同时右手向右侧猛拉，肘曲与肩平，眼看左手食指，同时扩胸吸气，模仿拉弓射箭姿势。两手收屈于胸前，成复原姿势，但左右手指伸展相反，同时呼气。右手向右侧平伸，同时左手向左侧猛拉，肘屈与肩平，眼看右手食指，同时扩胸吸气。如此左右轮流进行开弓16～20次。最后还原预备姿势和收势。功效：这一节动作的重点是运动胸部颈椎，两臂外展且左右交替猛拉促使胸廓扩大，增强呼吸功能与血液循环，颈椎左右旋转运动，增加头部的血液循环，有利于心神健康。要领：左右开弓的两手要平，马步要稳，两手绷紧时稍用力，其余不用力。

第三段：调理脾胃须单举。

预备姿势：立直，两臂自然垂伸于体侧，脚尖向前，眼睛平视前方。动作：右手翻掌上举，五指伸直并拢，掌心向上，指尖向左，同时左手下按，掌心向下，指尖向前，拇指开展，头向后仰，眼看右指尖，同时吸气。复回原位，同时呼气。左手翻掌上举，五指伸直并拢，掌心向上，指尖向右，同时右手下按，掌心向下，指尖向前，拇指开展，头向后仰，眼看左指尖，同时吸气。复原再呼气。如此反复16～20遍，运动时宜注意配合呼吸均匀。功效：此动作是两臂交替上举与下按，上下用力牵拉，同时仰头，直腰，脊柱侧屈，使两侧内脏器官和躯干肌肉作协调的牵引，主要作用于中焦，促使肠胃蠕动，增强脾胃消化功能。要领：手在上举之时稍用力，腰部稍有拉牵的感觉。

第四段：五劳七伤望后瞧。

预备姿势：直立，两臂自然伸直下垂，手掌向腿旁贴紧，挺胸收腹。动作：双臂后伸于臀部，手掌向后，躯干不动，头慢慢向左旋转，眼向左后方看，同时深吸气，稍停片刻。头旋转复归原位，眼平视前方，并呼气。头再慢慢向右旋转，眼向右后方看，并吸气稍停片刻，再旋转复归原位，眼平视前方，并呼气。如此反复16～20遍。最后还原成预备姿势和收势。功效：本节动作使头、胸部反复用力，左右旋转，增强颈部肌肉的收缩能力，加强胸椎和胸骨的活动，主要增强肺脏机能，同时能增加脑部的血液供给，对脏腑气血和全身均有协调作用。对防治五劳七伤都有好处。要领：上半身可以转动，眼睛尽量向后看，下半身不动。

第五段：攒拳怒目增气力。

预备姿势：两腿分开屈膝成马步，两侧屈肘握拳，拳心向上，两脚尖向前或外旋，怒视前方。动作：右拳向前猛冲击，拳与肩平，拳心向下，两眼睁大，向前虎视。右拳收回至腰旁，同时左拳向前猛冲，拳与肩平，拳心向下，两眼睁大，向前虎视。左拳收回至腰旁，随即右拳向右侧冲击，拳与肩平，拳心向下，两眼睁大，向右虎视。右拳收回至腰旁，随即左拳向左侧冲击，拳与肩平，拳心向下，两眼睁大，向左虎视。以上动作要配合呼吸，拳冲击时呼气，回收复原时吸气，反复进行16～20遍。最后两手下垂，身体直立。功效：这段动作主要运动四肢和眼肌，握拳要紧，脚趾用力抓地，全身用力，聚精会神，瞪眼怒目，使大脑皮层和交感神经激发兴奋，加强心血循环，收缩全身肌肉，以利于气血的运行。要领：手臂要用力，拳头转着出去，其余不用力。

第六段：两手攀足固肾腰。

预备姿势：直立，两臂自然伸直下垂，手掌向腿旁贴紧，两腿直立，两手自然置于体侧成立正势。动作：两臂高举，掌心相对，上体背伸，头向后仰。上体尽量向前弯曲，两膝保持正直，同时两臂下垂，两手指尖尽量向下，头略抬高。如此反复16～20遍。此式可用自然呼吸，最后还原收势。功效：此节动作，包括头部后仰、上体背伸和弯腰活动，主要运动腰部。并能加强心肺机能，通过心血循环，将大量新鲜血液供给头脑和全身组织。经常锻炼腰部，有强肾的作用，既能医治腰腿痛常见病以及腰肌劳损等病，又能增强全身机能。要领：双手尽量往下靠，初学者和老人靠的距离要循序渐进，不要太急。

第七段：摇头摆尾去心火。

预备姿势：两腿分开，屈膝下蹲成马步，两手按在膝上，虎口向内。动作：上体及头前俯深屈，随即在左前方尽量作弧形环转，头胸尽量向左后旋转，同时臀部则相应右摆，左膝伸直，右膝弯曲。复原成预备姿势。上体及头前俯深屈，随即在右前方尽量作弧形环转，头胸尽量向右后旋转，同时臀部相应左摆，右膝伸直，左膝弯曲。复原成预备姿势。如此反复16～20遍，可配合呼吸，头向左后（或右后）旋转时吸气，复原时呼气，最后直立而收势。功效：这段动作是全身运动，尤其是颈椎、腰椎及下肢的活动，头部尽量向后旋转，不仅可以锻炼颈部肌肉和关节，而且对胸廓运动也起到一定的作用。有助于心血循环，大量供给头脑新鲜血液；腰椎活动能锻炼腰部肌肉、关节、韧带等对腰部疾患及下肢活动都有良好作用。要领：动作要柔和，向后看的时候一条腿弯曲，另一条腿伸直。

第八段：背后七颠百病消。

预备姿势：立正，两手置于臀后，掌心向后，挺胸，两膝伸直。动作：脚跟尽量上提，头向上顶，同时吸气。脚跟放下着地并有弹跳感，同时呼气。如此反复进行7次。最后恢复成预备姿势及收势。功效：这段动作使全身肌肉放松，强调脚跟上提后作轻微的震动，使全身肌肉渐渐松弛，达到全套八段锦运动后，各脏器及肌肉的缓解复原。同时足部的弹性震动有利于脑和脊髓中枢神经的血液循环畅通，进而加强全身神经——体液调节。要领：全身要放松，脚跟落地时不要用力，要自然。

邓老说："医者必须作好科普宣传，让群众在日常生活中掌握简单、方便、有效、不花钱或少花钱的方式方法，就能达到不生病、少生病的健康长寿的目的"。2017年邓铁涛主编百万字《中医养生史》（郑洪执行主编）由广西科技出版社出版。

三、第四代后备继承人对“康寿之道治未病”细化研究

主要进行两方面的传承工作。一是学习邓老的养生思想并用之于膏方调治养生中，浅析辨体论治，辨证论治，协调平衡，调补脾肾，药食同调及注重精神调摄的膏方处方思路，研制系列膏方临证应用。如陈瑞芳教授指导常少琼“膏方调治养生的思路”，发表在《新中医》2012年第2期的“膏方调治过敏性鼻炎验案举要”，以及江顺奎、侯敏、赵蒙军、陈瑞芳《河南中医》2014年第4期发表“邓铁涛学术思想在膏方调养中的运用”等，认为膏方具有有效成分高，作用持久；服药方便；毒性小、用量小、反应小、生物利用度高；补中寓治、治中寓补，有滋补强身、抗衰延年、治病纠偏等作用，适用于慢性、难治性、消耗性疾病的治疗及滋补调养、养生保健。邓铁涛认为在开具膏方时既要考虑疾病的核心病机，胸中更要有整体观，要在五脏相关学说下通盘考虑。

二是邓铁涛养生学术经验对重大疾病与疑难杂病的防治。如常少琼硕士（主治医师，陈瑞芳学术传承人）在陈瑞芳教授指导下，撰写“糖尿病前期危险因素分析及八段锦的运用”，发表《光明中医》2013年第12期。该文研究糖尿病前期的危险因素，结合邓铁涛教授养生防病理论，分析八段锦干预该危险因素的作用，对2010年3月至2011年1月在广州中医药大学第一附属医院体检人群的327例进行糖尿病危险因素调查。结果发现糖尿病前期组与正常对照组比较，在年龄、吸烟、饮酒、运动量、血脂情况等方面存在统计学差异（$P<0.05$）；在饮食偏好、体重指数方面无统计学差异（$P>0.05$）。两组体质类型比较，痰湿质具有统计学差异（$P<0.05$）。年龄增长、具有吸烟、饮酒不良习惯，平素不运动，血脂异常，气虚质、痰湿质人群，是糖尿病前期的危险人群，运用邓铁涛教授健脾为主，固护脾肾的养生理论，运用八段锦对该人群进行正确中医健康干

预会有不错效果。

又如左强（硕士）在吴伟教授（邓铁涛教授主要传承人）指导下，撰写“从中医学‘治未病’理念思考冠心病防治”，发表2013年第12期《新中医》杂志。该文以冠心病的防治为例，从治其未生、未发、未传、未变和未复5个方面，全面阐述中医学“治未病”理念，以便更好地指导心血管病防治的临床决策。①治其未生，现代医学谓之“零级预防”，中医“正气存内，邪不可干”，未病养生，乃至高策略。②治其未发，中医治病讲求辨病与辨证相结合，易患人群虽尚未罹患“冠心病”，但已有引起冠心病发病的危险因素，详细分析患者病机，正确辨别体质，进行早期干预，达到“治其未发”的目的。③治其未传，在于防止疾病的传变与加重，减少死亡率，缩短疾病的疗程。所谓防微杜渐，防其下传，即提示临床医生，当患者已诊断为冠心病，而尚属于“慢性冠状动脉病”范畴时，应积极、尽早干预，防止或延缓其向“急性冠状动脉综合征”发展，预防猝死。④治其未变，当疾病已然发生，积极防止其进一步恶化刻不容缓，防治本病产生变证或并发症亦属于治未病范畴，临床上需积极预防其三大常见并发症，包括心律失常（心悸）、心力衰竭（心衰）及心源性休克（厥脱），所谓既病防变，亡羊补牢，犹未晚也。⑤治其未复，瘥后调摄，亦属于“治未病”的范畴，临床上急性心肌梗死支架植入术后，支架内血栓（ST）及支架内再狭窄（ISR）是支架术后所面临最主要问题之一。著名国医大师邓铁涛教授在谈到支架术后中医药干预的问题时，认为支架只能暂时解决局部病变，冠心病患者的病机与体质未变，如何防止ST、ISR及其他“非罪犯”血管的粥样硬化，这需要中医“整体观”和“治未病”理念指导，运用中医药进行干预，为中医“治未病”理念干预冠心病三级预防的良好效应提供了指导。

第四代后备继承人在细化研究邓铁涛“治未病”学术经验体会：国医大师邓铁涛教授说中医“治未病”是超前的科学的理论，它不是一般的经验医学。“治未病”工程是未来医学研究的发展方向，是医学发展的最高境界。中医“治未病”是国家中医药管理局党的群众路线教育实践活动载体“中医药服务百姓健康推进行动”的一项重要内容，我们必须努力探索和弘扬中医“治未病”理论的精髓，将中医“治未病”理念运用于心血管疾病乃至更多慢性疾病的防治，从而降低疾病的发病率、致残率、致死率及复发率，改善临床症状，提高患者的生存质量，减轻个人及社会的医疗负担，是适应时代的需求，适应世界医学的需求，适应全人类的需求。

以上从五脏相关学说、脾胃学说、中国医学史、岭南医学、中医诊断学、神经肌肉病诊治、心血管病诊治、寒温融合中医热病学、康寿之道治未病等9个方面，探讨了邓氏学术流派在这9个研究领域的学术演变。据此可以在总体层面上构建邓铁涛的学术传承框架，鸟瞰邓铁涛学术团队在各研究领域的学术演变。基于上述研究认为，邓氏学术流派在师徒共同的临床及科研实践中实现了学术的延续与进步。邓铁涛在各项研究中往往起着引领作用，开辟多个研究领域，指明研究方向并构建研究的基本框架和工作思路，而具体的研究内容则多由邓铁涛的学生完成。就研究的深度与广度而言，邓铁涛的学生较邓铁涛均有突破，并使多个研究方向成为当今学界的热点研究问题，也产生良好的临床效应。

第三章

基于文本挖掘的岭南邓氏学术流派五脏相关学说应用及传播研究

文本挖掘是指从大量文本数据中抽取事先未知的、可理解的、最终可用的知识的过程，同时运用这些知识更好地组织信息以便将来参考，简而括之是从文本数据中获取有价值的信息和知识（参考以色列费尔德曼、美国桑格合著《文本挖掘》等著作，见图3–1、图3–2）。文本挖掘是人工智能、机器学习、自然语言处理、数据挖掘及相关自动文本处理如信息抽取、信息检索、文本分类等理论和技术相结合的产物，它是数据挖掘方法中的一种，是数据挖掘研究面向文本数据的自然延伸。文本挖掘中最重要最基本的应用是实现文本的分类和聚类，信息检索抽取及数据可视化。由于大量非结构化文本信息的存在和文本信息的重要性，使得文本挖掘已经成为数据挖掘研究的一个热点。文本挖掘传统商业方面的应用主要有，企业竞争情报、客户关系管理、电子商务网站、搜索引擎，现已经扩展到医疗、保险和咨询行业。

文本挖掘可以被宽泛地定义为一种知识密集型的处理过程，在此过程中使用者通过一系列的分析工具与文本产生互动。与数据挖掘相似，文本挖掘亦希望从数据源中识别和探索出有趣的模式（interesting patterns）。但在文本挖掘中，这种有趣的模式往往来源于非结构化的文本数据而不是已经成型的数据记录。

中医辨治充满非线性思维，“证—药—效”间的多层关联、序列组合、集群对应形成了整体论的思维方式和原则。文本挖掘能以线性和非线性方式解析数据，且能进行高层次的知识整合，善于处理模糊和非量化数据[204]。因此，本报告尝试将文本数据挖掘技术引入中医流派学术研究中，采用现代文本数据挖掘技术方法，探讨岭南邓氏中医文本挖掘中学术流派传承应用的可能性与效用性。

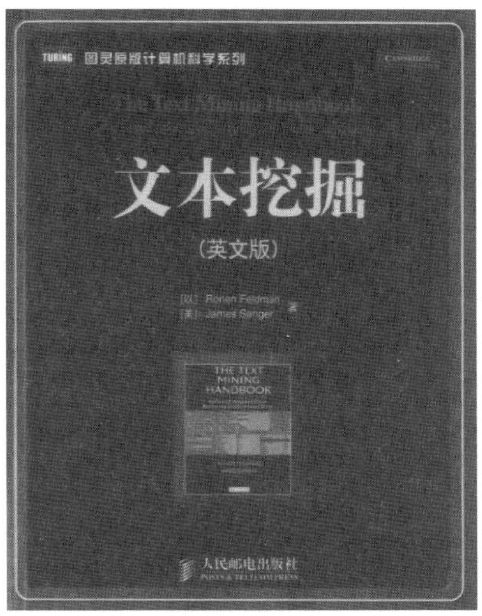

图3-1　Ronen Feldmarl（以色列）、James Sanger（美国）著，文本挖掘（英文版），人民邮电出版社，2009年

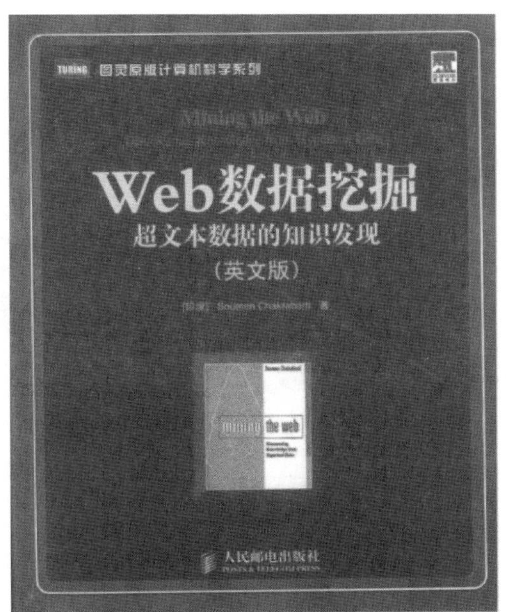

图3-2　Soumen Chakrabarti（印度）著，Web数据挖掘（英文版），人民邮电出版社，2009年

第一节　岭南中医邓氏学术流派数据库建设

邓老在80余年的中医学术生涯中，著述颇丰，学生门人中研究邓老学术思想的论文资料也非常丰富，这是开展邓氏学术流派研究不可或缺的研究资料，也是开展文本挖掘的基础资料。故本报告首先收集相关邓铁涛教授学术论著、医案医话、音频视频、手稿处方及流派相关学术研究论著等资料，建设岭南中医邓氏学术流派数据库。

岭南中医邓氏学术流派数据库（图3–3），数据库共收集邓老学术论文248篇，著作48部，音频32条，视频47部，图谱2册，手写处方10首，验方72首、60余位学生门人研究邓老学术思想的所有论文及学位论文500余篇。分为“邓老风采（见图3–4、图3–5）”“论文著作（图3–6）”“学

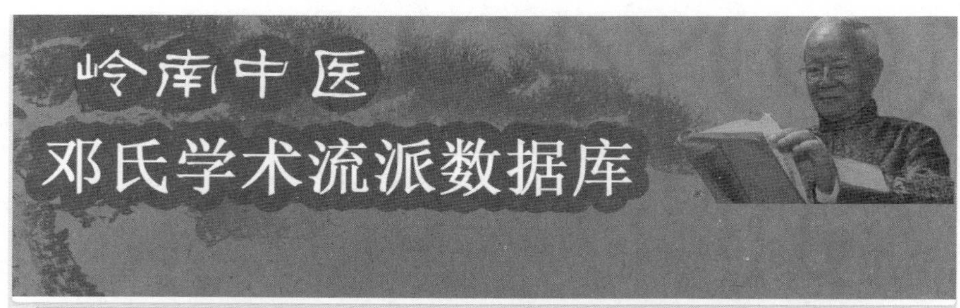

图3–3　岭南中医邓氏学术流派数据库

术传承（图3-7）”“理论学说”“诊疗经验”“文本数据”6个部分，并且按题名、作者、文献类型、摘要、关键词等提取有效的检索概念进行多级标引，可以实现阅读、检索、下载等功能。

“邓老风采”主要收集邓铁涛教授图谱、视频、音频及书稿处方信函等资料。邓老图谱从岁月如歌、临床大家、理论大家、教育大家、建言献策、康寿之道、生活点滴等方面记录了邓老的一生及主要成就。

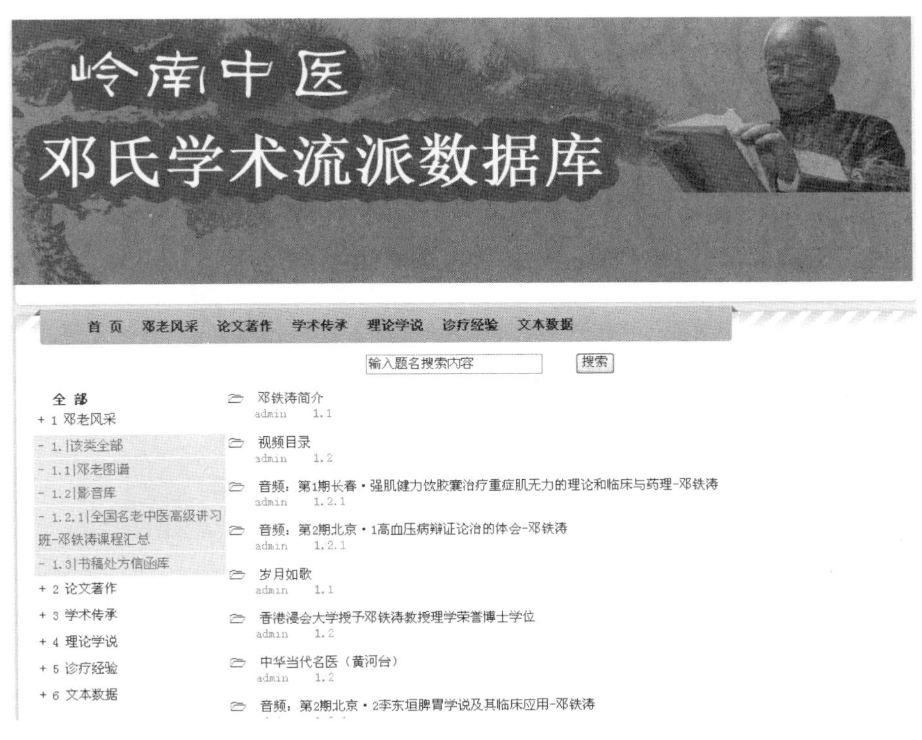

图3-4 岭南中医邓氏学术流派数据库“邓老风采”

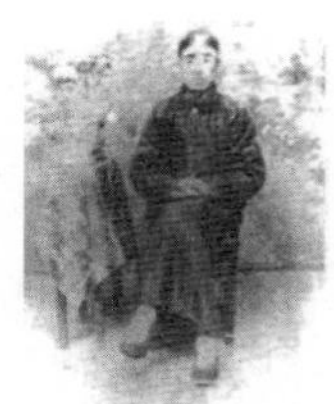

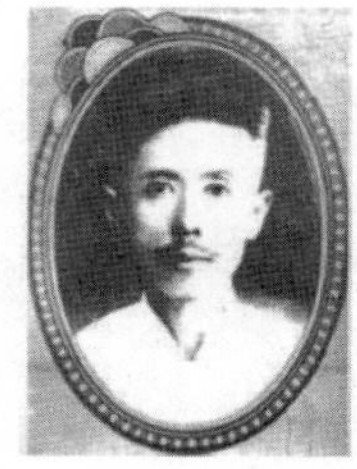

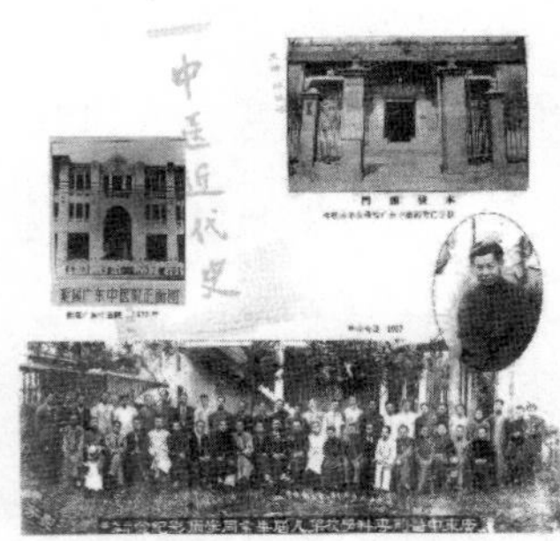

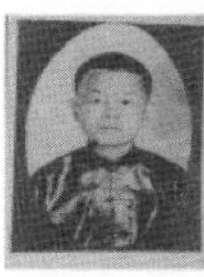

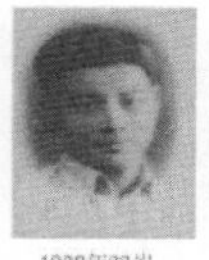

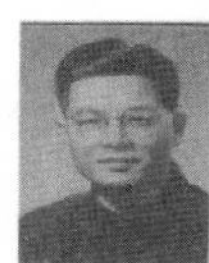

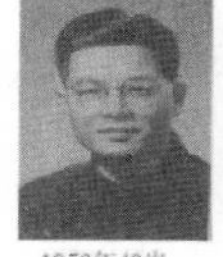

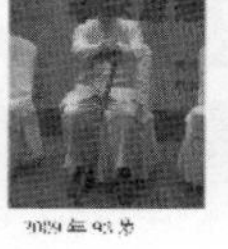

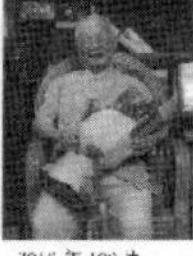

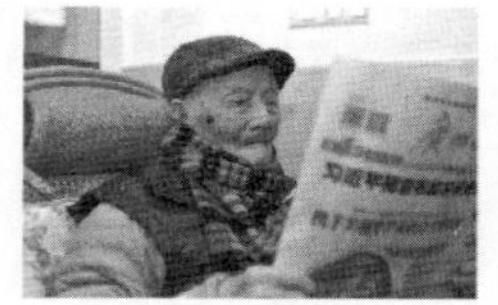

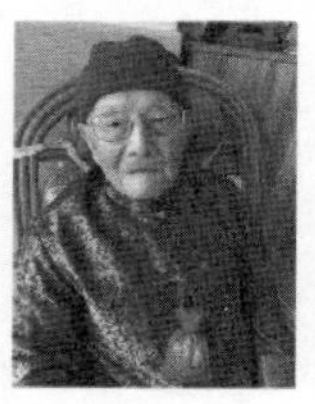

图3-5　岭南中医邓氏学术流派数据库“邓老图谱”

“论文著作”版块收录了邓老的全部著作及论文，邓老著作48部，论文248篇，数据库所收录的均可以浏览全文。

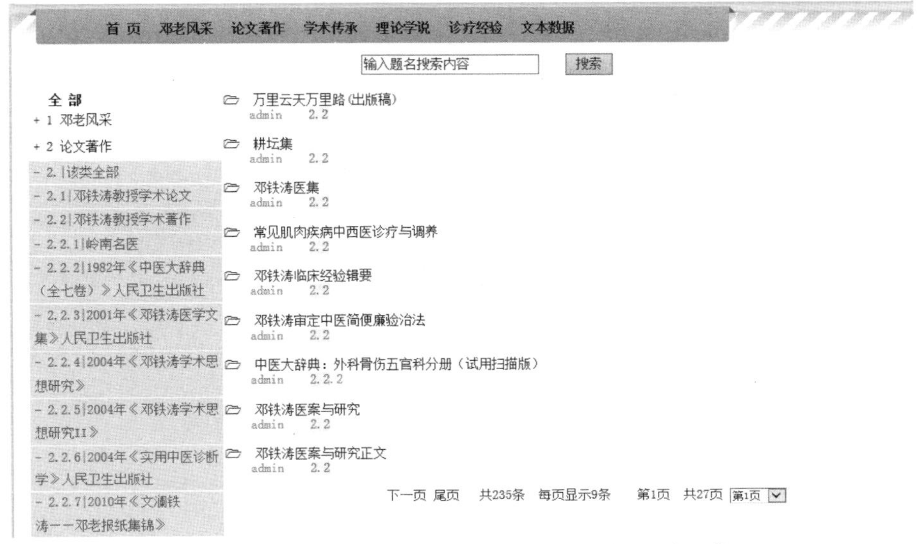

图3-6 岭南中医邓氏学术流派数据库“论文著作”

“学术传承”版块主要收录邓老的学生弟子开展邓老学术思想研究的相关论文500余篇，为方便检索及浏览，所有论文按照姓名排列。此外，还收集了邓铁涛师承学术研究团队的所有相关研究的学位论文。

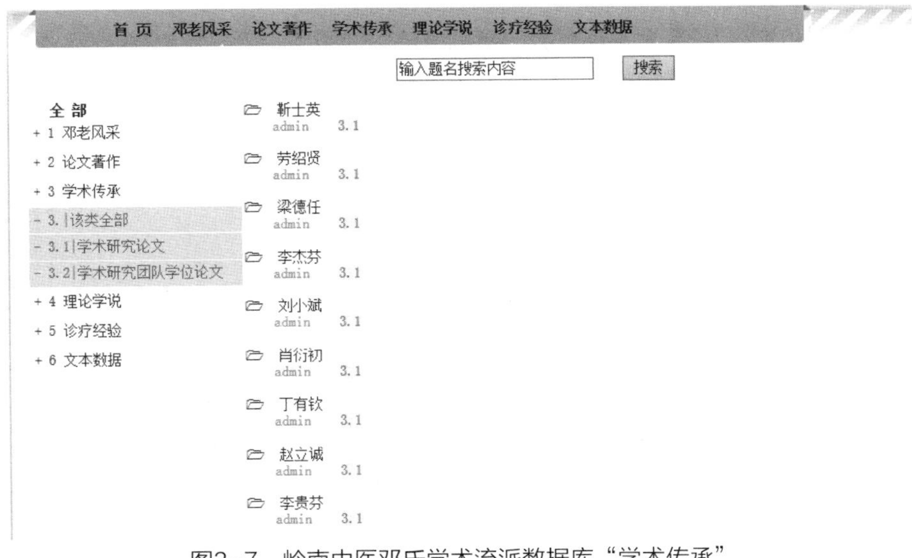

图3-7 岭南中医邓氏学术流派数据库“学术传承”

“理论学说”版块收录了邓老五脏相关学说、脾胃学说、气虚痰瘀学说、温病学说的相关理论研究成果。

“诊疗经验”版块收录邓老的验方72首，以及根据邓老学术思想整理的重症肌无力（危象）、高血压、冠心病的临床诊疗方案。

“文本数据”版块收录应用文本挖掘及数据挖掘技术围绕邓老中医学术思想及邓老学术思想传播开展的相关研究，包括重症肌无力、慢性心衰、慢性阻塞性肺病、慢性肾炎、糖尿病、运动神经元疾病、进行性肌营养不良、肝硬化等疾病的五脏相关性，以及基于复杂网络的邓老学术思想传播。

第二节　基于数据挖掘技术的中医五脏相关理论应用研究

邓铁涛教授提出的五脏相关学说是目前我国中医学界影响较大的、介于基础和临床之间的、具有临床指导普遍性的学术理论。五脏相关学说着重从方法上把握分重大疑难疾病的分析和辨证，尤其注意辨析疾病不同过程中对多脏腑的影响，不拘泥于疾病分类的单一脏象定位，对于临床疾病辨治的指导意义较大。研究以疾病研究为切入点，以重症肌无力、慢性阻塞性肺气肿、慢性心衰、冠心病等疾病为代表，尝试将现代信息技术方法与传统学术研究相结合模式，探索五脏相关理论的临床应用。

一、重症肌无力中医五脏相关理论研究

（一）数据来源

1. 资料来源

研究病例全部来源于就诊于广州中医药大学第一附属医院内科门诊及二内科住院部符合重症肌无力诊断标准的患者，共447例，属前瞻性调研病例。

（1）诊断标准。参照《实用内科学》（陈灏珠主编，11版，人民卫生出版社，2004年）及《现代内科学》（方圻主编，人民军医出版社出版，1995年）有关重症肌无力诊断标准，归纳如下：

必备条件：有典型横纹肌无力及易疲劳表现，休息后减轻，活动后加重，临床表现为眼睑下垂，或伴眼球活动受限、复视斜视，或四肢无力，或吞咽困难。

参考条件：①新斯的明试验阳性；②肌电图检查重复电刺激呈衰减效应，或单纤维肌电图检查JITTER（颤抖）大于55μs或阻滞；③抗乙酰胆碱受体抗体试验阳性；④胸部CT或MR检查可有胸腺肥大或胸腺肿瘤。

凡具有必备条件及参考条件之一者，可诊断为重症肌无力。

（2）临床分型：采用改良后的Osserman分型标准。

眼肌型（Ⅰ型）：单纯眼外肌受累，无其他肌群受累之临床表现及电生理所见，治疗预后佳。

轻度全身型（Ⅱ-A型）：四肢肌群轻度受累，常伴眼肌受累，但无咀嚼、吞咽、构音困难，生活一般可以自理，治疗预后一般。

中度全身型（Ⅱ-B型）：四肢肌群中度受累，常伴眼肌受累，一般出现有咀嚼、吞咽、构音困难，生活自理也有困难，治疗预后一般。

重度激进型（Ⅲ型）：急性起病，进展较快，往往发病数周或数月内出现严重的吞咽、咀嚼、构音困难，常伴眼肌受累及四肢肌群受累。大多于半年内出现呼吸困难，容易发生危象，生活不能自理，药效差，胸腺瘤高发，常需做气管切开或借助呼吸机进行辅助呼吸，死亡率高，治疗预后差。

迟发重症型（Ⅳ型）：病程长，病情进展缓慢，多于两三年内逐渐由Ⅰ型、Ⅱ-A型、Ⅱ-B型发展到延髓麻痹和呼吸肌麻痹，容易发生危象，生活不能自理。

伴肌肉萎缩型（Ⅴ型）：是指患者于起病后半年即出现肌肉萎缩，因长期肌无力而出现继发性肌萎缩者不属此类型。

（3）纳入标准。

符合上述重症肌无力疾病诊断标准及临床分型标准；采用中医或中西医结合治疗；由于重症肌无力疾病病程较长，所收录的症状以患者首诊时症状为准，若病情出现发展，如由Ⅱ-A型发展为Ⅱ-B型，则以病情变化后的症状为准；患者中若因病情出现变化重复住院，调查时将其多次住院情况一并纳入。

（4）排除标准。

临床不能确诊为重症肌无力者；资料不完整，如没有记录临床症状者；虽确诊为重症肌无力疾病，但治疗只采用西医治疗者；入院第一诊断非重症肌无力，且住院原因与重症肌无力复发、加重、治疗无关者。

（二）调查问卷设计

制定“重症肌无力疾病五脏相关临床信息采集表”，对所有患者的临床信息进行详细填写，包括以下基本内容：

1. 一般项目

姓名、性别、年龄、联系方式、病人来源、就诊日期、西医临床分型、病变累及肌群、合并症等。

2. 中医四诊信息资料

收集望、闻、问、切四诊资料，包括症状、舌象、脉象等，若调查问卷表上没有列出的症状，在表后补充说明。

3. 治疗信息资料

收集西医用药和中医用药信息，若调查问卷表上没有列出的药物，在表后补充说明。

4. 参照《实用中医诊断学》（邓铁涛主编，人民卫生出版社，2004年）、《中医证候诊断治疗学》（程绍恩主编，北京科学技术出版社，1993年）、《中医症状鉴别诊断学》（中医研究院主编，人民卫生出版社，1984年）及相关专家意见后确定重症肌无力临床症状五脏辨证归属

（1）脾胃系症状：眼睑下垂、眼睑疲劳、四肢无力、肌肉痿软、倦怠、肢体困重、少气懒言、面色萎黄、纳差、嗳气、恶心、呕吐、呃逆、流涎、脘痞、腹胀、腹痛、胃痛、胃胀、便溏、泄泻、肠鸣、矢气频作、便血、脱肛、便秘、水肿。

（2）肾膀胱系症状：呼吸困难、咀嚼无力吞咽困难、饮水反呛、颈软无力、膝软无力、腰酸、腰痛、耳鸣、耳聋、阳痿、遗精、早泄、消渴、淋浊、癃闭、失禁、骨痛、脱发、遗尿、夜尿频。

（3）肝胆系症状：复视、斜视、眼球活动受限、视物模糊、眼干涩、眩晕、头痛、抽搐、烦躁易怒、善太息、胁胀、胁痛、黄疸、中风、麻木、震颤、口苦、囊缩、积聚、昏厥。

（4）心小肠系症状：心悸、失眠、心痛、怔忡、胸闷、胸痛、易惊、失眠、多梦、健忘、汗多、昏迷、癫狂、舌疮、舌謇、尿痛。

（5）肺大肠系症状：构音不清、呼吸困难、咳嗽、咳痰、咯血、喘促、哮证、胸痛、肺痈、肺痨、肺胀、失声、气短、衄血、痢疾、痔疮、发热、咽痛、言语低嘶。

（三）数据采集及录入

将调查表中的采集资料，进行数据录入，确认输入数据准确无误。

（四）建立数据库

采用Access 2003为平台，构建重症肌无力疾病数据库。

二、数据预处理

（一）数据的规范化

数据准备是数据挖掘的前提，由于中医的描述信息具有多样性、模糊性、冗余性等特点，因此，在处理前必须对这些数据进行规范统一，将原始的半自然语言转化为计算机可以识别的规范化语言。本报告主要针对症状、中药名称进行相应的规范，这是挖掘工作的基础，对于数据挖掘的成功与否起着关键性的作用。

1. 症状名称的规范

症状在中医学又称病候、证候，一般指患者自觉的各种异常感觉。中医对症状的描述常存在文字描述的多样性，多表现为症状名称的不规范以及症状表述的模糊性，主要有多词一义、一词多义以及注释性症状等形式。

（1）多词一义：这类症状主要指症状概念的内涵相同或相近，但表述各异。例如对四肢无力的不同描述有肢体乏力、疲倦乏力、四肢困倦等；对纳呆的不同描述有食欲减退、胃口欠佳、纳差、少食等。

处理数据时参考《中医症状鉴别诊断学》（姚乃礼主编，2版，人民卫生出版社，2000年）、《中国中医药学主题词表》（吴兰成主编，中医古籍出版社，1996年）、《中医大辞典》（人民卫生出版社，1987年）等工具书，选定临床最常用的一个症状名称作为标准症状名称，其余语义一致但表述不同的作为异名处理。

（2）一词多义：这类的症状主要指一个词里包含了两个以上症状的含义。例如咳喘一词里包含了咳嗽及喘两个概念；对头痛的描述则常伴有其他症状，如头晕头痛、头痛恶寒、头痛发热等。对于这种复合症状，在处理时尽量将其拆分成单个症状名，保持各个症状的独立性。如咳喘一词，拆成"咳嗽""喘"两个症状。

（3）注释性症状：这类症状主要指用于证的辅助诊断或对相关症状的程度进行描述的症状。例如四肢无力，不能行走，生活不能自理，或者睑疲，晨起尤甚，就是对症状程度的注释。而口渴，不欲饮则是用于证的辅助诊断。

上述两种起注释作用要区别处理，对于相关症状程度进行修饰的症状，不宜作为独立症状存在，只保留主要症状。如"四肢无力，不能行走"规范为"肢体无力"；"睑疲，晨起尤甚"规范为"睑疲"。对于起辅助诊断的症状尽量保留并合并为一个症状，如"口渴，不欲饮"合并为"渴不欲饮"。

2. 中药名称的规范

由于时代变迁、地理环境的差异以及书写不规范等原因，中药名称一药多名、异药同名等现象相当普遍。在进行数据处理时，以《中药大辞典》（江苏新医学院编，上海科学技术出版社，1995年）、《中药学》（黄兆胜主编，人民卫生出版社，2002年）为主要参考工具，确定中药正名，保证中药名称的统一，防止同药异名、异名同药。另外，将复合中药名称如双花、龙牡、焦三仙等拆分到最小独立单位。

（二）数据的量化

数据的量化是指将原始的语言描述性信息分解、转化为计算机可以识别处理的数据单元，使之规范、准确和有序，实现数据的正确表达和合理组织。根据数据挖掘和统计分析对数据的要求，将数据库中的症状、并发症等字段采用二值量化处理，分别赋值为1和0，出现即为1，没有出现即为0。重症肌无力临床分型则按不同类型分别以数字1～6表示，即眼肌型（Ⅰ型）为1，轻度全身型（Ⅱ-A型）为2，中度全身型（Ⅱ-B型）为3，重度激进型（Ⅲ型）为4，迟发重症型（Ⅳ型）为5，伴肌肉萎缩型（Ⅴ型）为6。

（三）数据的清洗

为了保证信息源的数据质量，需要对采集的原始数据进行清洗。删除不需要处理的字段，如姓名、联系方式等，修改录入错误，合并相同数据等，为下一步数据分析做准备。

三、研究方法

（一）频数统计分析

采用SPSS13.0统计软件包，对数据库中性别、年龄、临床类型、合并症、五脏病变、中药等变量进行频数统计分析。

（二）数据挖掘分析

为了从不同角度对数据进行挖掘分析，本报告采用了两种数据挖掘工具，分别是SQL Server和KXEN，SQL Server采用Naive Bayes方法，KXEN采用稳健回归算法。

四、临床资料

（一）性别

447例重症肌无力患者，其中男性193例（43.2%），女性254例（56.8%），男女之比为1：1.32。

（二）发病年龄

447例重症肌无力患者年龄分布从1～86岁，平均年龄36.5岁，其中10岁以下51例；11～20岁41例；21～40岁177例；41～60岁128例；61～86岁50例。

（三）临床分型

447例患者中临床分型分布，其中Ⅰ型78例（17.4%）；Ⅱ-A型101例（22.6%），Ⅱ-B型228例（51%），Ⅲ型17例（3.8%），Ⅳ型21例（4.7%），Ⅴ型2例（0.4%）。

（四）合并症

重症肌无力合并症分布情况，其中伴胸腺瘤最为常见（75例），其次较为常见的有：胸腺切除术后（72例）、重症肌无力危象（47例）、肺部感染（33例）、甲状腺功能亢进（32例），高血压（31例）、胸腺增生（25例）、糖尿病（15例）、感冒（12例）。

（五）临床症状

重症肌无力临床症状以眼睑下垂、眼睑疲劳、眼球活动受限、复视等眼外肌受累症状最为常见，其次有肢体无力等四肢肌群受累症状，咀嚼无力吞咽困难、构音不清、饮水反呛等延髓肌受累症状，气短、呼吸无力等呼吸肌受累等症状。除了重症肌无力主症外，另外较为常见的症状（出现频次在30次以上）有：倦怠、膝软无力、纳差、失眠、流涎、视物模糊、咳痰、颈软无力、便溏、咳嗽、胸闷、头晕、喘促、汗多、言语低嘶、心悸、懒言、肢体困重、斜视、面色萎黄、肠鸣、烦躁易怒、表情淡漠、腹胀、腰痛、发热、腰酸。

（六）五脏病变

447例重症肌无力患者中所涉病变脏腑以脾脏（447例）受累贯穿始终，其余四脏出现频次依次为：肾（295例）、肝（279例）、肺（235例）、心（192例）。

此外，对多脏同时受累情况进行统计，其中脾脏单独受累例44例，两脏同时受累共94例（脾肝59例，脾肾19例，脾肺11例，脾心4例），三脏同时受累共100例（脾肾肺31例，脾肾肝23例，脾心肝19例，脾肾心17例，脾肝肺9例，脾心肺1例），四脏同时受累共129例（脾肾肝肺59例，脾肾心肺40例，脾肾心肝26例，脾肝心肺4例），五脏同时受累80例。

（七）重症肌无力危象临床资料

本报告共收集重症肌无力危象病例47例，其中男性23例（48.9%），女性24例（51.1%）。年龄分布从4～79岁，平均39.66岁，其中10岁以下2例，11～20岁3例，21～40岁25例，41～60岁11例，61～79岁6例。

47例重症肌无力危象患者发生危象前按改良Osserman分型：Ⅱ-B型28例（59.6%），Ⅲ型4例（8.5%），Ⅳ型14例（29.8%），Ⅴ型1例（2.1%）。

47例重症肌无力危象合并胸腺瘤19例，肺部感染10例，胸腺切除术后

9例，甲亢、高血压、糖尿病各4例，乙肝3例，胸腺增生2例，甲状腺瘤、感冒、多发性肌炎、泌尿系感染、胃癌、胃炎各1例。

47例重症肌无力危象所涉五脏出现频次，依次为：脾（47次）、肾（47次）、肺（45次）、心（33次）、肝（31次）。其中脾肾两脏同时受累1例，脾肾肺三脏同时受累共4例，四脏同时受累共21例（脾肾心肺11例，脾肾肝肺9例，脾肾心肝1例），五脏同时受累21例。

（八）常用中药统计

对447例重症肌无力所用中药进行频数统计（见表3-1），共使用中药156味，其中使用频次在100次以上的22味，占使用中药的14.1%，说明重症肌无力常用中药较为集中。黄芪、甘草、五爪龙、白术、升麻、柴胡、陈皮、当归、党参等补气健脾之品是治疗重症肌无力最常用的中药，山茱萸、杜仲、巴戟天、肉苁蓉、何首乌等补肾温阳之品在治疗重症肌无力时也较为常用。

表3–1　常用药物频次统计表

药物	频数	百分比/%	药物	频数	百分比/%
黄芪	435	97.3	白芍	51	11.5
甘草	424	95.1	白蔻仁	49	11
五爪龙	415	92.9	熟地黄	46	10.4
白术	415	92.9	川萆薢	41	9.3
升麻	400	89.6	丹参	41	9.3
柴胡	397	89	橘络	39	8.8
陈皮	390	87.4	生姜	39	8.8
当归	353	79.1	牛膝	39	8.8
党参	334	74.7	佩兰	39	8.8
茯苓	326	73.1	布渣叶	36	8.2
薏苡仁	321	72	香薷	36	8.2
山茱萸	230	51.6	石斛	36	8.2
太子参	228	51.5	厚朴	34	7.7
千斤拔	198	44.5	丹皮	27	6
山药	179	40.1	苍术	27	6
杜仲	162	36.3	橘红	27	6
巴戟天	162	36.3	竹茹	27	6
牛大力	137	30.8	神曲	27	6
枸杞子	122	27.5	浮小麦	24	5.5
浙贝母	112	25.3	楮实子	24	5.5
何首乌	110	24.7	桑螵蛸	24	5.5
枳壳	103	23.1	狗脊	24	5.5
肉苁蓉	98	22	淫羊藿	22	4.9
法半夏	88	19.8	黄精	22	4.9
豨莶草	88	19.8	玄参	19	4.4
砂仁	83	18.6	石榴皮	19	4.4
藿香	81	18.1	僵蚕	19	4.4
紫河车	81	18.1	合欢皮	17	3.8
夜交藤	76	17	荆芥	17	3.8
菟丝子	71	15.9	益母草	17	3.8
千层纸	71	15.9	赤芍	17	3.8
山慈姑	58	13.2	酸枣仁	14	3.3
川芎	58	13.2	川续断	14	3.3
桑寄生	56	12.6	生地	12	2.7
鸡血藤	54	12.1	旱莲草	12	2.7
防风	54	12.1	独脚金	10	2.2
大枣	54	12.1	金樱子	10	2.2
苏叶	54	12.1	泽泻	10	2.2
桔梗	51	11.5	桑叶	10	2.2

（九）中药归经统计

以《中药大辞典》（江苏新医学院编，上海科学技术出版社，1995年）、《中药学》（黄兆胜主编，人民卫生出版社，2002年）为主要参考工具，对上表中的药物归经进行统计，归入1个脏腑者1味，归入2个脏腑者53味，归入3个脏腑者22味，归入4个脏腑者1味，归入6个脏腑者1味。

对药物归经脏腑总频次进行统计，归入脾胃系共56味，占76.9%；归入肝胆系共43味，占55.1%；归入肾膀胱系共38味，占48.7%；归入肺大肠系共32味，占42.3%；归入心小肠系共9味，占11.5%。

五、数据挖掘结果

采用KXEN数据挖掘软件，运用稳健回归法，挖掘分析重症肌无力临床症状及五脏病变重要性，其结果如下：

在重症肌无力疾病中，症状重要性排序为：咀嚼无力吞咽困难、肢体无力、流涎、呼吸无力、构音不清、眼睑下垂、咳嗽、倦怠、饮水反呛、便溏、视物模糊、颈软无力、肢体困重、面肌无力、肠鸣、胸闷（见图3–8）。提示咀嚼无力吞咽困难较其他症状相比，对于重症肌无力最为重要。上面列出的症状为系统分析得出在重症肌无力疾病发病中较为重要的症状，基本能够体现出重症肌无力疾病的常见症状。眼睑下垂在447例重症肌无力病例中出现频次最高，但在挖掘结果中却并非重要性最强，提示症状变量的重要性与出现频数高低不一定成正相关。

在重症肌无力疾病中，涉及五脏病变重要性排序为：肾、肺、心。因脾脏受累在447例病例中全部出现，不具有挖掘意义，为免影响挖掘结果，故在挖掘时将脾脏先剔除。其余四脏以肾最为重要，其次为肺和心，而肝未能在挖掘系统重要性出现，考虑系统认为其重要性偏低。而在频数统计中，肝受累频次在脾、肾之后，肺、心之前，再一次提示了脏腑变量重要性与频数值高低不一定成正相关。综合上述结论，重症肌无力从五脏病变规律上挖掘，除脾外，当与肾、肺最为密切。

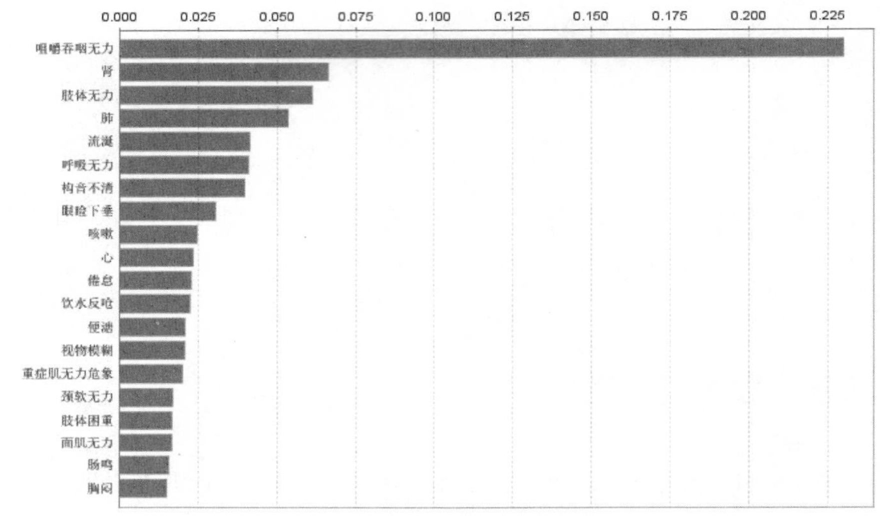

图3-8　重症肌无力变量重要性分析

表3-2中为数据挖掘系统提取的关联强度比较高的两个变量，结合中医相关专业知识，从第一、第二变量的相关系数判断，提示该模式系统分析数据具有较高的准确度及可信度（＞50%）。

表3-2　重症肌无力变量关联性分析

第一个变量	第二个变量	百分比/%
失眠	心	68.9
咀嚼无力吞咽困难	肾	67.7
构音不清	肺	57.8
呼吸无力	肺	53.1
腰痛	腰酸	51.9
肺	肾	50.9
咀嚼无力吞咽困难	肺	50.7

采用SQL Server数据挖掘软件，运用Naive Bayes算法，寻求各临床分型关键影响因素，因Ⅴ型（伴肌肉萎缩型）重症肌无力病例仅有2例，样本数太少，故未将其纳入挖掘范围。结果如下表所示。表中“倾向于”列代表临床类型，“列”指影响因素，“值”一列赋值1代表该因素出现，0代表该因素未出现，“相对影响”指影响强度，反映该因素对临床分型诊断的贡献度。

从表3-3中可以发现，肢体无力、咀嚼无力吞咽困难、构音不清、呼吸无力等症状是诊断重症肌无力疾病临床分型的重要症状因素，其中Ⅰ型以年龄小于19岁，相对影响为100%，及未出现肢体无力为（78%）主要诊断因素，未出现咀嚼无力吞咽困难（48%）、倦怠（41%）等症状为次要诊断因素。Ⅱ-A型以未出现咀嚼无力吞咽困难（100%）为主要诊断因素，未出现构音不清（82%）、呼吸无力（69%）、流涎（38%）、言语低嘶（29%）等症状为次要诊断因素。Ⅱ-B型以出现肢体无力（72%）为主要诊断因素，出现咀嚼无力吞咽困难（45%）、构音不清（43%）为次要诊断因素。Ⅲ型以出现呼吸无力（100%）为主要诊断因素，次要诊断因素有：出现咀嚼无力吞咽困难（86%）、喘促（80%）、流涎（68%）、烦躁易怒（43%）、言语低嘶（36%）、膝软无力（33%）及合并肺部感染（32%）。Ⅳ型影响强度最大的为合并重症肌无力危象（100%），其次是出现呼吸无力（55%）、咀嚼无力吞咽困难（47%）、咳痰（40%）、流涎（38%）、构音不清（31%）等症状。

表3-4反映了不同临床分型重症肌无力涉及的五脏病变规律。同样，因脾脏受累在447例病案中全部出现，不具有挖掘意义，为免影响挖掘结果，故在挖掘时将脾脏先剔除。Ⅰ型重症肌无力以未累及肾脏为主要特征，相对影响为100%，未累及肺（31%）、心（29%）为次要特征。Ⅱ-A型重症肌无力以未累及肺为主要特征（100%），未累及肾（52%）为次要特征。Ⅱ-B型重症肌无力以累及肾为主要特征（100%），累及肺

（44%）、心（1%）为次要特征。Ⅲ型重症肌无力以累及肺为主要特征（100%），累及肾（51%）、心（10%）为次要特征。Ⅳ型重症肌无力以累及肺为主要特征（100%），累及肾（75%）、心（10%）为次要特征。

表3–3　各临床分型重症肌无力关键因素表

倾向于	列	值	相对影响/%
Ⅰ型	年龄	＜19	100
Ⅰ型	肢体无力	0	78
Ⅰ型	咀嚼无力吞咽困难	0	48
Ⅰ型	倦怠	0	41
Ⅱ–A型	咀嚼无力吞咽困难	0	100
Ⅱ–A型	构音不清	0	82
Ⅱ–A型	呼吸无力	0	69
Ⅱ–A型	流涎	0	38
Ⅱ–A型	言语低嘶	0	29
Ⅱ–B型	肢体无力	1	72
Ⅱ–B型	咀嚼无力吞咽困难	1	45
Ⅱ–B型	构音不清	1	43
Ⅲ型	呼吸无力	1	100
Ⅲ型	咀嚼无力吞咽困难	1	86
Ⅲ型	喘促	1	80
Ⅲ型	流涎	1	68
Ⅲ型	烦躁易怒	1	43
Ⅲ型	言语低嘶	1	36
Ⅲ型	膝软无力	1	33
Ⅲ型	肺部感染	1	32
Ⅳ型	重症肌无力危象	1	100
Ⅳ型	呼吸无力	1	55
Ⅳ型	咀嚼无力吞咽困难	1	47
Ⅳ型	胸腺瘤	1	41
Ⅳ型	咳痰	1	40
Ⅳ型	流涎	1	38
Ⅳ型	构音不清	1	31

表3-4　各临床分型重症肌无力关键脏腑表

倾向于	列	值	相对影响/%
Ⅰ型	肾	0	100
Ⅰ型	肺	0	31
Ⅰ型	心	0	29
Ⅱ-A型	肺	0	100
Ⅱ-A型	肾	0	52
Ⅱ-B型	肾	1	100
Ⅱ-B型	肺	1	44
Ⅱ-B型	心	1	1
Ⅲ型	肺	1	100
Ⅲ型	肾	1	51
Ⅲ型	心	1	10
Ⅳ型	肺	1	100
Ⅳ型	肾	1	75
Ⅳ型	心	1	10

六、研究结果

综合上述SPSS统计分析及SQL Server、KNEX两种数据挖掘软件数据分析，可得到下列结果：

（一）频数统计分析

（1）重症肌无力发病女性患者较男性患者多，年龄以21～40岁为发病高峰。

（2）重症肌无力多合并胸腺异常，常伴有甲状腺疾病、类风湿关节炎、系统性红斑狼疮和多发性肌炎等自身免疫性疾病，亦容易合并感冒及感染。

（3）重症肌无力常见临床症状有：眼睑下垂，复视、斜视、眼球活动受限，肢体无力，颈软无力，眼睑疲劳，倦怠，咀嚼无力吞咽困难，呼吸气短等，证候特点以虚为本。

（4）五脏受累累计频数统计以脾脏受累贯穿始终，其次为肾、肝、肺、心。多脏同时受累频数统计，四脏同时受累频次最高，其次为三脏同时受累、两脏同时受累、五脏同时受累、脾脏单独受累。

（5）各临床分型五脏病变频数统计，Ⅰ型依次为脾、肝、肺、心、肾，Ⅱ-A型依次为脾、肝、肾、肺、心为主，Ⅱ-B型依次为脾、肾、肺、肝、心，Ⅲ型依次为脾、肾、肺、肝、心，Ⅳ型依次为脾、肾、肺、心、肝，Ⅴ型依次为脾、肾、肺、肝、心。重症肌无力危象五脏病变频数统计依次为：脾、肾、肺、心、肝。

（6）常用中药以黄芪、甘草、五爪龙、白术、升麻、柴胡、陈皮、当归、党参等补气健脾之品频次最高，山茱萸、杜仲、巴戟天、肉苁蓉、何首乌等补肾温阳药也较为常用。提示重症肌无力与脾、肾关系最为密切。

（7）药物归经显示，入脾胃系最多，占76.9%；其次为入肝胆系、入肾膀胱系、入肺大肠系、入心小肠系。

（二）数据挖掘

1. 采用KNEX软件稳健回归数算法数据挖掘表明：

（1）症状重要性分析显示咀嚼无力吞咽困难是重症肌无力中最重要的症状，紧随其次的有：肢体无力、流涎、呼吸无力、构音不清、眼睑下垂、咳嗽、倦怠、饮水反呛、便溏、视物模糊、颈软无力、肢体困重、表情淡漠、肠鸣、胸闷。提示咀嚼无力吞咽困难可以作为判断疾病病情轻重的一个指征。

（2）除脾外，五脏重要性分析显示重症肌无力中肾重要性最大，其次为肺、心。肝未能在挖掘系统重要性结果中出现。提示重症肌无力与脾、肾、肺关系最为密切。

2. 采用SQL Server软件Naive Bayes算法数据挖掘表明：

（1）各临床分型重症肌无力关键诊断因素如下。

①Ⅰ型 主要因素：年龄小于19岁，未出现肢体无力；次要因素：未出现咀嚼无力吞咽困难、倦怠等症状。

②Ⅱ–A型 主要因素：未出现咀嚼无力吞咽困难；次要因素：未出现构音不清、呼吸无力、流涎等症状。

③Ⅱ–B型 主要因素：出现肢体无力；次要因素：出现咀嚼无力吞咽困难、构音不清。

④Ⅲ型 主要因素：出现呼吸无力；次要因素：出现咀嚼无力吞咽困难、喘促、言语低嘶、膝软无力等症，合并肺部感染。

⑤Ⅳ型 主要因素：合并重症肌无力危象，出现呼吸无力；次要因素：出现咀嚼无力吞咽困难、咳痰、流涎、构音不清等症状，合并胸腺瘤。

（2）除脾外，各临床类型重症肌无力主要病变脏腑如下：

①Ⅰ型 主要因素：未累及肾；次要因素：未累及肺、心。

②Ⅱ–A型 主要因素：未累及肺；次要因素：未累及肾。

③Ⅱ–B型 主要因素：累及肾；次要因素：累及肺。

④Ⅲ型 主要因素：累及肺；次要因素：累及肾、心。

⑤Ⅳ型 主要因素：累及肺；次要因素：累及肾、心。

七、数据挖掘与临床分析

（一）临床分型分析

改良Osserman分型法是基于患者受累肌群不同将重症肌无力进行临床分型。单纯眼肌受累为Ⅰ型，四肢受累轻、无球部表现者为Ⅱ–A型，四肢受累重、有球部表现者为Ⅱ–B型，有呼吸肌受累者为Ⅲ型或Ⅳ型，病程半年以内就累及呼吸肌者为Ⅲ型，病程半年以后才累及呼吸肌者为Ⅳ型。但需要注意的是，重症肌无力受累肌群受累顺序并非为眼外肌—四肢—球—呼吸肌，不同病人肌群受累的选择性是由其免疫学特性所决定，有些病人四肢甚至球部肌群首先受累，而当时尚无其他肌群受累之临床表现。

数据挖掘显示，Ⅰ型以年龄小于19岁及未出现肢体无力为主要诊断指标，其次是未出现咀嚼无力吞咽困难、倦怠等症状。本组病例频数分析也显示，儿童期少年型患者单纯眼肌受累占绝大多数，提示单纯眼外肌受累与其发病以儿童期为主有关，年龄可以作为判断Ⅰ型重症肌无力的一个重要因素。且Ⅰ型为单纯眼肌受累，故临床只表现为眼睑下垂等眼部症状，无肢体无力、咀嚼无力吞咽困难等其他肌群受累症状。

Ⅱ–A型以未出现咀嚼无力吞咽困难为主要诊断指标，其次是未出现构音不清、呼吸无力、流涎等症状。临床观察表明，Ⅱ–A型以四肢受累轻、无球部表现者为主要特征，故临床未出现咀嚼无力吞咽困难、构音不清等球部受累症状。

Ⅱ–B型以出现肢体无力为主要诊断指标，其次伴有咀嚼无力吞咽困难、构音不清。临床观察表明，Ⅱ–B型表现为四肢肌群中度受累，故见肌体无力，并有球部受累，故常伴有咀嚼、吞咽、构音困难等症，这也是Ⅱ–A型和Ⅱ–B型的鉴别要点。

Ⅲ型以出现呼吸无力为主要诊断指标，其次伴有咀嚼无力吞咽困难、喘促、流涎等症，及合并肺部感染。临床观察表明，Ⅲ型以急性起病，进展快，多于起病数周或数月内出现球部肌群受累，半年内出现呼吸肌麻痹，极易出现危象，故见喘促、呼吸无力甚至困难等呼吸肌受累症状及咀嚼无力吞咽困难球部肌群受累症状。流涎常见于服用抗胆碱酯酶剂如溴吡斯的明的患者。肺部感染常见于长期服用激素或免疫抑制剂的患者，也是诱发重症肌无力危象发生的重要因素。

Ⅳ型以合并重症肌无力危象为主要诊断指标，其次是出现呼吸无力、咀嚼无力吞咽困难、咳痰、流涎、构音不清等症状。临床观察表明，Ⅳ型常潜隐性起病，多于2年内发展到延髓性麻痹和呼吸肌麻痹，临床起病半年以后出现呼吸肌麻痹者属此型，极易出现危象，对药物治疗反应差。频数统计分析也显示在各分型重症肌无力患者中发生危象比例最高，达到近70%，故以合并重症肌无力危象为主要诊断指标，并出现呼吸无力、咀嚼无力吞咽困难、构音不清等症。重症肌无力患者容易合并上呼吸道感染，上呼吸道感染又是重症肌无力疾病复发和加重的常见诱因。呼吸肌麻痹致呼吸肌无力使痰不易咯出，痰涎壅盛又加重感染，容易形成恶性循环。

Ⅲ型与Ⅳ型，表示病情危重，极易发生危象，表现为机体不能维持正常通气和吞咽功能的危急状态，出现呼吸困难和吞咽困难，必须肌内注射新斯的明，同时需要氧气辅助呼吸，或者装置胃管进食，甚至使用呼吸机辅助呼吸，预后较差。

由此可见，数据挖掘结果与重症肌无力各分型临床表现相符，有助于重症肌无力各分型临床鉴别诊断，为临床治疗提供参考。

（二）临床症状分析

数据挖掘显示，症状重要性排序为：咀嚼无力吞咽困难、肢体无力、流涎、呼吸无力、构音不清、眼睑下垂、咳嗽、倦怠、饮水反呛、便溏、视物模糊、颈软无力、肢体困重、表情淡漠等。这些症状与上述临床常见症状基本相符。但眼睑下垂在447例重症肌无力中出现频次最高，而挖掘结果显示咀嚼无力吞咽困难重要性最强，可见症状变量的重要性与出现频数高低不一定成正相关。

咀嚼无力吞咽困难乃重症肌无力患者乙酰胆碱受体抗体累及延髓肌而出现的症状，是临床轻度全身型（Ⅱ-A型）与中度全身型（Ⅱ-B型）重要鉴别要点，也是判断临床是否需要使用糖皮质激素如强的松的指征。本组病例中重症肌无力危象患者在发生危象前分型以Ⅱ-B型为主，报道也显示严重延髓肌麻痹可能是危象的早期表现或促发因素[114]，故咀嚼无力吞咽困难可以作为重症肌无力疾病中病情轻重判断的重要因素，对于出现该症状患者，临床应加强观察，防止病情加重或危象发生。

在重症肌无力36个常见证候中：脾系证候有眼睑下垂、肢体无力、眼睑疲劳、倦怠、纳差、流涎、便溏等12个，占33.3%；肾系证候有咀嚼无力吞咽困难、膝软无力、颈软无力、饮水呛咳、腰痛等7个，占19.4%；肺系证候有呼吸无力、气促、咳嗽、咳痰、喘促、构音不清等7个，占19.4%；肝系证候有复视、眼球活动受限、视物模糊、斜视、烦躁易怒等6个，占16.7%；心系证候有失眠、心悸、汗多等4个，占11.1%。

从重症肌无力证候脏腑归属来看，以脾系症状出现频率最高，另外肾系症状、肺系症状、肝系症状、心系症状均有出现，且比率均在10%以上，提示重症肌无力病机以脾胃为主，与肾、肺、肝、心四脏相关。

（三）中医病机分析

辨证论治是中医学的特色之一，其中辨证是论治的前提，而论治又是辨证目的和检验手段。辨证论治是宏观的，这种宏观性，决定了它以患者的整体为中心，了解患者的整体变化，在变化中调节，使之达到某一种人体可以适应的平衡。同时，辨证论治也是抽象的、模糊的，这种抽象、模糊决定了其局限性。而且，过分强调证的重要性，势必忽略对病认识的深化。在疾病状态下，病的本质从根本上规定着证的变动和表现形式，而证仅代表病变某一阶段的主要矛盾，无论同病异证或异病同证，疾病对证的影响始终存在。单纯强调不同疾病同一证候的统一性，忽略证候所存在疾病背景的异质性，或是过分强调某一病不同证候的差异性，忽略证所存在的共同的疾病背景，都有可能对临床信息有所忽略或遗漏。因此既应对不同疾病相同证候的差异点进行研究，以寻求病证之间的复杂联系，也应寻找相同疾病不同证候之间的共同点，以保证疾病发展的统一性和连续性。

西医辨病是从患者的症状入手，结合医者的查体，并参照各种物理、化学的检查，综合分析确定为某种疾病。它把人体的系统结构，具体的生理过程、病理变化，细分到细胞、分子水平，是一种微观的辨病。辨证论治从整体观的角度，为我们确定了治疗疾病的原则，依据该治疗原则，确定具体的治疗方法，指导用药，这是宏观上的治疗。辨病论治首先让我们了解了这一疾病的微观病因，让医者能够一目了然。两者的结合既善于宏观的抽象和综合，又精于微观的还原和分析，在整体与局部相结合的基础上，全面掌握疾病发生发展的规律。在充分认识疾病的病因和发展机制的基础上进行辨证论治，既可充分发挥中医整体观念和辨证论治的优势，又可充分吸收现代科学体系的先进研究成果，有利于推动中医药学的现代化和科学化[123]。本报告将西医辨病与中医辨证相结合，将脏腑学说与中医病机学说相结合，探讨重症肌无力脏腑病机，及重症肌无力各临床分型与中医辨证的相关性。

统计分析表明，重症肌无力以脾脏受累贯穿始终，其他四脏也有受累。提示重症肌无力本在脾虚，与其他四脏皆有关联。脾胃乃后天之本，气血生化之源，气机升降之枢，脾胃健运则饮食水谷能化生精微，五脏六腑、四肢百骸、肌肉皮毛筋脉，皆得其养。若脾气虚弱，则生化乏源，五脏不利。眼睑下垂、四肢无力、吞咽困难等均因脾虚胃弱而致，其他症状也与脾虚有关。故脾气即虚，诸症丛生。

重症肌无力本在脾虚，与其他四脏皆有关联。但四脏相关性并不完全相同。数据挖掘表明，除脾外，重症肌无力病变脏腑中，重要性排序为肾、肺、心。提示四脏当中，重症肌无力发病与肾的关系最为密切。肾主精，藏元真元阳之气，为生命之根，脾气有赖肾气温煦，才能更好发挥作用，肾有赖于脾运化水谷精微的滋养。脾与肾相互依赖，相互影响。重症肌无力病情缠绵，经久难愈，穷必及肾。李东垣曰：“脾病则下流乘肾，土克水则骨乏无力。”脾虚及肾是重症肌无力中医病机的重要转变和发展，提示着疾病的严重和深入，故四脏中肾与重症肌无力关系最为密切。其次是肺。肺主气，司呼吸，谷气生于脾，清气摄于肺，共同化生宗气，为后天之气的源泉。若化源不足，水谷精微不能上荣于肺，肺气日虚，肺气虚弱，吸入清气不足，宗气生成衰少，久之脾气亦虚。肺气失养，宗气生成不足，司呼吸机能减退，则气短不足以息。若累及于肾，肾失摄纳，气浮于上，致肺不主气，肾不纳气，则呼吸困难，易致危象发生，故四脏中，肺与重症肌无力发病也较为密切。此外，重症肌无力部分患者尚有心悸、失眠、胸闷诸症，乃因久病体虚，脾失健运，水谷精微不能化生营血，心血亏虚，心气不足，心失所养所致。故重症肌无力发病也可累及心。四脏中，肝未能在挖掘系统重要性结果中出现，考虑肝在重症肌无力发病中相关性较低，但并非没有相关性。脾胃虚弱、肾精亏损，化源不足均可致肝血不足。肝开窍于目，肝血不足，肾精亏损，精明失养，可见复视、斜视等症。另外，重症肌无力常合并有甲亢，甲亢中医认为乃肝郁痰结而致。故肝在重症肌无力发病中相关性偏低，乃因病情相对较轻，不能说全无相关。

关于重症肌无力各临床分型与中医辨证的相关性研究，数据挖掘显示，重症肌无力各临床分型Ⅰ型以未累及肾脏为主要特征，次要特征为未及肺、心。Ⅱ-A型以未及肺为主要特征，未及肾为次要特征。Ⅱ-B型以累及肾相关为主要特征，累及肺为次要特征。Ⅲ型、Ⅳ型均以累及肺为主要特征，累及肾、心为次要特征。结合临床专业知识，可以发现这与重症肌无力各临床分型受累肌群基本相符。

改良Osserman分型是基于重症肌无力患者其受累肌群，可以反映临床病情严重程度。重症肌无力由轻到重分别累及眼外肌、四肢肌群、球部肌群和呼吸肌。Ⅰ型主要为单纯眼肌受累，不累及其他肌群，表现为眼睑下垂、复视、斜视等症，故以脾受累为主，可累及肝，不累及肾。Ⅱ型主要为四肢肌群受累，常伴眼肌受累，和（或）伴有球部表现，但尚无呼吸肌麻痹，故以脾、肾受累为主。其中Ⅱ-A型肢体受累轻，一般无咀嚼无力吞咽困难、构音不清等球部表现，无呼吸肌受累表现，故不累及肺。Ⅱ-B型四肢受累较重，常伴咀嚼无力吞咽困难、构音不清等症，故以脾、肾受累为主，可及肺。Ⅲ型和Ⅳ型均有呼吸肌受累，病情危重，极易发生危象，以脾、肺、肾受累为主，也可累及心。故重症肌无力Ⅰ型患者最轻，Ⅱ-A型次之，Ⅱ-B型较重，Ⅲ型、Ⅳ型最重。综合上述结果表明病情越轻，涉及脏腑越少，而病情越重，证候表现越复杂，涉及病变的脏腑越多。这与邓铁涛教授总结的重症肌无力基本病机“脾胃虚损，五脏相关”相符，表明邓铁涛教授五脏相关理论对重症肌无力诊治具有临床指导意义。

据此，我们可以总结得出重症肌无力疾病以脾脏受累为主，与肾、肺密切相关，也可累及心、肝。重症肌无力以脾病为主，脾病可以传及四脏，正如明代徐春甫在《古今医统大全》中指出：“脾胃既虚则十二经之邪不一而出。”同样，四脏有病亦可传及脾脏，从而形成多脏同病的局面。临床根据病情轻重，可表现为脾肝同病、脾肾同病、脾肾肝同病、脾肾肺同病、脾肾肺心同病、脾肾肺心肝同病。重症肌无力五脏相关病机模式分析如下：

1. 脾肝同病

重症肌无力Ⅰ型单纯眼肌受累，症见眼睑下垂、复视、斜视、眼球活动受限或眼睑闭合不全，病位主要在脾、肝。上睑部位属脾，肝开窍于目，脾为生血之源，肝为藏血之脏，肝藏血赖脾之生化以供养，使肝有所藏，脾运化赖肝之疏泄以畅通。脾与肝在气机的升降中起协调作用，肝贮藏精微，主疏泄，脾胃之气充，则其健运得行，升降有节。脾胃因饮食不节，劳逸失度，七情所伤而失其健运，即表现为脾气虚衰。脾气既虚，气血津液生成受阻，不能滋养资助肝气肝血，肝无所藏，则可见肝血虚。肝血虚致肝气虚，肝气不足则肝之升发不及，疏泄失常，复又影响脾胃，形成恶性循环。

2. 脾肾同病

重症肌无力Ⅱ-A型、Ⅱ-B型，躯干四肢无力，颈软无力，眼睑疲劳，身体倦怠，呼吸气短，咀嚼吞咽无力甚至困难，病位以脾肾为主。肾主骨髓，脑为髓海，延髓支配肌肉受累，需要补益脾肾。脾为后天之本，肾为先天之本，先天之本在肾，水为天一之源，后天之本在脾，脾为中宫之土。脾肾二脏相互滋生，相互促进，相互协同。肾主藏精，赖脾运化水谷精微的滋养；脾主运化，须借助于肾阳的温煦。此谓后天养先天，先天生后天。脾胃通过经络将化生之精微转化为脏腑之精，又不断补充后天之精而注于肾。若后天脾失健运，谷精不化，不能输精于肾，则肾失所养而精亏。若先天肾精亏虚，脾失其温，则后天之精不生。脾肾两虚，气血化生不足，肌肉失养，而致肌痿无力。脾肾两虚，阳气衰微，而见下利清谷、四肢失煦，疲乏无力。

3. 脾肾肝同病

重症肌无力常伴有甲状腺疾病、类风湿关节炎、系统性红斑狼疮和多发性肌炎等自身免疫性疾病。颈部甲状腺位置足厥阴肝经脉所过，肝主疏泄，郁结则成瘿气。重症肌无力病情反复、病程长常使患者精神抑郁，其病位在肝。免疫性疾病与肾关系密切。肝主疏泄，脾主运化，思虑伤脾，脾气虚弱，运化失常，则气机壅滞。情志不遂，肝失疏泄，气机不畅，进而乘克脾土，脾失健运，可见肝脾不和。肝藏血，肾藏精，精能生血，血能化精，精血互生互化，称为精血同源。若久病营阴内耗，肝阴不足，下及肾阴，即血不化精而使肾阴亏虚。或肾精亏损，精不生血，水不涵木，亦使肝阴不足，终成肝肾阴虚。肝血不足，肾精亏损，血不养筋，则宗筋弛纵而不能耐劳。

4. 脾肾肺同病

重症肌无力Ⅲ型又名重度激进型，起病急，以出现呼吸无力为主要诊断指标，其次伴有咀嚼吞咽无力、喘促等症，常合并肺部感染，重症肌无力胸腺异常或纵隔肿瘤、容易感染（或感冒）者，病位以脾、肺、肾三脏为主。肺主气司呼吸，肾主水主纳气。若肺气虚累及肾，或肾虚失摄纳，气浮于上，皆能影响肺肾功能，而致肺不主气，肾不纳气，呼吸无根，而见呼吸无力。肾藏真阴，肾病日久及于肺，或肺阴久亏及肾，肺肾阴衰，则见潮热盗汗、腰膝酸软。脾肺同属太阴，主行于人身胸腹，两经密切相连，经气相通，气血相贯。脾主运化水谷，肺主气司呼吸。脾为生气之源，肺为主气之枢。谷气生于脾，清气摄于肺，两脏协调，共同化生宗气，为后天之气的源泉。若脾虚失运，生化之源不足，不能上滋于肺，以致肺气虚弱。或肺气虚弱，宣降失常，吸入清气不足，脾失清气滋养和鼓动，久之脾气亦虚。故可见纳食不化，腹胀便溏，咳嗽喘促，少气懒言等症状。

5. 脾肾肺心同病

重症肌无力Ⅳ型又名迟发重症型，病情日渐加重，病程较长，呼吸气短，心慌心悸，咀嚼吞咽无力、咳痰、流涎、构音不清，发展成为危象，此时病位在脾、肺、肾、心。心主血，脾统血，主运化与升清，为气血生化之源，二者在血液的生成与运化方面关系至为密切，脾胃化源充足，则脾气充实，元气充沛，营行脉中，能滋养资助心血，心血充则心有所主，神有所安，母子安和而不病。若思伤脾，健运失职，水谷精微不能化生营血，可致心血亏虚。血为气母，心血亏虚，不能滋养于脾，则出现呼吸肌、骨骼肌、吞咽肌无力。心为肺之邻，心主血脉，肺主气而朝百脉，这种血行与呼吸之间的关系实际上体现气与血的关系。气为血帅，血为气母，心肺气旺，气血充足。若肺气虚弱，宗气生成不足，不能贯心脉助心，或心气亏虚，心血不养，运气无力，肺气亦虚，心肺气虚，则可见心悸气短，咳喘乏力。

6. 脾肾肺心肝同病

重症肌无力危象发生，机体不能维持正常通气和吞咽功能，症见胸闷气憋、咳痰无力、呼吸困难、吞咽困难、全身四肢无力，甚者汗出淋漓、脉微欲绝、气息将停，乃大气下陷病症。“胸中大气下陷，气短不足以息，或努力呼吸，有似乎喘，或气息将尽，危在顷刻。”[120]导师刘小斌教授认为，从重症肌无力危象临床特点、抢救过程以及各种并发症出现以及处理，可以认为是脾肾肺心肝五脏同病。元气以三焦为通道，流布到全身，内而五脏六腑，外而肌肤腠理，无所不至。经下焦（肝肾）过中焦（脾胃）受纳脾胃吸收转输的水谷之精气，行于上焦（心肺）加之肺吸入的清气积于胸中即为宗气（大气），宗气灌注于心肺，行使走息道司呼吸的功能[124]。若“大气一衰，则出入废，升降息”，出现呼吸困难等症状。气出于肺然而根于肾，故肾为呼吸之本、生命之根。肾虚则气不归根，气短不足以息。脾肾亏虚，脾虚则聚湿生痰、肾虚则水泛为痰，壅阻于肺而失于宣肃导致痰涎壅盛、甚不得卧。脾气虚不能滋养于心，久致心气不足、心液外泄，脉微欲绝。心肺受累，气海空虚则气憋窘迫、气脱而喘汗。肺肾同源，肾阴肾阳虚损，不能上济心肺，出现呼吸困难、吞咽困难，是考虑上呼吸机、装置胃管的重要因素。

八、研究结论

综合上述研究结果，本报告可以得出以下结论：

（1）重症肌无力以脾脏受累为主，与肾、肺密切相关，也可责之于心、肝。这与邓铁涛教授对本病概括的基本病机“脾胃虚损，五脏相关”相符。

（2）咀嚼无力吞咽困难、肢体无力、呼吸无力、构音不清是鉴别各临床类型重症肌无力的关键因素。其中咀嚼无力吞咽困难与其他症状相比，对于重症肌无力病情判断最为重要。它是轻度全身型（Ⅱ-A型）与中度全身型（Ⅱ-B型）鉴别要点，对出现该症状患者，临床应加强观察，防止病情加重甚至危象发生。

（3）各临床类型重症肌无力中Ⅰ型以脾受累为主，可累及肝；Ⅱ-A型以脾受累为主，可累及肾；Ⅱ-B型以脾肾受累为主，可累及肺；Ⅲ型以脾肺肾受累为主，可累及心；Ⅳ型以脾肺肾受累为主，可累及心。重症肌无力危象表现为脾肾肺心肝同病。提示病情越轻，涉及病变脏腑越少，而病情越重，涉及病变脏腑越多。

（4）重症肌无力发病中，以脾脏受损贯穿始终，随着病情的加重，可出现二脏、三脏、四脏、五脏合病。重症肌无力五脏相关病机模式有：脾肝同病、脾肾同病、脾肾肝同病、脾肾肺同病、脾肺肾心同病、脾肾肺心肝同病。

（5）现行中医内科临床辨证标准往往是基于单脏证的主要症候表现，并不反映疾病往往以多脏证为主时，相关证候的组合排列规律及其辨证诊断价值。邓铁涛教授"脾胃虚损，五脏相关"理论不但在指导重症肌无力诊治有意义，同时对其他危重病疑难病诊治也有普适性。

本报告从客观临床信息出发，引入数据挖掘技术，通过对临床症状、脏腑病位、常用中药及归经的分析，从不同角度探讨重症肌无力的五脏相关性，总结重症肌无力中医脏腑病机，构建重症肌无力五脏相关理论框架，验证了邓老学术经验的正确性。

第三节　慢性阻塞性肺疾病急性加重期中医五脏相关研究

国家重点基础研究发展计划（973计划）课题《中医五脏相关理论继承与创新研究》（编号：2005CB523502）临床研究组收集的266例慢性阻塞性肺疾病急性加重期中医临床症候病例资料。

一、数据来源

广州中医药大学第二附属医院（广东省中医院）收集的266例慢性阻塞性肺疾病急性加重期中医临床症候病例资料。

二、数据处理

（一）数据库建立

数据收集者将完成的病例报告表及时进行检查，核对原始记录，检查是否有漏填、错填，检查无误后，交研究者，用EpiData软件建立数据库并录入数据。

（二）五脏症状归属

根据《实用中医诊断学》（邓铁涛主编，北京：人民卫生出版社，2004，274–291）所规定的五脏各自特有的症状结合中医有关专家意见，将慢性阻塞性肺疾病急性加重期的数据库中出现的中医症状按照藏象理论分属于五脏。为了使被分析的症状尽可能多一些，以便可以发现更多规律，把一些可以属于不同脏的症状也归入一个较为主要的相关脏。

针对本报告，规定的五脏症状：

（1）肺：咳嗽、干咳、痰咳、咳声重浊、咳声高亢、咳声低微、咳声短促、咳痰、痰多、白痰、腥臭痰、痰灰、痰黄、痰中带血、清稀痰、痰黏稠、泡沫痰、破絮痰、气促、气短、气粗声高、气怯声低、喉中哮鸣、气喘、胸中胀满、恶风、无汗、恶寒、发热、自汗、盗汗、鼻塞、流涕、流清涕、流黄稠涕、声嘶、咽干、咽痒、咽痛、咽中异物感、胸痛、声重。

（2）肝：烦躁易怒、抑郁、寒热往来、口苦、头痛、头晕、眩晕、胁痛、咳伴胸胁痛、抽搐、瞤动、震颤、痉挛。

（3）脾：神疲、面色萎黄、多虑、日晡潮热、身热不扬、口渴、纳差、消谷善饥、口淡、口黏腻、嗜睡、大便干结、便溏、排便无力、排便不爽、头重、口燥、身重、周身酸痛、肢体乏力、身体虚胖、四肢困重、腹痛喜温喜按、脘痞、嗳气、恶心、腹胀、身痛。

（4）肾：咳伴遗尿、水肿、面色晦暗、面色黧黑、畏寒、背冷、畏风、小便清长、小便短赤、夜尿多、尿清频数、小便涩痛、小便余沥不尽、午夜潮热、小便失控、耳鸣、膝冷、膝酸软、肢冷、腰酸、腰痛、性欲减退、齿松、发脱。

（5）心：面唇发绀、精神较好、两目乏神、面色苍白、面色㿠白、精神萎靡、健忘、易惊、五心烦热、不酣易醒、虚烦难寐、迟难入睡、早醒、多梦、胸闷、心悸。

（三）数据整理

通过StatTrans数据库类型转换软件，将上述所建数据库转换为SPSS、SAS统计软件支持的规范数据库，并对数据库进行整理，将多余变量、相似变量进行合并删除处理。整理后，按照五脏症状的规定原则，肺脏、肝脏、脾脏、肾脏、心脏的症状分别有44个、13个、28个、16个。再列出的所有五脏症状中，有该症状的取值为1，没有的取值为0。

三、数据分析

数据分析采用统计软件SPSS15.0、SAS9.1、AMOS7.0。描述性统计：运用软件SPSS15.0对本报告对象的基本情况以及五脏各自症状进行描述性统计分析，分类资料用构成比（%）表示；多元统计：运用软件SAS9.1对五脏各自症状分别进行非线性主成分分析，共提取五个主成分，代表五脏各自症状的综合指标。并用五脏的主成分，采用结构方程模型统计方法研究五脏之间的关系。相关与回归：运用软件SPSS15.0，采用Spearman相关分析与逐步多重线性回归研究一脏与其他四脏的症状间的关系。

四、研究结果

本报告共有合格病例266例，男210人，女56人，分别占78.9%、21.1%。年龄最大90岁，最小46岁，平均年龄（73 ± 8.44）岁。年龄分布以66～85岁患者最多，共217人，约占81.6%，老年患者居多。病程大于5年的患者共231人，约占86.8%。中医辨病结论中，肺胀居多，共254人，约占95.5%。

（一）五脏各自症状的描述性分析

慢性阻塞性肺疾病急性加重期患者，肺脏的表现以呼吸异常、痰表现的症状为主，如气喘、气促、咳嗽、咳痰、痰多等（见表3–5）。

表3–5　肺脏症状的描述性分析（症状按从大到小排列）

症状	频数	占比/%	症状	频数	占比/%
气喘	265	99.6	泡沫痰	43	16.2
气促	264	99.2	恶寒	40	15.0
咳嗽	259	97.4	咽痒	39	14.7
咳痰	250	94.0	腥臭痰	35	13.2
痰多	244	91.7	咳声高亢	31	11.7
胸中胀满	193	72.6	喉中哮鸣	30	11.3
气短	189	71.1	鼻塞	30	11.3

续表

症状	频数	占比/%	症状	频数	占比/%
痰咳	185	69.5	咽痛	28	10.5
气怯声低	182	68.4	流涕	27	10.2
痰黏稠	156	58.6	发热	26	9.8
白痰	153	57.5	干咳	23	8.6
咳声重浊	137	51.5	盗汗	21	7.9
自汗	123	46.2	咽中异物感	20	7.5
气粗声高	111	41.7	流清涕	17	6.4
清稀痰	97	36.5	痰灰	14	5.3
黄痰	94	35.3	胸痛	13	4.9
恶风	87	32.7	声嘶	11	4.1
咽干	68	25.6	破絮痰	5	1.9
咳声短促	61	22.9	声重	5	1.9
痰中带血	52	19.5	无汗	4	1.5
咳声低微	46	17.3	流黄稠涕	1	0.4

慢性阻塞性肺疾病急性加重期患者，肝脏的表现以肝经循行部位疼痛、情志异常、姿态异常等症状为主，如头晕、头痛、烦躁易怒、口苦、咳伴胸胁痛、抑郁、震颤等（见表3–6）。

表3–6　肝脏症状的描述性分析（症状按从大到小排列）

症状	频数	占比/%	症状	频数	占比/%
头晕	121	45.5	抽搐	9	3.4
烦躁易怒	80	30.1	胁痛	5	1.9
口苦	62	23.3	眩晕	3	1.1
咳伴胸胁痛	58	21.8	寒热往来	1	0.4
抑郁	45	16.9	瞤动	0	0.0
头痛	32	12.0	痉挛	0	0.0
震颤	10	3.8			

慢性阻塞性肺疾病急性加重期患者，脾脏的表现以脾气虚、运化失常所表现的症状为主，如肢体乏力、神疲、纳差、腹胀、口渴、面色萎黄、多虑、身重、周身酸痛、大便干结、口淡、便溏、头重、口黏腻等（见表3–7）。

表3–7　脾脏症状的描述性分析（症状按从大到小排列）

症状	频数	占比/%	症状	频数	占比/%
肢体乏力	213	80.1	嗳气	26	9.8
神疲	177	66.5	口燥	22	8.3
纳差	158	59.4	脘痞	21	7.9
腹胀	110	41.4	排便无力	19	7.1
口渴	80	30.1	嗜睡	16	6.0
面色萎黄	74	27.8	恶心	15	5.6
多虑	65	24.4	身热不扬	8	3.0
身重	60	22.6	四肢困重	7	2.6
周身酸痛	56	21.1	日晡潮热	7	2.6
大便干结	54	20.3	身痛	7	2.6
口淡	51	19.2	腹痛喜温喜按	4	1.5
便溏	48	18.0	身体虚胖	3	1.1
头重	40	15.0	消谷善饥	2	0.8
口黏腻	37	13.9	排便不爽	2	0.8

慢性阻塞性肺疾病急性加重期患者，肾脏的表现主要是肾气虚、主水功能异常的症状为主，如腰酸、耳鸣、夜尿多、尿清频数、水肿、背冷、畏寒、排尿异常、膝酸软等（见表3–8）。

表3–8 肾脏症状的描述性分析（症状按从大到小排列）

症状	频数	占比/%	症状	频数	占比/%
腰酸	101	38.0	腰痛	35	13.2
耳鸣	93	35.0	小便余沥不尽	32	12.0
夜尿多	89	33.5	小便清长	31	11.7
性欲减退	88	33.1	膝冷	28	10.5
尿清频数	78	29.3	午夜潮热	20	7.5
畏风	77	28.9	小便短赤	15	5.6
水肿	67	25.2	肢冷	11	4.1
背冷	59	22.2	小便涩痛	4	1.5
畏寒	53	19.9	小便失控	4	1.5
咳伴遗尿	48	18.0	面色黧黑	2	0.8
膝酸软	44	16.5	齿松	2	0.8
面色晦暗	42	15.8	发脱	1	0.4

慢性阻塞性肺疾病急性加重期患者，心脏的表现主要是神志异常以及血运不畅所导致的症状为主，如面唇发绀、胸闷、面色苍白、健忘、虚烦难寐、两目乏神、心悸、五心烦热、面色㿠白、迟难入睡、多梦等（见表3–9）。

表3–9 心脏症状的描述性分析（症状按从大到小排列）

症状	频数	占比/%	症状	频数	占比/%
面唇发绀	206	77.4	面色㿠白	29	10.9
胸闷	199	74.8	迟难入睡	26	9.8
面色苍白	88	33.1	多梦	18	6.8
健忘	80	30.1	精神较好	16	6.0
虚烦难寐	69	25.9	易惊	15	5.6
两目乏神	56	21.1	不酣易醒	12	4.5
心悸	52	19.5	精神萎靡	11	4.1
五心烦热	43	16.2	早醒	10	3.8

（二）非线性主成分分析

采用综合能力较强的非线性主成分分析，将五脏各自症状生成各脏的一个非线性主成分，即每一脏症状的综合指标。分别记作“肺”“肝”“脾”“肾”和“心”。

1. 肺的迭代信息（见表3-10）

表3-10　PRINQUAL最大化总方差算法迭代信息

迭代次数	平均改变量	最大改变量	方差贡献率	收敛判据变化
1	0.84574	14.8370	0.11411	
2	0.03749	0.29978	0.89740	0.78329
3	0.03257	0.22745	0.90183	0.00442
4	0.02822	0.18228	0.90501	0.00318
……				
93	0.00014	0.00979	0.91678	0.00000
94	0.00013	0.00857	0.91678	0.00000
95	0.00012	0.00736	0.91679	0.00000
……				

注：算法已收敛。

上述输出中迭代次数等于1时的“方差贡献率”基本上是线性主成分时选一个主成分时特征值的贡献比值。44个肺的症状在线性主成分的第一个综合指标只能吸收总方差的11.41%，而在非线性主成分中却吸收了91.68%的方差信息！综合能力很强，提取一个非线性主成分足以代表肺脏的信息。

2. 肝的迭代信息（见表3-11）

表3-11　PRINQUAL最大化总方差算法迭代信息

迭代次数	平均改变量	最大改变量	方差贡献率	收敛判据变化
1	0.63923	11.7020	0.17603	
2	0.04039	0.78116	0.88797	0.71194
3	0.03597	0.66575	0.89836	0.01039
4	0.03240	0.55337	0.90625	0.00789
……				
149	0.00019	0.00219	0.95033	0.00000
150	0.00018	0.00211	0.95033	0.00000
151	0.00018	0.00203	0.95033	0.00000
……				

注：算法已收敛。

提取肝症状的一个非线性主成分可以代表肝脏症状信息的95.03%。

3. 脾的迭代信息（见表3-12）

表3-12　PRINQUAL最大化总方差算法迭代信息

迭代次数	平均改变量	最大改变量	方差贡献率	收敛判据变化
1	0.84061	9.47034	0.12156	
2	0.04193	0.41328	0.88973	
3	0.03781	0.32451	0.89533	
4	0.03421	0.25502	0.89978	
……				
207	0.00011	0.01087	0.92227	
208	0.00010	0.00928	0.92227	
209	0.00009	0.00793	0.92227	
……				

注：算法已收敛。

提取脾症状的一个非线性主成分可以代表脾脏症状信息的92.27%。

4. 肾的迭代信息（见表3-13）

表3-13 PRINQUAL最大化总方差算法迭代信息

迭代次数	平均改变量	最大改变量	方差贡献率	收敛判据变化
1	0.80237	13.9482	0.13450	
2	0.05962	0.36008	0.88736	0.75286
3	0.05461	0.30894	0.89712	0.00976
4	0.04971	0.26945	0.90514	0.00802
……				
88	0.00022	0.00795	0.94872	0.00000
89	0.00021	0.00740	0.94872	0.00000
90	0.00020	0.00685	0.94872	0.00000
……				

注：算法已收敛。

提取肾症状的一个非线性主成分可以代表肾脏症状信息的94.87%。

5. 心的迭代信息（见表3-14）

表3-14 PRINQUAL最大化总方差算法迭代信息

迭代次数	平均改变量	最大改变量	方差贡献率	收敛判据变化
1	0.83125	3.69918	0.12965	
2	0.05940	0.38037	0.90211	0.77246
3	0.05089	0.30035	0.91208	0.00997
4	0.04396	0.24602	0.91943	0.00735
……				
336	0.00017	0.00233	0.94705	0.00000
337	0.00017	0.00231	0.94705	0.00000
338	0.00017	0.00228	0.94705	0.00000
……				

注：算法已收敛。

提取心症状的一个非线性主成分可以代表心脏信息的94.71%。

（三）结构方程模型分析

根据五行学说内容，构建五脏关系图（见图3-9），用在非线性主成分分析中产生的五脏症状的综合指标，即五个主成分进行结构方程模型分析，来验证五脏之间的关系。使用SAS9.1的CALIS过程进行分析，相关参数的设定：method=wlsall，图形由AMOS7.0产生。

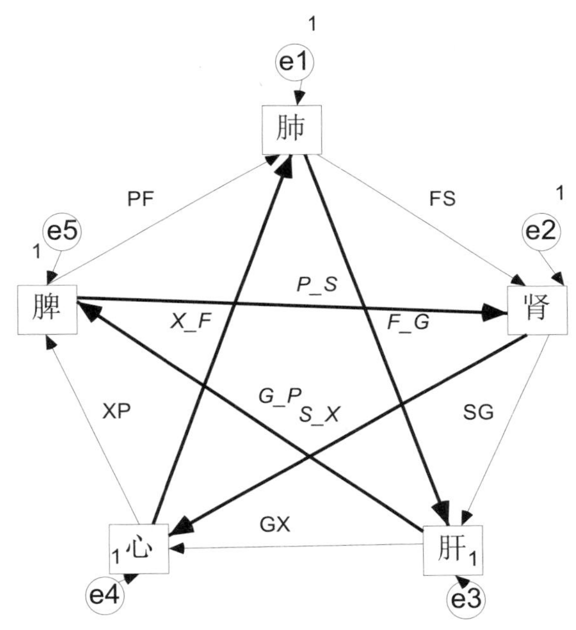

图3-9　五脏的五行生克关系通径

图中肺、肾、肝、心、脾分别代表五脏的五个综合指标，称作显变量，但又是内生变量。细线表示相生关系，以两脏的汉语拼音首字母表示，如FS表示肺脏和肾脏的相生关系；粗线表示相克关系，用下划线连接相克两脏的汉语拼音首字母表示，如*F_G*表示肺脏和肝脏的相克关系，FS、*F_G*等被称为通径系数。e1～e5分别代表五脏的误差项。构建此模型对应的方程如下（方程中各脏以其汉语拼音表示）：

fei = PF pi + X_F xin + e1;

gan = SG shen + F_Ggan + e2;

pi = XP xin + G_P gan + e3;

shen = FS fei + P_S pi + e4;

xin =GX gan + S_X shen + e5。

用结构方程模型检验模型的合理性，分析五脏之间的关系，根据分析的结果，经修正得到统计学上较为合理的结果如下：

1. 五脏非线性主成分的相关分析（见表3-15）

表3-15　相关性

	fei	gan	pi	shen	xin
fei	1.0000	0.0251	0.309**	0.5244**	0.3822**
gan	0.0251	1.0000	0.0170	0.0464	−0.1002
pi	0.3092	0.0170	1.0000	0.3107**	0.2044**
shen	0.5244	0.0464	0.3107	1.0000	0.1892**
xin	0.3822	−0.1002	0.2044	0.1892	1.0000

**$P<0.01$

由上表可以看出，五个主成分的相关分析中，肺与肾、心、脾相关性较强，相关系数分别为0.5244、0.3822、0.3092，均为正相关。脾与肾、心相关性较强，相关系数分别为0.3107、0.2044，均为正相关。肾与心之间为正相关，相关系数为0.1892。其余脏之间相关性较弱，相关系数的绝对值均在0.1以下，无统计学意义。

肺-脾、肺-肾、脾-心之间相关系数的符号与五行相生相克符号相同，心-肺、心-肾相关系数的符号与其相反。

2. 模型拟合信息（见表3–16）

表3–16　CALIS过程协方差结构分析：加权最小＝乘估计

Fit Function	0.0019
Goodness of Fit Index（GFI）	1.0000
GFI Adjusted for Degrees of Freedom（AGFI）	1.0000
Root Mean Square Residual（RMR）	0.0128
Parsimonious GFI（Mulaik，1989）	0.4000
Chi–Square	0.4932
Chi–Square DF	4
Pr > Chi–Square	0.9742
Independence Model Chi–Square	274.19
Independence Model Chi–Square DF	10
RMSEA Estimate	0.0000
RMSEA 90% Lower Confidence Limit	
RMSEA 90% Upper Confidence Limit	
ECVI Estimate	0.0849
ECVI 90% Lower Confidence Limit	
ECVI 90% Upper Confidence Limit	
Probability of Close Fit	0.9924
Bentler's Comparative Fit Index	1.0000
Akaike's Information Criterion	–7.5068
Bozdogan's（1987）CAIC	–25.8407
Schwarz's Bayesian Criterion	–21.8407
McDonald's（1989）Centrality	1.0066
Bentler & Bonett's（1980）Non–normed Index	1.0332

续表

Bentler & Bonett's（1980）NFI	0.9982
James，Mulaik，& Brett（1982）Parsimonious NFI	0.3993
Z–Test of Wilson & Hilferty（1931）	-1.8952
Bollen（1986）Normed Index Rho1	0.9955
Bollen（1988）Non–normed Index Delta2	1.0130
Hoelter's（1983）Critical N	5099

以上为衡量所考察的理论模型与实际数据之间拟合的程度的指标，Fit Function=0.0002，越近于零，说明通径图越好。GFI=1.0000，AGFI=1.0000，GFI、AGFI两个指标越接近1，模型拟合数据的程度越好。RMR=0.0128，残差的均方根≤0.04，模型拟合数据好。Chi–Square=0.4932，df=4，P=0.9742，P>0.05，模型拟合数据好。RMSEA=0.0000，RMSEA≤0.05，可以认为模型与总体是近似的。Hoelter's Critical N=5099，是非常大的值。因此，经过修正后的模型可以较好地拟合分析所用的数据。下面是修正后的模型方程：

带估计的显性变量方程

fei	=	0.2476*pi	+	0.3395*xin	+	1.0000 e1
Std Err		0.0606 pf		0.0687 x_f		
t Value		4.0843		4.9431		
gan	=	0.0654*shen	+	1.0000 e2		
Std Err		0.0518 sg				
t Value		1.2622				
pi	=	0.2211*xin	+	1.0000 e3		
Std Err		0.0478 xp				
t Value		4.6280				
shen	=	0.4846*fei	+	0.1646*pi	+	1.0000 e4

Std Err　　0.0616 fs　　0.0588 p_s

t Value　　7.8708　　2.7994

xin　　=　–0.1245*gan　　–0.0292*shen　　+　1.0000 e5

Std Err　　0.0362 gx　　0.0230 s_x

t Value　　–3.4380　　–1.2660

根据五行相克相生原理，构建模型中的相生关系的通径系数应是大于0的，即pf，sg，xp，fs，gx均大于0；相克关系的通径系数应是小于0，即x_f，f_g，g_p，p_s，s_x均小于0。而修正后的模型中，x_f，p_s大于0，gx小于0，与五行相克相生相悖。从参数*t*检验值可见，s_x和sg的估计中t值偏小，但绝对值都大于1，在此保留。

所得通径图如图3–10所示：

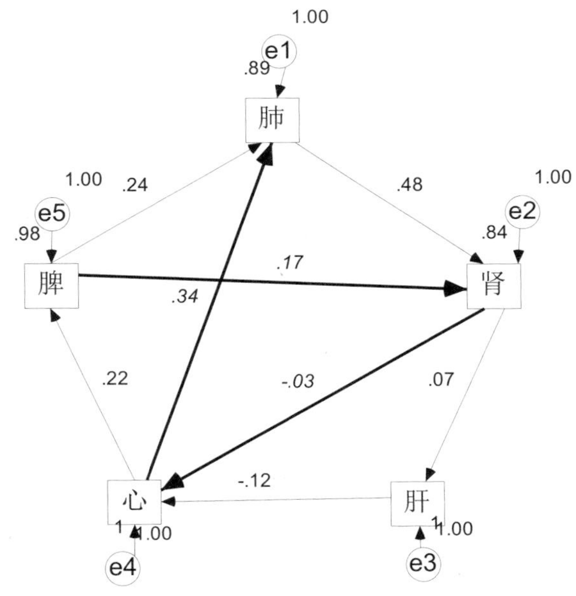

图3–10　模型修正后的通径图

由模型方程可知，五行学说中某些规律得到了验证（只列出*t*值显著的关系），如方程：

fei= 0.2476*pi + 0.3395*xin + e1，验证了“土生金”；

gan = 0.0654*shen + e2，验证了“水生木”；

pi = 0.2211*xin + e3，验证了“火生土”；

shen = 0.4846*fei + 0.1646*pi + e4，验证了“金生水”；

xin = –0.1245*gan –0.0292*shen + e5，验证了“水克火”；

但是从上述方程中，也得出了与五行学说相悖的关系，如“fei”方程中的心肺呈正相关，“shen”方程中的脾肾呈正相关，“xin”方程中的心肝呈负相关。

由通径图3–10可见，肺对肾的直接通径系数为0.4846，故肺对肾的直接效应为0.4846；同理，心对肺、脾对肺、心对脾、脾对肾、肾对肝、肾对心的直接效应分别为0.3395、0.2476、0.2211、0.1646、0.0654、–0.0292，肺、脾对肝无直接通径。除了肾对心的直接效应为负效应外，其他脏之间直接效应均为正向效应。

一脏通过其他脏对另一脏的间接影响，涉及三脏的间接通径系数较大的三个路径分别为：心→肺→肾、脾→肺→肾和心→脾→肺，通径系数分别为0.3395 × 0.4846=0.16452，0.2476 × 0.4846=0.11999，0.2211 × 0.2476=0.05474。也即心脏通过肺脏对肾脏产生的效应为0.16452，脾脏通过肺脏对肾脏产生的效应为0.11999，心脏通过脾脏对肺脏产生的效应为0.05474；涉及四脏的间接通径系数最大的路径是心→脾→肺→肾，0.2211 × 0.2476 × 0.4846=0.02653。也即心脏通过脾脏，继而通过肺脏对肾脏产生的效应为0.02653；涉及五脏的间接通径系数因极小，在此不列举。

3. 参数的修正指标（见表3-17、表3-18、表3-19）

表3-17 PHI中10个最大拉格朗日乘数的排序

Row	Column	χ2	P
es	eg	0.35543	0.5511
ef	ex	0.22576	0.6347
ef	eg	0.20354	0.6519
ep	ex	0.06807	0.7942
ep	eg	0.06336	0.8013
es	ex	0.03790	0.8457
ex	ex	0.02674	0.8701
es	ef	0.02437	0.8760
es	ep	0.02436	0.8760
eg	eg	0.01529	0.9016

表3-18 BETA中7个最大拉格朗日乘数的排序

Row	Column	χ2	P
shen	gan	0.35544	0.5511
gan	fei	0.31379	0.5754
fei	gan	0.20876	0.6477
gan	pi	0.09278	0.7607
pi	gan	0.06443	0.7996
xin	fei	0.03803	0.8454
xin	pi	0.03645	0.8486

表3-19　逐步多元Wald检验

Parameter	累积计数			单变量增量	
	$\chi 2$	DF	P	$\chi 2$	P
sg	1.59325	1	0.2069	1.59325	0.2069
sx	3.37795	2	0.1847	1.78470	0.1816

表3-17至表3-19是SAS在分析后提出的对模型是否修改所提供的参考意见，根据此结果，模型不需要再修改。

4. 模型的总体效应（见表3-20）

表3-20　总体效应

	gan	xin	pi	fei	shen
fei	–0.04866	0.39094	0.24344	–0.00707	–0.01458
gan	–0.00184	0.01475	0.01845	0.03142	0.06483
pi	–0.02729	0.21925	–0.00233	–0.00396	–0.00818
shen	–0.02807	0.22556	0.28221	0.48056	–0.00841
xin	–0.12341	–0.00841	–0.01053	–0.01792	–0.03698

表3-20是五脏之间相互关系的总和，也即总体效应，包括脏与脏之间直接和间接的影响。在此只列举总体效应大于0.2的。

心、脾对肺的总体效应是正向的，分别为0.39094、0.24344，也即心-肺和脾-肺之间呈正相关。

心对脾的总体效应是正向的，0.21925，也即心-脾之间呈正相关。

心、脾、肺对肾的总体效应都是正向的，分别为0.22556、0.28221、0.48056，也即心-肾、脾-肾和肺-肾之间呈现正相关。

其他脏与脏之间的总体影响的绝对值均未达到0.1，关系较弱。

五行学说生克关系中，“土生金”“火生土”“金生水”关系得到验证。

5. 复相关系数（见表3-21）

表3-21　平方复相关

序号	变量	误差方差	总方差	R^2
1	fei	0.79930	1.00003	0.2007
2	gan	1.00000	1.00060	0.000603
3	pi	0.95557	1.00000	0.0444
4	shen	0.69935	0.99999	0.3006
5	xin	1.00000	0.99979	−0.00021

复相关系数R^2的分析结果，显示某一脏有多少信息可以由其他脏的变异来解释。其中最大的两个是肾与肺，分别为30.06%、20.07%，说明约有30.06%的肾的信息，20.07%的肺的信息可以由其他脏的变异来解释。脾脏的R^2为4.44%，仅有4.44%的脾的信息由他脏的变异来解释。其他脏的复相关系数较小。此结果说明，肺脏和肾脏与其他脏之间存在的关系最大，而肝、脾、心三脏与其他脏的关系较弱。这也与数据中三脏症状的资料收集不完备有关。

（四）相关与回归分析

为避免对分析结果的不良影响，在进行Spearman相关与逐步多重线性回归时，去掉数量小于3个的症状，共10个，即流黄稠涕、寒热往来、瞤动、痉挛、消谷善饥、排便不爽、身体虚胖、面色黧黑、齿松、发脱。选择复相关系数较大的肺、肾和脾进行相关和逐步多重线性回归分析，为使进入回归方程的症状尽量多一些，采用backward法筛选变量。纳入标准为0.05，排除标准为0.1。

1．肺与其他四脏症状间的Spearman相关与回归分析（见表3–22、表3–23）

表3–22　肺与其他四脏症状间的Spearman相关分析

症状	r_s	P	症状	r_s	P
性欲减退	0.381	0.000	多虑	0.188	0.002
神疲	0.351	0.000	口苦	0.177	0.004
腰酸	0.304	0.000	口淡	0.158	0.010
尿清频数	0.300	0.000	耳鸣	0.151	0.014
畏风	0.277	0.000	面色晦暗	0.144	0.019
夜尿多	0.272	0.000	脘痞	0.140	0.023
虚烦难寐	0.262	0.000	排便无力	0.137	0.026
纳差	0.226	0.000	嗳气	0.137	0.026
健忘	0.219	0.000	面色萎黄	0.132	0.031
两目乏神	0.189	0.002	肢体乏力	0.126	0.041

上表仅列出有统计学意义的相关系数大于0的症状，这些症状是在规定的五脏症状中属于脾、肾、心的症状，提示肺与脾脏症状的神疲、纳差、多虑、口淡、脘痞、排便无力、嗳气、面色萎黄、肢体乏力，肾脏症状的性欲减退、腰酸、尿清频数、畏风、夜尿多、耳鸣、面色晦暗，心脏症状的虚烦难寐、健忘、两目乏神相关较强。

相关系数小于0、有统计学意义的症状有：五心烦热、咳伴遗尿、背冷、身重、抑郁、周身酸痛、面色㿠白、面色苍白、身痛、心悸、胸闷。即上述症状与“肺”呈现负相关，在此我们理解为是在某一种特殊疾病中不常同时出现的症状，因此，以下的分析将不再列出相关系数或回归系数小于0的症状。

表3-23　肺与其他四脏症状间的逐步回归分析结果

症状	非标准化系数		标准化系数	t	P
	B	Std. Error	Beta		
（常数）	–0.187	0.111		–1.692	0.092
头痛	0.292	0.128	0.095	2.287	0.023
面色萎黄	0.177	0.090	0.080	1.957	0.051
多虑	0.267	0.101	0.115	2.650	0.009
口渴	0.155	0.090	0.071	1.715	0.088
口淡	0.387	0.109	0.153	3.560	0.000
排便无力	0.455	0.157	0.117	2.895	0.004
口燥	0.347	0.148	0.096	2.345	0.020
肢体乏力	0.218	0.103	0.087	2.111	0.036
四肢困重	0.505	0.249	0.081	2.030	0.043
嗳气	0.303	0.139	0.090	2.176	0.031
面色晦暗	0.464	0.122	0.170	3.797	0.000
膝酸软	0.386	0.109	0.144	3.525	0.001
性欲减退	0.304	0.093	0.143	3.264	0.001

进入回归方程且回归系数大于0的症状，这些症状是在规定的五脏症状中属于脾、肾、肝的症状，提示肺与脾脏症状的四肢困重、排便无力、口淡、口燥、嗳气、多虑、肢体乏力、面色萎黄、口渴；肾脏症状的面色晦暗、膝酸软、性欲减退；肝脏症状的头痛相关较强。

2. 与其他四脏症状间的Spearman相关与回归分析（见表3-24、表3-25）

表3-24 脾与其他四脏症状间的Spearman相关分析

症状	r_s	P	症状	r_s	P
痰咳	0.306	0.000	头晕	0.173	0.005
痰多	0.125	0.041	胁痛	0.143	0.019
腥臭痰	0.144	0.019	畏寒	0.189	0.002
痰黏稠	0.243	0.000	畏风	0.173	0.005
泡沫痰	0.128	0.037	小便清长	0.269	0.000
气短	0.356	0.000	尿清频数	0.172	0.005
气怯声低	0.250	0.000	小便余沥不尽	0.159	0.009
恶风	0.122	0.048	耳鸣	0.175	0.004
自汗	0.330	0.000	膝冷	0.175	0.004
流涕	0.142	0.021	腰酸	0.252	0.000
胸痛	0.147	0.016	健忘	0.246	0.000

上表仅列出有统计学意义的相关系数大于0的症状，这些症状是在规定的五脏症状中属于肺、肾、肝、心的症状，提示脾与肺脏症状的痰咳、痰多、腥臭痰、痰黏稠、泡沫痰、气短、气怯声低、恶风、自汗、流涕、胸痛；肾症状的畏寒、畏风、小便清长、尿清频数、小便余沥不尽、耳鸣、膝冷、腰酸；肝脏症状的头晕、胁痛；心脏症状的健忘相关较强。

表3-25　脾与其他四脏症状间的逐步回归分析结果

症状	非标准化系数		标准化系数	t	P
	B	Std. Error	Beta		
（常数）	-1.002	0.121		-8.259	0.000
痰黏稠	0.700	0.113	0.345	6.167	0.000
泡沫痰	0.301	0.138	0.111	2.179	0.030
气短	0.611	0.122	0.278	5.005	0.000
自汗	0.301	0.104	0.151	2.889	0.004
咽痒	0.426	0.139	0.151	3.060	0.002
畏寒	0.219	0.126	0.088	1.733	0.084
小便清长	0.568	0.156	0.183	3.649	0.000
早醒	0.601	0.262	0.115	2.299	0.022
抑郁	0.440	0.136	0.165	3.240	0.001
口苦	0.269	0.117	0.114	2.295	0.023

进入回归方程且回归系数大于0的症状，这些症状是在规定的五脏症状中属于肺、肾、肝、心的症状，提示脾脏与肺脏症状的痰黏稠、泡沫痰、气短、自汗、咽痒；肾脏症状的畏寒、小便清长；肝脏症状的抑郁、口苦；心脏症状的早醒相关较强。

3. 肾与其他四脏症状间的Spearman相关与回归分析（见表3–26、表3–27）

表3–26 肾与其他四脏症状间的Spearman相关分析

症状	r_s	P	症状	r_s	P
痰咳	0.426	0.000	口苦	0.204	0.001
咳声低微	0.165	0.007	头晕	0.217	0.000
咳声短促	0.135	0.028	胁痛	0.147	0.016
白痰	0.275	0.000	神疲	0.318	0.000
痰黏稠	0.240	0.000	多虑	0.287	0.000
泡沫痰	0.134	0.029	纳差	0.298	0.000
气短	0.469	0.000	便溏	0.146	0.017
气怯声低	0.383	0.000	腹胀	0.266	0.000
恶风	0.147	0.016	面唇发绀	0.142	0.021
自汗	0.307	0.000	两目乏神	0.129	0.036
流涕	0.133	0.030	精神萎靡	0.148	0.016
流清涕	0.145	0.018	健忘	0.343	0.000
咽干	0.146	0.017	虚烦难寐	0.261	0.000

上表仅列出有统计学意义的相关系数大于0的症状，这些症状在规定的五脏症状中属于肺、肝、脾、心的症状，提示肾与肺脏症状的痰咳、咳声低微、咳声短促、白痰、痰黏稠、泡沫痰、气短、气怯声低、恶风、自汗、流涕、流清涕、咽干，肝脏症状的口苦、头晕、胁痛，脾脏症状的神疲、多虑、纳差、便溏、腹胀，心脏症状的面唇发绀、两目乏神、精神萎靡、健忘、虚烦难寐相关较强。

表3-27　肾与其他四脏症状间的逐步回归分析

症状	非标准化系数		标准化系数	t	P
	B	Std. Error	Beta		
（常数）	-1.868	0.758		-2.463	0.014
痰咳	0.480	0.162	0.221	2.969	0.003
痰灰	0.539	0.210	0.121	2.572	0.011
清稀痰	0.278	0.127	0.134	2.192	0.029
气短	0.515	0.126	0.234	4.090	0.000
气喘	1.551	0.733	0.095	2.115	0.035
恶风	0.208	0.097	0.098	2.139	0.033
面唇发绀	0.231	0.116	0.097	2.003	0.046
面色苍白	0.183	0.108	0.086	1.695	0.091
精神萎靡	0.402	0.225	0.080	1.789	0.075
五心烦热	0.275	0.155	0.101	1.771	0.078
抽搐	0.634	0.256	0.115	2.480	0.014
多虑	0.323	0.121	0.139	2.681	0.008
便溏	0.331	0.124	0.128	2.675	0.008
排便无力	0.413	0.187	0.107	2.207	0.028
腹痛喜温喜按	0.889	0.384	0.108	2.317	0.021
腹胀	0.312	0.113	0.154	2.773	0.006

进入回归方程且回归系数大于0的症状有：痰咳、痰灰、清稀痰、气短、气喘、恶风、面唇发绀、面色苍白、精神萎靡、五心烦热、抽搐、多虑、便溏、排便无力、腹痛喜温喜按、腹胀。这些症状在规定的五脏症状中属于肺、肝、心、脾的症状，提示肾与肺脏症状的痰咳、痰灰、清稀痰、气短、气喘、恶风，脾脏症状的多虑、便溏、排便无力、腹痛喜温喜

按、腹胀，心脏症状的面唇发绀、面色苍白、精神萎靡、五心烦热，肝脏症状的抽搐相关较强。

（五）多元统计分析结果分析

用综合能力较强的非线性主成分分析，对慢性阻塞性肺疾病急性加重期、慢性心力衰竭两个数据库分别提取5个主成分，代表了五脏各自症状的90%、95%以上的信息，保证了数据分析的全面性。结构方程模型是一种用来检验或寻找模型中变量之间结构关系的分析方法，可以用来分析验证五脏生理功能间的定量关系。

1. 慢性阻塞性肺疾病急性加重期多元统计分析结果分析

五脏非线性主成分之间的相关分析结果显示，肺–肾、肺–心、肺–脾、脾–心、脾–肾、心–肾之间相关系数，经检验有统计学意义。提示：肺与肾心脾正相关；脾与肾心正相关；肾与心之间为正相关。

结构方程模型分析结果显示，从直接效应来看，肺对肾，心对肺，脾对肺，心对脾，脾对肾的直接通径系数较大，分别为0.4846，0.3395，0.2476，0.2211，0.1646。肾对肝和心的直接效应均不到0.1，但统计学上有意义。从间接效应来看，涉及三脏的间接通径系数较大的三个路径分别为：心→肺→肾、脾→肺→肾和心→脾→肺，通径系数分别为0.16452，0.11999和0.05474，涉及四脏的间接通径系数较大的路径是心→脾→肺→肾，0.02653。提示：在慢性阻塞性肺疾病急性加重期疾病中，肺脾肾心四脏密切相关，其中，涉及两脏相关最为密切的是肺肾，其次是心肺、脾肺、心脾、脾肾；涉及三脏相关较为密切的是心肺肾、脾肺肾，其次是心脾肺；涉及四脏相关较强的有心脾肺肾。

需要注意的是，这里的单向箭头连接的两脏或三脏不能简单地理解为是因果关系，如心→肺→肾，不能理解为由于心脏病变引起了肺脏病变，继而影响到肾脏病变。因为本报告是横断面的研究，多数患者有多于两种疾病以上的合并症，也许在患慢性阻塞性肺疾病之前已经有了心脏病、高血压、糖尿病等疾病。也没有进行前瞻性队列研究进行佐证。故在此我们理解为两脏或三脏之间相互影响，相互关联。

慢性阻塞性肺疾病急性加重期疾病两脏之间的相关性以肺肾关系最为密切，其次是心肺、脾肺，同时也得出心脾、脾肾之间相关。肺肾、心肺、脾肺之间的关系在前面内容已详述。心脾之间关联：心主血，脾统血，为气血生化之源，若脾气健旺，则化生血液旺盛，血液充盈，心有所主。若脾气虚弱，运化失职，气血生化无源，则可导致血虚而心无所主。脾肾之间关联：脾肾为先后天的互生关系，“脾阳根于肾阳”，脾阳久虚，进而可损及肾阳，反之，肾阳不足，不能温煦脾阳，均可出现水肿之症。

三脏之间的相关性以心肺肾之间最为密切，其次是脾肺肾，心脾肺也有一定的关联性。现分述于下：

心肺肾之间关联：一方面因心气、心阳亏损，寒凝痰阻，血运不畅，从而导致肺气不利，久则肺虚。进而伤及肾，肾气不固，摄纳无权，膀胱失约，水湿内停，上犯于肺。若肾阳虚衰，气不化水，水邪泛滥，上凌心肺。另一方面因肺虚治节失治，亦可致血行涩滞，心脉不利，心阳根于命门真火，肾阳不振进一步导致心阳虚衰。致喘脱危候。肺胀后期气虚及阳，可出现阴阳两虚，或阴竭阳脱之证，以肺肾心为主。

脾肺肾之间关联：外邪犯肺，肺气不利，久病肺虚，进而致脾失健运，肺脾两虚；脾不制水，而使肾水泛滥。反之，因脾虚生痰，痰浊阻肺，肺失清肃，脾病及肺；肺病日久不愈伤及于肾；肾虚不能蒸腾气化，水湿内停，上泛于肺，亦可致肺虚。肺胀的早期病位多在肺脾肾。

心脾肺之间关联：肺虚及脾，运化失常，水液停滞，聚而生痰，痰水凌心。或因心气、心阳衰弱，血行受阻，影响肺之宣降，久之伤及脾脏。

此外，四脏之间的相关性以心脾肺肾较为突出。

与五行学说10个生克关系进行比较，与之相符的有脾土生肺金、心火生脾土、肺金生肾水、肾水克心火，共5个。尚待验证的有心–肺正相关，脾–肾正相关。

与五行学说不符的结论，若从脏腑相互之间生理病理联系方面，就不难解释。如心肺间正相关：心行血，肺主气，肺的宣发肃降和“朝百脉”能促进心行血。反之，只有正常的血液循环才能维持肺呼吸功能的正常循环。二者更多的体现与气与血之间相互依存、相互为用的关系，而不单单是心火克肺金。脾肾间的正相关：脾与肾是先天和后天的关系，它们之间相互资助、相互促进，而不单单表现脾土克肾水的关系。

另外，本次研究结果中心肝之间关系未得到正确的验证，肺肝、肝脾这两对关系没有得到验证。主要原因在于本报告数据仅来源于慢性阻塞性肺疾病急性加重期，在这个特定疾病中，心肝两脏症状同时出现的概率较小。加上临床出现肝的抽搐、震颤、昏迷等症状时，患者多数被送入重症加强护理病房（ICU），且患者的依从性较差，未及时收集有关症状，从而影响结果的判断。

2. 慢性阻塞性肺疾病急性加重期相关与回归的结果

相关与回归结果提示：从肺与规定的其他四脏相关症状来看，肺与脾关系，多以脾气虚，脾失健运的表现为主，如肢体乏力、脘痞、纳差等。肺与肾的关系，多以肾气虚的表现为主，如性欲减退、腰酸、夜尿多等。肺与心的关系，多以心血虚不足以养神的表现为主，如健忘等。肺与肝的关系，仅与头痛一症有关。可见肺与脾肾心的关系多表现在气血异常，脏腑功能失调的层面上。

从脾与规定的其他四脏的相关症状来看，脾与肺的关系，以痰浊阻肺，肺失宣降，肺气虚弱的表现为主，如痰咳、痰黏稠、泡沫痰、气短、自汗、气怯声低等。脾与肾的关系，以肾阳虚的表现为主，如小便清长、畏风、腰酸、膝冷等。脾与肝的关系，以肝气郁结及肝郁化火的表现为主，如头晕、胁痛、抑郁、口苦。脾与心的关系，以心血虚的表现为主，如健忘、早醒。脾与心肺肝的关系多表现在脏腑功能失调的层面上，而脾肾多表现于脾肾阳虚，水液代谢失常。

从肾与规定的其他四脏的相关症状来看，肾与肺的关系，以水湿犯肺、肺气虚的表现为主，如痰咳、白痰、痰黏稠、气短、气怯声低、自汗等；肾与肝的关系，以肝阴血不足，筋失所养的表现为主，如口苦、头晕、胁痛、抽搐等。肾与脾的关系，以脾失健运的表现为主，如神疲、多虑、纳差、腹胀等。肾与心的关系，以心肾阴虚、虚火内生，心血虚的表现为主，如健忘、虚烦难寐、五心烦热、两目乏神等。肾阴肾阳是各脏阴阳之本，其他各脏的阴阳失调，日久必损耗肾中精气，导致肾的阴阳失调。或者肾的阴阳失调，可导致其他各脏的阴阳失调。

五、研究结论

本报告采用非线性主成分分析、结构方程模型、相关与回归的方法对两组中医临床数据进行综合分析，对慢性阻塞性肺疾病急性加重期的研究，结果提示：在慢性阻塞性肺疾病急性加重期，肺脏与脾肾心三脏相关，尤以心肺肾、脾肺肾这两种模式相关关系较为密切，与中医理论是相符合的。同时还得出脾–肾、脾–心、肺–肝、肝–肾正相关，心–肾负相关，验证了五行学说中“土生金”“火生土”“水生木”“水克火”的经典理论。

第四节　慢性心力衰竭中医五脏相关理论研究

一、数据来源

国家重点基础研究发展计划（973计划）课题《中医五脏相关理论继承与创新研究》（编号：2005CB523502）临床研究组收集的373例慢性心力衰竭中医临床症候病例资料。

二、研究内容

（一）五脏症状的规定

根据《实用中医诊断学》（邓铁涛主编，北京：人民卫生出版社，2004，274–291）所规定的五脏各自特有的症状结合中医有关专家意见，将慢性心力衰竭的数据库中出现的中医症状按照藏象理论分属于五脏。为了使被分析的症状尽可能多一些，以便可以发现更多规律，把一些可以属于不同脏的症状也归入一个较为主要的相关脏。

针对于本报告，规定的五脏症状：

（1）肺：气短息弱、动辄喘甚、咳嗽有痰、呼多吸少以吸入为快、痰白、稍有喘促、喘不能卧、痰黏难咳、吸多呼少以呼出为快、声低、毛发不荣、胸痛、干咳无痰、声高息粗、咳声低微、痰黄、痰稠、咳声重浊、皮肤粗糙、自汗、颜面浮肿、泡沫样痰、痰涎壅盛、面色潮红、低热、声音嘶哑、言语不利、痰中带血、肌肤甲错、咽痒、咽痛、张口抬肩、恶寒、鼻涕清稀、鼻翼翕动、恶风、自觉发热、盗汗、鼻涕黏、失语。

（2）肝：头晕、动作迟缓、爪甲色淡、颈部青筋暴露、俯仰转侧不利、站立困难、步履艰难、口苦、爪甲色青、视物模糊、头昏、头痛、善太息、烦躁不安、眩晕、两眼干、急躁易怒、胸胁胀痛、黄疸、阴部水肿、抑郁、胆怯、面色青。

（3）脾：倦怠乏力、精神疲乏、纳食减少、食欲减退、口干、唇色暗、形体肥胖、懒言、形体消瘦、肢体困重、口淡、唇色淡白、便干、面色萎黄、大便时干时溏、腹胀、便秘、肢体酸软、恶心、便溏、口渴、口渴不欲饮、呕吐、脘痞、脐腹浮肿、头重、口渴喜热饮、腹痛、眼睑浮肿、嗳气、发黄、双上肢浮肿、嗜睡、口不知味、大便失禁、口黏腻、壮热、手足心汗、唇色赤、排便无力、面黄虚浮、口臭、腹泻、肠鸣、身热不扬。

（4）肾：双下肢浮肿、皮肤发白、小便少、夜间多尿、体质虚弱、面色晦暗、小便频、毛发稀疏、身材矮小、腰酸、目无神采、面色黧黑、小便黄赤、腰痛、耳鸣、耳聋、畏寒、小便余沥不尽、小便失禁、小便清、尿痛、周身浮肿、潮热、骨蒸潮热、癃闭、驼背。

（5）心：胸闷、失眠、心悸、面色无华、面色苍白、面色㿠白、多汗、精神萎靡、面赤、精神淡漠、神志恍惚、怔忡、心中懊侬、昏聩、五心烦热、神情呆钝。

（二）数据处理

1. 数据库建立

数据收集者将完成的病例报告表及时进行检查，核对原始记录，检查是否有漏填、错填，检查无误后，交研究者，用EpiData软件建立数据库并录入数据。

2. 数据整理

通过StatTrans数据库类型转换软件，将上述所建数据库转换为SPSS、

SAS统计软件支持的规范数据库，并对数据库进行整理，将多余变量、相似变量进行合并删除处理。整理后，按照五脏症状的规定原则，肺脏、肝脏、脾脏、肾脏、心脏的症状分别有34个、23个、42个、25个、15个。在列出的所有五脏症状中，有该症状的取值为1，没有的取值为0。

（三）数据分析

数据分析采用统计软件SPSS15.0、SAS9.1、AMOS7.0。描述性统计：运用软件SPSS15.0对本报告对象的基本情况以及五脏各自症状进行描述性统计分析，分类资料用构成比（%）表示；多元统计：运用软件SAS9.1对五脏各自症状分别进行非线性主成分分析，共提取五个主成分，代表五脏各自症状的综合指标。并用五脏的主成分，采用结构方程模型统计方法研究五脏之间的关系。相关与回归：运用软件SPSS15.0，采用Spearman相关分析与逐步多重线性回归研究一脏与其他四脏的症状间的关系。

三、研究结果

本报告共有病例373例，男198人，女221人。平均年龄（69.6±13.02）岁，其中65岁及以上患者最多，共331人，约占78.9%，老年患者居多。中医辨病中，心力衰竭292例、心悸10例、真心痛5例、胸痹65例、厥证1例。

（一）五脏各自症状的描述性分析

首先将相似变量进行合并处理，如呼多吸少，以吸入为快、吸多呼少，以呼出为快、动辄喘甚、稍有喘促、喘不能卧、鼻翼翕动、张口抬肩其7个指标合并为“气喘”；食减少、食欲减退2指标合并为“纳差”；口渴、口渴不欲饮、口渴喜热饮合并为“口渴”；心悸、心动悸、怔忡3指标合并为“心悸”。

慢性心力衰竭患者，肺脏的表现以呼吸异常、痰表现的症状为主，如气喘、气短、咳嗽有痰、痰白等（见表3–28）。

表3–28　肺脏症状的描述性分析（症状按频数从大到小排列）

症状	频数	占比/%	症状	频数	占比/%
气喘	370	99.2	泡沫样痰	14	3.8
气短息弱	238	63.8	痰涎壅盛	12	3.2
咳嗽有痰	190	50.9	低热	10	2.7
痰白	135	36.2	言语不利	9	2.4
痰黏难咳	100	26.8	痰中带血	8	2.1
声低	51	13.7	声音嘶哑	8	2.1
毛发不荣	48	12.9	面色潮红	8	2.1
胸痛	46	12.3	肌肤甲错	8	2.1
干咳无痰	38	10.2	咽痒	6	1.6
声高息粗	37	9.9	咽痛	4	1.1
咳声低微	32	8.6	恶寒	4	1.1
痰黄	27	7.2	鼻涕清稀	4	1.1
痰稠	21	5.6	恶风	3	0.8
咳声重浊	19	5.1	自觉发热	3	0.8
皮肤粗糙	19	5.1	盗汗	3	0.8
自汗	15	4.0	鼻涕黏	2	0.5
颜面浮肿	14	3.8	失语	1	0.3

慢性心力衰竭患者，肝脏的表现以肝经循行部位疼痛、姿态异常等症状为主，如动作迟缓、头晕、爪甲色淡、颈部青筋暴露、俯仰转侧不利、站立困难、步履艰难等（见表3–29）。

表3–29　肝脏症状的描述性分析（症状按频数从大到小排列）

症状	频数	占比/%	症状	频数	占比/%
动作迟缓	119	31.9	烦躁不安	5	1.3
头晕	108	29.0	眩晕	5	1.3
爪甲色淡	98	26.3	急躁易怒	5	1.3
颈部青筋暴露	94	25.2	头痛	5	1.3
俯仰转侧不利	72	19.3	两眼干	5	1.3
站立困难	37	9.9	胸胁胀痛	4	1.1
步履艰难	37	9.9	黄疸	3	0.8
口苦	34	9.1	阴部水肿	2	0.5
爪甲色青	21	5.6	抑郁	2	0.5
视物模糊	15	4.0	胆怯	1	0.3
头昏	12	3.2	面色青	1	0.3
善太息	8	2.1			

慢性心力衰竭患者，脾脏的表现以脾气虚弱，运化失常所表现的症状为主，如倦怠乏力、精神疲乏、纳差、唇色暗、口干、形体肥胖、懒言、形体消瘦等（见表3–30）。

表3–30　脾脏症状的描述性分析（症状按频数从大到小排列）

症状	频数	占比/%	症状	频数	占比/%
倦怠乏力	359	96.2	头重	13	3.5
精神疲乏	355	95.2	脐腹浮肿	13	3.5
纳差	311	83.4	脘痞	12	3.2
唇色暗	173	46.4	眼睑浮肿	10	2.7
口干	170	45.6	腹痛	9	2.4
形体肥胖	114	30.6	嗳气	8	2.1

续表

症状	频数	占比/%	症状	频数	占比/%
懒言	103	27.6	发黄	7	1.9
形体消瘦	99	26.5	双上肢浮肿	6	1.6
肢体困重	68	18.2	嗜睡	6	1.6
口淡	62	16.6	口不知味	6	1.6
唇色淡白	59	15.8	口黏腻	5	1.3
便干	55	14.7	大便失禁	5	1.3
大便时干时溏	52	13.9	壮热	4	1.1
面色萎黄	51	13.7	排便无力	4	1.1
口渴	49	13.1	唇色赤	4	1.1
腹胀	45	12.1	手足心汗	4	1.1
肢体酸软	37	9.9	腹泻	3	0.8
便秘	34	9.1	面黄虚浮	3	0.8
恶心	31	8.3	口臭	3	0.8
便溏	26	7.0	肠鸣	2	0.5
呕吐	14	3.8	身热不扬	1	0.3

慢性心力衰竭患者，肾脏的表现以肾阳虚、主水功能异常的症状为主，如双下肢浮肿、小便少、夜间多尿、体质虚弱、面色晦暗、小便频、毛发稀疏、身材矮小、目无神采、面色黧黑、小便黄赤等（见表3–31）。

表3–31　肾脏症状的描述性分析（症状按频数从大到小排列）

症状	频数	占比/%	症状	频数	占比/%
双下肢浮肿	193	51.7	小便余沥不尽	8	2.1
小便少	92	24.7	耳鸣	8	2.1
夜间多尿	74	19.8	畏寒	6	1.6

续表

症状	频数	占比/%	症状	频数	占比/%
体质虚弱	58	15.5	耳聋	6	1.6
面色晦暗	50	13.4	小便清	6	1.6
小便频	40	10.7	小便失禁	5	1.3
毛发稀疏	36	9.7	尿痛	4	1.1
身材矮小	18	4.8	周身浮肿	4	1.1
腰酸	16	4.3	潮热	2	0.5
目无神采	14	3.8	骨蒸潮热	1	0.3
面色黧黑	14	3.8	癃闭	1	0.3
小便黄赤	11	2.9	驼背	1	0.3
腰痛	8	2.1			

慢性心力衰竭患者，心脏的表现以心气血亏虚、血运不畅、心不藏神所导致的症状为主，如胸闷、失眠、心悸、面色无华、面色苍白、面色㿠白、精神萎靡、精神淡漠、神志恍惚等（见表3-32）。

表3-32　心脏症状的描述性分析（症状按频数从大到小排列）

症状	频数	占比/%	症状	频数	占比/%
胸闷	294	78.8	精神淡漠	6	1.6
失眠	226	60.6	面赤	6	1.6
心悸	194	52.0	神志恍惚	5	1.3
面色无华	79	21.2	心中懊侬	3	0.8
面色苍白	48	12.9	昏聩	2	0.5
面色㿠白	27	7.2	五心烦热	1	0.3
多汗	17	4.6	神情呆钝	1	0.3
精神萎靡	8	2.1			

（二）非线性主成分分析

为避免对分析结果的不良影响，去掉频数为3及3以下的症状，分别是恶风、自觉发热、盗汗、鼻涕黏、失语；黄疸、阴部水肿、抑郁、胆怯、面色青；面黄虚浮、口臭、腹泻、肠鸣、身热不扬；潮热、骨蒸潮热、癃闭、驼背；心中懊侬、昏聩、五心烦热、神情呆钝共23个。

采用非线性主成分分析，生成五脏各脏的一个非线性主成分，即每一脏器症状的综合指标。记作“肺”“肝”“脾”“肾”和“心”。

1. 肺的迭代信息（见表3-33）

表3-33 PRINQUAL最大化方差算法迭代信息

迭代次数	平均改变量	最大改变量	方差贡献率	收敛判据变化
1	0.85442	9.85026	0.09671	
2	0.05910	1.48103	0.91952	0.82281
3	0.04918	0.82128	0.93271	0.01319
……				
803	0.00055	0.00228	0.97395	0.00000
804	0.00045	0.00167	0.97395	0.00000
……				

注：算法已收敛。

提取肺症状的一个非线性主成分可以代表肺脏症状信息的97.4%。

2. 肝的迭代信息（见表3-34）

表3-34 PRINQUAL最大化方差算法迭代信息

迭代次数	平均改变量	最大改变量	方差贡献率	收敛判据变化
1	0.68554	8.68591	0.10332	
2	0.09973	2.30923	0.84709	0.74376

续表

迭代次数	平均改变量	最大改变量	方差贡献率	收敛判据变化
3	0.07908	1.81805	0.88174	0.03465
……				
206	0.00079	0.00203	0.99159	0.00000
207	0.00070	0.00189	0.99159	0.00000
……				

注：算法已收敛。

提取肝症状的一个非线性主成分可以代表肝脏症状信息的99.2%。

3. 脾的迭代信息（见表3–35）

表3–35　PRINQUAL最大化方差算法迭代信息

迭代次数	平均改变量	最大改变量	方差贡献率	收敛判据变化
1	0.72041	9.06338	0.07339	
2	0.10730	2.58121	0.82659	0.75320
3	0.08728	1.92318	0.86764	0.04105
……				
264	0.00026	0.01095	0.97018	0.00000
265	0.00023	0.00973	0.97018	0.00000
……				

注：算法已收敛。

提取脾症状的一个非线性主成分可以代表脾脏症状信息的97.0%。

4. 肾的迭代信息（见表3–36）

表3–36　PRINQUAL最大化方差算法迭代信息

迭代次数	平均改变量	最大改变量	方差贡献率	收敛判据变化
1	0.65957	7.88405	0.09421	
2	0.09951	1.31700	0.84713	0.75293

续表

迭代次数	平均改变量	最大改变量	方差贡献率	收敛判据变化
3	0.08318	0.97529	0.87887	0.03174
……				
292	0.00017	0.00062	0.99504	0.00000
293	0.00017	0.00061	0.99504	0.00000
……				

注：算法已收敛。

提取肾症状的一个非线性主成分可以代表肾脏症状信息的99.5%。

5. 心的迭代信息（见表3–37）

表3–37　PRINQUAL最大化方差算法迭代信息

迭代次数	平均改变量	最大改变量	方差贡献率	收敛判据变化
1	0.63612	9.62094	0.14939	
2	0.06611	1.62074	0.82938	0.68000
3	0.05231	1.18752	0.85846	0.02907
……				
99	0.00079	0.00973	0.94890	0.00000
100	0.00070	0.00870	0.94891	0.00000
……				

注：算法已收敛。

提取心症状的一个非线性主成分可以代表心脏症状信息的94.9%。

（三）结构方程模型分析

构建的五脏关系图及其模型方程与第三部分方法类似，仍采用结构方程模型验证五脏之间的关系。使用SAS9.1的CALIS过程进行分析，相关参数的设定：method=wlsall，图形由AMOS7.0产生。

1. 五脏非线性主成分的相关分析（见表3-38）

表3-38　相关性

	fei	gan	pi	shen	xin
fei	1.0000	-0.0109	0.1706**	-0.0975	-0.0303
gan	-0.0109	1.0000	0.0893	0.1510**	0.0474
pi	0.1706	0.0893	1.0000	-0.1020*	0.0557
shen	-0.0975	0.1510	-0.1020	1.0000	-0.0070
xin	-0.0303	0.0474	0.0557	-0.0070	1.0000

**$P<0.01$；*$P<0.05$

由上表可以看出，五个主成分的相关分析中，肺与脾正相关，相关系数为0.1706。肝与肾正相关，相关系数为0.1510，脾与肾负相关，相关系数为-0.1020。其余脏之间相关性较弱，相关系数的绝对值均在0.1以下，无统计学意义。

2. 模型拟合信息

CALIS过程协方差结构分析：加权最小=乘估计

Fit Function	0.0167
Goodness of Fit Index（GFI）	1.0000
GFI Adjusted for Degrees of Freedom（AGFI）	0.9999
Root Mean Square Residual（RMR）	0.0402
Parsimonious GFI（Mulaik，1989）	0.6000
Chi-Square	6.2015
Chi-Square DF	6
Pr > Chi-Square	0.4010
Independence Model Chi-Square	47.671
Independence Model Chi-Square DF	10

续表

RMSEA Estimate	0.0095
RMSEA 90% Lower Confidence Limit	.
RMSEA 90% Upper Confidence Limit	0.0686
ECVI Estimate	0.0597
ECVI 90% Lower Confidence Limit	.
ECVI 90% Upper Confidence Limit	0.0900
Probability of Close Fit	0.8222
Bentler's Comparative Fit Index	0.9947
Akaike's Information Criterion	–5.7985
Bozdogan's（1987）CAIC	–35.3280
Schwarz's Bayesian Criterion	–29.3280
McDonald's（1989）Centrality	0.9997
Bentler & Bonett's（1980）Non–normed Index	0.9911
Bentler & Bonett's（1980）NFI	0.8699
James，Mulaik，& Brett（1982）Parsimonious NFI	0.5219
Z–Test of Wilson & Hilferty（1931）	0.2500
Bollen（1986）Normed Index Rho1	0.7832
Bollen（1988）Non–normed Index Delta2	0.9952
Hoelter's（1983）Critical N	757

以上为衡量所考察的理论模型与实际数据之间拟合的程度的指标，Fit Function=0.0167，GFI=1.0000，AGFI=0.9999，RMR=0.0402，Chi-Square=6.2015，*df*=6，*P*=0.4010，RMSEA=0.0095，Hoelter's Critical N=757，经过修正后的模型可以较好地拟合分析所用的数据。下面是修正后的模型方程：

带估计的显性变量方程

fei	=	0.0703*pi	+	1.0000 e1		
Std Err		0.0319 pf				
t Value		2.2043				
gan	=	0.0704*shen	+	1.0000 e3		
Std Err		0.0409 sg				
t Value		1.7201				
pi	=	0.1274*gan	+	0.0606*xin	+	1.0000 e5
Std Err		0.0654 g_p		0.0505 xp		
t Value		1.9475		1.2012		
shen	=	–0.0703*fei	+	–0.0999*pi	+	1.0000 e2
Std Err		0.0339 fs		0.0205 p_s		
t Value		–2.0758		–4.8704		

所得通径图如图3–11所示：

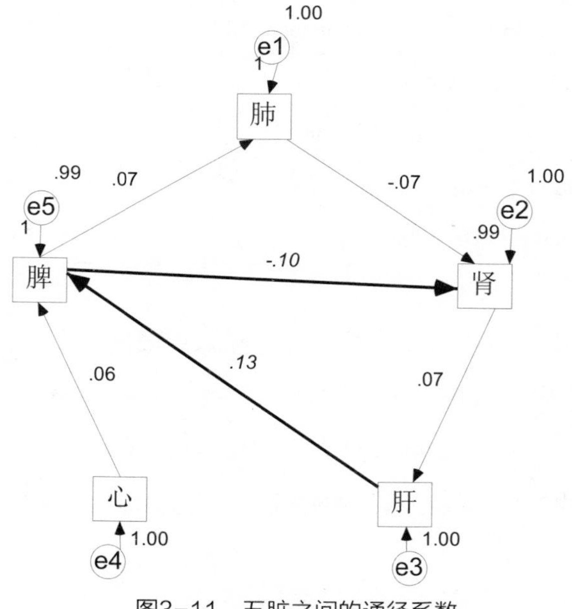

图3–11　五脏之间的通径系数

由模型方程可知，心脾、脾肺、肝肾、肝脾之间正相关，脾肾、肺肾之间负相关。五行学说中某些规律得到了验证，如“土生金”“水生木”“火生土”“土克水”。

由通径图3-11可知，心对脾的直接效应为0.0606，脾对肺的直接效应为0.0703，肺对肾直接效应为-0.0703，肾对肝的直接效应为0.0704，肝对脾的直接效应为0.1274，脾对肾的直接效应为-0.0999，肺、肾、肝对心和肺对肝无直接通径。除了肺、脾对肾的直接效应为负效应外，其他脏之间的直接效应均为正向效应。

一脏通过其他脏对另一脏的间接通径系数极小，在此不列举。

3. 参数的修正指标（见表3-39至表3-42）

表3-39　PHI中10个最大拉朗日乘数的排序

Row	Column	$\chi 2$	P
ef	ef	3.29894	0.0693
eg	eg	1.42843	0.2320
es	eg	1.19475	0.2744
eg	xin	0.44733	0.5036
ef	xin	0.42658	0.5137
es	ep	0.20806	0.6483
ep	eg	0.17371	0.6768
ef	ep	0.05354	0.8170
es	xin	0.03240	0.8571
ef	eg	0.00213	0.9632

表3-40　GAMMA中3个最大拉格朗日乘数的排序

Row	Column	$\chi 2$	P
gan	xin	0.44733	0.5036
fei	xin	0.42658	0.5137
shen	xin	0.03240	0.8571

表3-41　BETA中5个最大拉格朗日乘数的排序

Row	Column	χ2	P
fei	shen	3.29893	0.0693
gan	pi	1.34128	0.2468
shen	gan	1.19475	0.2744
pi	shen	0.17531	0.6754
pi	fei	0.05354	0.8170

表3-42　逐步Wald检验

Parameter	累积计数			单变量增量	
	χ2	DF	P	χ2	P
xp	1.44298	1	0.2297	1.44298	0.2297
sg	4.51252	2	0.1047	3.06954	0.0798
fs	7.71381	3	0.0523	3.20129	0.0736
gp	11.36516	4	0.0228	3.65136	0.0560

表3-39至表3-42是SAS在分析后提出的对模型是否修改所提供的参考意见，根据此结果，模型不需要再修改。

4．模型的总体效应（见表3-43）

表3-43　总体效应

	xin	gan	pi	fei	shen
fei	0.00426	0.00895	0.07025	−0.00004	0.00063
gan	−0.00045	−0.00094	−0.00737	−0.00494	0.07029
pi	0.06059	0.12727	−0.00094	−0.00063	0.00895
shen	−0.00635	−0.01334	−0.10471	−0.07023	−0.00094

上表是五脏之间相互关系的总效应，有上述系数可知，总效应较弱，除了肝对脾的正向总效应为0.12727，脾对肾的负向总效应为0.10471，其他效应均未达到0.1。

5. 复相关系数（见表3-44）

表3-44　平方复相关

	变量	误差方差	总方差	R^2
1	fei	1.00000	1.00486	0.00483
2	gan	1.00000	1.00307	0.00306
3	pi	0.98192	1.00002	0.0181
4	shen	0.98594	1.00001	0.0141

复相关系数R^2的分析结果，其中最大的是脾的复相关系数0.0181，说明只有1.81%的脾的信息由其他脏的变异来解释。此结果提示五脏之间没有较强的因果关系。

（四）相关与回归分析

1. 肺与其他四脏症状间的Spearman相关与回归分析（见表3-45、表3-46）

表3-45　肺与其他四脏症状间的Spearman相关分析

症状	r_s	P	症状	r_s	P
精神萎靡	0.132	0.011	两眼干	0.131	0.011
精神淡漠	0.108	0.037	爪甲色淡	0.174	0.001
面色无华	0.158	0.002	颈部青筋暴露	0.184	0.000
懒言	0.124	0.016	站立困难	0.128	0.014
纳差	0.214	0.000	动作迟缓	0.139	0.007
壮热	0.144	0.005	步履艰难	0.152	0.003
唇色暗	0.117	0.024	俯仰转侧不利	0.222	0.000
口干	0.122	0.018	双下肢浮肿	0.175	0.001
口渴	0.108	0.038	耳聋	0.111	0.032
便秘	0.121	0.019	小便少	0.171	0.001
排便无力	0.126	0.015	小便清	0.165	0.001
形体消瘦	0.123	0.018			

上述表仅列出有统计学意义的相关系数大于0的症状，这些症状是在规定的五脏症状中属于心、肝、肾、脾的症状，提示肺与心脏症状的精神萎靡、精神淡漠、面色无华，脾脏症状的纳差，肝脏症状的俯仰转侧不利、颈部青筋暴露、爪甲色淡，肾脏症状的双下肢浮肿、小便少相关较强。

表3-46　肺与其他四脏症状间的逐步回归分析结果

症状	非标准化系数		标准化系数	*t*	*P*
	B	*Std. Error*	*Beta*		
（常数）	–0.801	0.124		–6.453	0.000
精神淡漠	1.113	0.453	0.140	2.459	0.014
纳差	0.425	0.133	0.158	3.193	0.002
口渴	0.373	0.153	0.126	2.437	0.015
形体消瘦	0.258	0.109	0.114	2.379	0.018
善太息	0.674	0.336	0.098	2.004	0.046
爪甲色淡	0.254	0.119	0.112	2.141	0.033
颈部青筋暴露	0.252	0.116	0.109	2.177	0.030
动作迟缓	0.239	0.110	0.112	2.171	0.031
俯仰转侧不利	0.293	0.132	0.116	2.213	0.028
双下肢浮肿	0.202	0.103	0.101	1.967	0.050
畏寒	0.648	0.388	0.082	1.672	0.095
小便少	0.258	0.118	0.111	2.186	0.029
小便清	0.792	0.393	0.100	2.016	0.045
体质虚弱	0.233	0.138	0.084	1.689	0.092

上表列出了进入回归方程且回归系数大于0的症状，这些症状是在规定的五脏症状中属于脾、肝、肾、心的症状，提示肺与心脏症状的精神淡

漠，脾脏症状的纳差、口渴、形体消瘦，肝脏症状的善太息、爪甲色淡、颈部青筋暴露、动作迟缓、俯仰转侧不利，肾脏症状的双下肢浮肿、畏寒、小便少、小便清、体质虚弱相关较强。

2. 脾与其他四脏症状间的Spearman相关与回归分析（见表3-47、表3-48）

表3-47　脾与其他四脏症状间的Spearman相关分析

症状	r_s	P	症状	r_s	P
气短息弱	0.137	0.008	颈部青筋暴露	0.127	0.014
咳声低微	0.156	0.003	站立困难	0.109	0.035
咳声重浊	0.118	0.023	动作迟缓	0.120	0.013
痰黏难咳	0.146	0.005	步履艰难	0.124	0.016
痰白	0.151	0.004	俯仰转侧不利	0.108	0.038
声低	0.182	0.000	口苦	0.131	0.011
声音嘶哑	0.107	0.039	双下肢浮肿	0.190	0.000
咽痛	0.105	0.031	腰痛	0.131	0.011
肌肤甲错	0.112	0.031	面色晦暗	0.275	0.000
皮肤粗糙	0.193	0.000	小便少	0.127	0.014
心悸	0.115	0.027	小便黄赤	0.112	0.031
精神萎靡	0.107	0.039	小便余沥不尽	0.111	0.032
面色无华	0.234	0.000	尿痛	0.127	0.014
失眠	0.175	0.001	体质虚弱	0.156	0.002
爪甲色淡	0.262	0.000			

上表仅列出有统计学意义的相关系数大于0的症状，其中相关系数较大的有面色晦暗、爪甲色淡、面色无华、皮肤粗糙、双下肢浮肿、声低、失眠、咳声低微、体质虚弱、痰白。提示脾与肾脏症状的面色晦暗、双下

肢浮肿、体质虚弱，心脏症状的面色无华、失眠，肺脏症状的皮肤粗糙、声低、咳声低微、痰白；肝脏症状的爪甲色淡相关较强。

表3–48　脾与其他四脏症状间的逐步回归分析结果

症状	非标准化系数		标准化系数	*t*	*P*
	B	*Std. Error*	*Beta*		
（常数）	–1.170	0.119		–9.827	0.000
气短息弱	0.296	0.099	0.142	2.993	0.003
胸痛	0.250	0.138	0.082	1.806	0.072
痰白	0.188	0.097	0.090	1.936	0.054
心悸	0.354	0.091	0.177	3.901	0.000
面色苍白	0.281	0.141	0.094	1.988	0.048
面色㿠白	0.293	0.176	0.076	1.663	0.097
面色无华	0.408	0.120	0.167	3.409	0.001
失眠	0.251	0.095	0.123	2.647	0.008
视物模糊	0.497	0.236	0.098	2.111	0.035
爪甲色淡	0.282	0.113	0.124	2.486	0.013
动作迟缓	0.405	0.100	0.189	4.054	0.000
口苦	0.416	0.157	0.120	2.660	0.008
双下肢浮肿	0.310	0.092	0.155	3.383	0.001
面色晦暗	0.344	0.137	0.117	2.509	0.013

上表列出进入回归方程且回归系数大于0的症状，这些症状是在规定的五脏症状中属于肺、心、肝、肾的症状，提示脾脏与肺脏症状的气短息弱、胸痛、痰白，心脏症状的心悸、面色苍白、面色㿠白、面色无华、失眠，肝脏症状的视物模糊、爪甲色淡、动作迟缓、口苦，肾脏症状的双下肢浮肿、面色晦暗相关较强。

3. 肾与其他四脏症状间的Spearman相关与回归分析（见表3-49、表3-50）

表3-49 肾与其他四脏症状间的Spearman相关分析

症状	r_s	P
胸痛	0.176	0.001
恶寒	0.104	0.044
排便无力	0.121	0.019
大便时干时溏	0.128	0.014

上表仅列出有统计学意义的相关系数大于0的症状，这些症状在规定的五脏症状中属于肺、脾的症状，提示肾脏与肺脏症状的胸痛、恶寒，与脾脏症状的排便无力、大便时干时溏相关。

表3-50 肾与其他四脏症状间的逐步回归分析

症状	非标准化系数		标准化系数	t	P
	B	*Std. Error*	*Beta*		
（常数）	0.237	0.100		2.359	0.019
痰黄	0.389	0.181	0.101	2.144	0.033
自汗	0.427	0.243	0.084	1.760	0.079
脘痞	0.608	0.283	0.107	2.151	0.032
肢体酸软	0.379	0.169	0.113	2.243	0.026
排便无力	0.811	0.469	0.084	1.728	0.085
形体消瘦	0.446	0.119	0.197	3.740	0.000
形体肥胖	0.318	0.118	0.147	2.690	0.007
爪甲色青	0.339	0.203	0.078	1.668	0.096
步履艰难	0.377	0.167	0.113	2.258	0.025

上表列出了进入回归方程，回归系数大于0的症状，这些症状在规定的五脏症状中属于肺、脾、肝的症状。提示肾与肺脏症状的痰黄、自汗，脾脏症状的脘痞、肢体酸软、排便无力、形体消瘦、形体肥胖，肝脏症状的爪甲色青、步履艰难相关较强。

4. 肝与其他四脏症状间的Spearman相关与回归分析（见表3–51、表3–52）

表3–51　肝与其他四脏症状间的Spearman相关分析

症状	r_s	P	症状	r_s	P
痰白	0.126	0.015	唇色淡白	0.151	0.003
痰稠	0.121	0.020	口淡	0.105	0.043
毛发不荣	0.219	0.000	小便余沥不尽	0.117	0.024
面色皖白	0.117	0.024	身材矮小	0.104	0.044
眼睑浮肿	0.119	0.021	体质虚弱	0.145	0.005
双上肢浮肿	0.104	0.044	毛发稀疏	0.262	0.000

上表仅列出有统计学意义的相关系数大于0的症状，这些症状在规定的五脏症状中属于肺、脾、肾的症状，提示肝脏与肺脏症状的痰白、痰稠、毛发不荣，脾脏症状的眼睑浮肿、双上肢浮肿、唇色淡白、口淡，肾脏症状的小便余沥不尽、身材矮小、体质虚弱、毛发稀疏相关较强，同时与心脏症状的面色皖白有一定的相关性。

表3–52　肝与其他四脏症状间的逐步回归分析

症状	非标准化系数		标准化系数	t	P
	B	*Std. Error*	*Beta*		
（常数）	–.219	0.104		–2.113	0.035
痰稠	0.367	0.222	0.085	1.654	0.099
精神淡漠	0.718	0.429	0.090	1.674	0.095

续表

症状	非标准化系数		标准化系数	*t*	*P*
	B	*Std. Error*	*Beta*		
失眠	0.174	0.104	0.085	1.683	0.093
懒言	0.265	0.113	0.118	2.331	0.020
唇色暗	0.215	0.105	0.107	2.055	0.041
大便时干时溏	0.294	0.150	0.102	1.952	0.052
便干	0.300	0.144	0.106	2.077	0.038

上表列出了进入回归方程，回归系数大于0的症状，这些症状在规定的五脏症状中属于肺、心、脾的症状。提示肝脏与肺脏症状的痰稠，心脏症状的精神淡漠、失眠，脾脏症状的懒言、唇色暗、大便时干时溏、便干相关较强。

5. 心与其他四脏症状间的Spearman相关与回归分析（见表3–53、表3–54）

表3–53　心与其他四脏症状间的Spearman相关分析

症状	r_s	*P*
声高息粗	0.136	0.009
咳声重浊	0.109	0.035
痰黏难咳	0.158	0.002
声低	0.107	0.038
懒言	0.145	0.005
肢体酸软	0.161	0.002
善太息	0.107	0.039
头晕	0.105	0.043
小便黄赤	0.123	0.017
尿痛	0.103	0.046

上述表仅列出有统计学意义的相关系数大于0的症状，这些症状在规定的五脏症状中属于肺、脾、肝、肾的症状，提示心脏与肺脏症状声高息粗、咳声重浊、痰黏难咳、声低，脾脏症状的懒言、肢体酸软，肝脏症状的善太息、头晕，肾脏症状的小便黄赤、尿痛相关较强。

表3-54　心与其他四脏症状间的逐步回归分析

症状	非标准化系数		标准化系数	t	P
	B	*Std. Error*	*Beta*		
（常数）	0.000	0.094		–.002	0.998
咳声重浊	0.506	0.226	0.111	2.233	0.026
痰白	0.197	0.104	0.095	1.895	0.059
痰中带血	0.608	0.340	0.088	1.787	0.075
咽痒	0.689	0.406	0.087	1.695	0.091
眼睑浮肿	0.586	0.311	0.095	1.886	0.060
懒言	0.363	0.111	0.162	3.276	0.001
肢体酸软	0.683	0.167	0.204	4.085	0.000
唇色淡白	0.270	0.135	0.099	2.001	0.046
唇色赤	1.426	0.536	0.128	2.661	0.008
唇色暗	0.353	0.112	0.176	3.156	0.002
发黄	1.382	0.376	0.188	3.672	0.000
小便黄赤	0.694	0.292	0.118	2.379	0.018
小便清	0.861	0.384	0.109	2.244	0.025

上表列出了进入回归方程，回归系数大于0的症状，这些症状在规定的五脏症状中属于肺、脾、肾的症状。提示心与肺脏症状的咳声重浊、痰白、痰中带血、咽痒，脾脏症状的眼睑浮肿、懒言、肢体酸软、唇色淡白、唇色赤、唇色暗、发黄，肾脏的小便黄赤、小便清相关较强。

四、结果分析

（一）慢性心力衰竭多元统计分析结果分析

五个非线性主成分的相关分析中，肺-脾、肝-肾和脾-肾之间的相关系数，经检验有统计学意义。提示：肺-脾和肝-肾之间正相关，脾-肾之间负相关。

结构方程模型分析结果显示，从直接效应来看，心对脾、脾对肺、肺对肾、肾对肝、肝对脾、脾对肾的直接效应分别为0.0606、0.0703、-0.0703、0.0704、0.1274、-0.0999，除了肝对脾的直接效应达到0.1，其他效应均较弱，但统计学上有意义。一脏通过其他脏对另一脏的间接效应较弱。提示：在慢性心力衰竭疾病中，心脾相关，同时还得出肝脾、肺脾、脾肾、肺肾、肝肾相关。

慢性心力衰竭的病位在心，肺、脾、肾、肝都与心互相影响。其中，脾与心的关系最为密切。因脾胃为后天之本，气血生化之源，气机升降的枢纽。脾胃属土，位居中焦，主受纳运化水谷精微，化生气血，营养四脏。其次，脾经脉和心脏直接相联系，经脉上通于心。脾之支脉注心中，胃之大络出于左乳下，足阳明之经上通于心，足太阴之经散于胸中，手太阳小肠络抵胃属小肠，经络的连属是脾胃与心息息相关的基础。在此基础上脾胃转输水谷精微，化生气血，升清降浊，与心相联系。脾胃健，则心气血充盛，心火下交，肾水上升，平和调顺。结合心衰患者的临床特点，脾胃失调除直接影响心脏之外，多涉及肺、肾两脏[25]。另外，肝气横逆犯脾，脾失健运，湿浊内生，郁久化火，痰火扰心，灼血为瘀，亦可引起心脏病变。本报告结论与此基本相符。

与五行学说10个生克关系进行比较，与之相符的有脾土生肺金，心火生脾土，肾水生肝木，脾土克肾水，共4个。尚待验证的有肺–肾负相关，肝–脾正相关。

与五行学说相反的结论，若从脏腑相互之间生理病理关系方面，就不难解释。如肝脾正相关：肝藏血，脾统血、主运化为气血生化之源。脾运健旺、生血有源，且血不逸出脉外，则肝有所藏。肝疏泄功能正常，能促进脾胃的运化，生中有克，克中有生。维持相对平衡。

另外，本次研究结果中肺肾间关系未得到正确的验证，心肺、心肝、心肾、肺肝这四对关系没有得到验证，三脏或多脏之间关系较弱。究其原因，疑是慢性心力衰竭病变病位在心，早期累及脾肺，后期病及于肾。加上本次收集的临床资料有选择性偏倚，心肝两脏症状收集欠完整，故还需进行大样本多中心临床试验进行佐证。

通过对以上两种疾病的五脏相关研究，都出现了与五行生克关系不符的结论，究其原因：一方面说明了五行学说的局限性；另一方面是数据本身的问题，如样本量不够大，有选择性偏倚，缺乏随机性，这些都会影响分析结果，难以实证五脏之间的相互关系；再则，中医认识到人体内部各个组成要素之间的广泛联系，脏腑、经络、形体官窍、气血津液、精神情志等，无不是联系网络中的一个节点，这个网络又是多维立体的和多层交叉的，这体现出了中医理论对人体复杂性的深刻认识，这些非线性的联系难以精确把握[81]。

（二）慢性心力衰竭相关与回归的结果提示

相关结果提示：心与肺脏症状声高息粗、咳声重浊、痰黏难咳、声低，脾脏症状的懒言、肢体酸软，肝脏症状的善太息、头晕，肾脏症状的小便黄赤、尿痛相关较强。肺与脾脏症状的纳差，肝脏症状的俯仰转侧不利、颈部青筋暴露、爪甲色淡，肾脏症状的双下肢浮肿、小便少相关较强。脾与肺脏症状的皮肤粗糙、声低、咳声低微、痰白，心脏症状的面色无华、失眠，肾脏症状的面色晦暗、双下肢浮肿、体质虚弱，肝脏症状的爪甲色淡相关较强。肝与肺脏症状的痰白、痰稠、毛发不荣，脾脏症状的眼睑浮肿、双上肢浮肿、唇色淡白、口淡，肾脏症状的小便余沥不尽、身材矮小、体质虚弱、毛发稀疏，心脏症状的面色晄白相关较强。肾与肺脏症状的胸痛、恶寒，与脾脏症状的排便无力、大便时干时溏相关。

回归分析提示：心与肺脏症状的咳声重浊、痰白、痰中带血、咽痒，脾脏症状的眼睑浮肿、懒言、肢体酸软、唇色淡白、唇色赤、唇色暗、发黄，肾脏症状的小便黄赤、小便清相关较强。肺与心脏症状的精神淡漠，脾脏症状的纳差、口渴、形体消瘦，肝脏症状的善太息、爪甲色淡、颈部青筋暴露、动作迟缓、俯仰转侧不利，肾脏症状的双下肢浮肿、畏寒、小便少、小便清体质虚弱相关较强。脾脏与肺脏症状的气短息弱、胸痛、痰白，心脏症状的心悸、面色苍白、面色晄白、面色无华、失眠，肝脏症状的视物模糊、爪甲色淡、动作迟缓、口苦，肾脏症状的双下肢浮肿、面色晦暗相关较强。肝脏与肺脏症状的痰稠，脾脏症状的懒言、唇色暗、大便时干时溏、便干，心脏症状的精神淡漠、失眠相关较强。肾与肺脏症状的痰黄、自汗，脾脏症状的脘痞、肢体酸软、排便无力、形体消瘦、形体肥胖，肝脏症状的爪甲色青、步履艰难相关较强。

相关与回归结果基本相同，提示：从心与规定的其他四脏相关症状来看，心与肺的关系，以心肺气虚，痰浊阻肺的表现为主，如声低、痰黏难咳，咳声重浊等。心与脾的关系，以脾运化障碍、水液停聚的表现为主，如懒言、肢体酸软、眼睑浮肿等。心与肾脏症状的小便黄赤、尿痛相关，小便黄赤、尿痛应是痰瘀久而化热引起的标实证。

从肺与规定的其他四脏相关症状来看，肺与心的关系，以痰瘀扰心，神志异常的表现为主，如精神萎靡、精神淡漠等。肺与脾的关系，以脾运化失常的表现为主，如纳差、便秘、口干等。肺与肝的关系，以肝藏血功能失调，肝阴不足、筋失所养的表现为主，如俯仰转侧不利、动作迟缓、颈部青筋暴露、爪甲色淡等。肺与肾的关系，以肾阳虚，水液代谢障碍的表现为主，如双下肢浮肿、畏寒、小便少等。

从脾与规定的其他四脏相关症状来看，脾与心的关系，以心血虚的表现为主，如心悸、面色无华、面色苍白、失眠等。脾与肺的关系，以肺脾气虚、痰浊阻肺的表现为主，如气短息弱、声低、咳声低微、痰白等。脾与肝的关系，以肝阴血虚，虚火内扰的表现为主，如视物模糊、爪甲色淡、动作迟缓、口苦等。脾与肾的关系，以脾肾阳虚的表现为主，如面色晦暗、双下肢浮肿等。

从肾与规定的其他四脏相关症状来看，肾与肺的关系，以肺气虚，易感的表现为主，如恶寒、自汗等。肾与脾的关系，以脾失健运的表现为主，如脘痞、肢体酸软、大便异常等。肾与肝的关系，以肝肾阴虚，筋脉失养的表现为主，如步履艰难。

从肝与规定的其他四脏相关症状来看，肝与肺的关系，以痰浊阻肺，卫表不固的表现为主，如痰稠、痰白、毛发不荣等。肝与心的关系，以血虚，神志异常为主，如面色㿠白、失眠、精神淡漠等。肝与脾的关系，以脾不健运，脾虚水泛为主，如懒言、便溏、便干、口淡、眼睑浮肿、上肢浮肿等。肝与肾的关系，以肾精血虚的表现为主，如身材矮小、体质虚弱、毛发稀疏等。

通过对两部分数据的相关与回归分析，初步探讨了不同疾病，不同发展阶段，多脏相关的症候组合特点。以慢性阻塞性肺疾病急性加重期肺脾肾三脏相关为例，相关症状有痰咳、痰多、痰黏稠、泡沫痰、气短、气喘、气怯声低、自汗，神疲、纳差、多虑、口淡、脘痞、排便无力、嗳气、便溏、面色萎黄、四肢困重、肢体乏力，性欲减退、腰酸、尿清频数、畏风、夜尿多、耳鸣、面色晦暗、膝酸软、腹痛喜温喜按等。病机涉及肺脾两虚、肺肾气虚、脾肾阳虚等。可见，病情越重，涉及病变的脏腑越多，证候组合越复杂。但由于样本量较小、缺乏随机性、选择性偏倚等原因，此研究结论还有待进一步佐证。如果收集了更为代表性的样本，五脏之间相互关系得到更好的验证，多脏证之间的证候组合也能被正确地显示。

五、研究结论

本报告采用非线性主成分分析、结构方程模型、相关与回归的方法对慢性心力衰竭的研究，研究结果提示：心与脾相关较为密切，同时还得出脾-肺、肾-肝、肝-脾正相关，脾-肾负相关。验证了五行学说中“火生土”“土生金”“水生木”“土克水”的经典理论。

不同疾病，不同发展阶段，证候表现同样反映多脏腑相关的特点。病情越重，涉及病变的脏腑越多，证候组合越复杂。本报告中两部分临床数据表明，五脏的任意两脏之间都是相互影响、相互促进的，一脏功能异常，都会影响到其他四脏。从一种或多种重大疾病的临床研究出发，系统探索五脏相关的理论内涵，以指导临床诊治现代疑难病症，具有重要的现实意义。

第五节　邓铁涛教授治疗冠心病用药规律研究

一、数据来源

本报告以邓铁涛教授于广州中医药大学第一附属医院在1975年7月至1977年4月期间治疗冠心病医案为主要来源进行筛选，共筛选得冠心病处方192首。

二、分析软件

“中医传承辅助平台（V2.5）”软件，由中国中医科学院中药研究所提供。

三、医案数据的预处理

由于医案由不同记录者记录，存在着表述不一、繁体字、简化等情况。在进行统计分析之前，对这些医案信息数据进行手动预处理。本次预处理所采用方法如下：①更正繁体字、简化等；②统一、规范表达术语，依据中医药学丛书《中药学》和《中华人民共和国药典》，对处方中药物名称进行规范统一，如把“田七”改成“三七”。

四、处方的录入和核对

将上述筛选后的处方录入“中医传承辅助平台（V2.5）”软件。录入完成后，由双人负责数据的审核，以确保数据的准确性。通过“中医传承辅助平台（V2.5）”软件中“数据分析”模块中的“组方分析”功能，进行用药规律挖掘。

五、数据分析

（一）提取数据源

在“西医疾病”项中输入“冠心病”，提取出治疗冠心病的全部处方，共192首处方。

（二）频次统计分析

将冠心病处方中每味药的出现频次从大到小排序，并将“频次统计”结果导出。

（三）组方规律分析

“支持度个数”设为55，“置信度”设为0.85，按药物组合出现频次从大到小的顺序进行排序，并分析所得的规则，并实现网络可视化展示。

（四）新方分析

首先进行聚类分析（核心算法包括改进的互信息法、复杂系统熵聚类），在聚类分析前，先选择合适的相关度和惩罚度，然后点击“提取组合”按钮，发现新组方（基本算法是无监督的熵层次的聚类）。

六、结果

（一）用药频次

对邓铁涛教授192个冠心病处方中的157药物频次进行统计，使用频次高于25的有22味药，使用频次前3位分别是茯苓、甘草、党参（见表3-55）。

表3-55　处方中使用频次≥25的药物

序号	中药名称	频次	序号	中药名称	频次
1	茯苓	142	12	枳实	47
2	甘草	135	13	麦冬	35
3	党参	111	14	桑寄生	32
4	化橘红	92	15	三七	32
5	竹茹	76	16	人参	31
6	丹参	70	17	瓜蒌	29

续表

序号	中药名称	频次	序号	中药名称	频次
7	白术	67	18	决明子	28
8	半夏	67	19	五味子	27
9	川芎	58	20	太子参	26
10	枳壳	49	21	五爪龙	26
11	黄芪	48	22	牛膝	25

（二）基于关联规则分析的组方规律分析

按照药物组合出现频次由高到低排序，前3位分别是“甘草–茯苓”“党参–茯苓”“党参–甘草”，具体见表3–56。对所得出药物进行关联规则分析，结果见表3–57。关联规则网络图化展示图3–12。

表3–56　处方中支持度个数≥55条件下药物组合频次

序号	药物组合	频次	序号	药物组合	频次
1	甘草–茯苓	118	11	白术–茯苓	63
2	党参–茯苓	101	12	竹茹–化橘红–茯苓	63
3	党参–甘草	92	13	党参–白术	62
4	党参–甘草–茯苓	87	14	竹茹–甘草–茯苓	62
5	化橘红–茯苓	81	15	半夏–茯苓	61
6	化橘红–甘草	74	16	党参–白术–茯苓	59
7	竹茹–茯苓	73	17	白术–甘草	57
8	化橘红–甘草–茯苓	69	18	白术–甘草–茯苓	57
9	竹茹–化橘红	65	19	半夏–甘草	55
10	竹茹–甘草	65	20	化橘红–党参	55

表3-57 处方中药物关联规则情况（置信度≥0.85）

序号	关联规则	置信度	序号	关联规则	置信度
1	白术，甘草→茯苓	1.0000	13	白术，茯苓→甘草	0.9048
2	竹茹，化橘红→茯苓	0.9692	14	白术→党参，茯苓	0.8806
3	竹茹→茯苓	0.9605	15	化橘红→茯苓	0.8804
4	竹茹，甘草→茯苓	0.9538	16	甘草→茯苓	0.8741
5	党参，白术→茯苓	0.9516	17	竹茹，茯苓→化橘红	0.8630
6	党参，甘草→茯苓	0.9457	18	党参，茯苓→甘草	0.8614
7	白术→茯苓	0.9403	19	竹茹→化橘红	0.8553
8	白术，茯苓→党参	0.9365	20	竹茹→甘草	0.8553
9	化橘红，甘草→茯苓	0.9324	21	化橘红，茯苓→甘草	0.8519
10	白术→党参	0.9254	22	白术→甘草	0.8507
11	半夏→茯苓	0.9104	23	白术→甘草，茯苓	0.8507
12	党参→茯苓	0.9099			

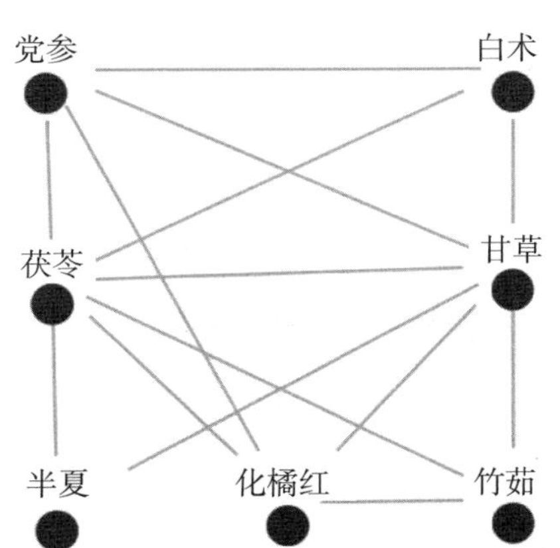

图3-12 关联规则网络化展示（支持度个数≥55，置信度≥0.85）

（三）基于熵聚类的方剂组方规律分析

1. 基于改进的互信息法的药物间关联度分析

依据处方数量，结合经验判断和不同参数提取数据的预读，设置相关度为8，惩罚度为3，进行聚类分析，得到处方中两两药物间的关联度，将关联系数0.0280以上的药对列表，结果见表3-58。

表3-58 基于改进的互信息法的药物间关联度分析

序号	药物组合	关系系数	序号	药物组合	关系系数
1	竹茹-甘草	0.0388	11	牛膝-玉米须	0.0307
2	茯苓-红花	0.0374	12	甘草-白术	0.0301
3	甘草-决明子	0.0360	13	枳实-龙齿	0.0300
4	化橘红-白术	0.0358	14	决明子-地龙	0.0291
5	竹茹-泽泻	0.0357	15	甘草-红花	0.0288
6	化橘红-陈皮	0.0352	16	枳实-半夏	0.0288
7	竹茹-川芎	0.0342	17	茯苓-龙齿	0.0287
8	川芎-赤芍	0.0340	18	竹茹-五爪龙	0.0283
9	竹茹-降香	0.0328	19	化橘红-山楂	0.0280
10	甘草-地龙	0.0325			

2. 基于复杂系统熵聚类的药物核心组合分析

以药物间关联度分析结果为基础，按照相关度与惩罚度约束，应用复杂系统熵聚类的层次聚类分析，演化出3～4味药核心组合。具体见表3-59。得到8个新处方，具体见表3-60。

表3-59　基于复杂系统熵聚类的治疗冠心病的药物核心组合

序号	核心组合	序号	核心组合
1	谷芽-木香-秦皮	9	谷芽-麦芽-香附
2	党参-太子参-白术	10	党参-茯苓-白术
3	枳壳-五爪龙-枳实	11	五爪龙-枳实-太子参
4	菊花-桑叶-前胡	12	菊花-刺蒺藜-杏仁
5	胆南星-石斛-橘络	13	石斛-人参-西洋参
6	五爪龙-石斛-百部	14	五爪龙-石斛-橘络
7	竹茹-枳壳-胆南星-化橘红	15	竹茹-枳壳-化橘红-枳实
8	党参-琥珀-甘草-茯苓	16	甘草-川芎-降香-茯苓

表3-60　基于熵层次聚类治疗的候选新处方

序号	候选新处方
1	谷芽，木香，秦皮，麦芽，香附
2	党参，太子参，白术，茯苓
3	枳壳，五爪龙，枳实，太子参
4	菊花，桑叶，前胡，刺蒺藜，杏仁
5	胆南星，石斛，橘络，人参，西洋参
6	五爪龙，石斛，百部，橘络
7	竹茹，枳壳，胆南星，化橘红，枳实
8	党参，琥珀，甘草，茯苓，川芎，降香

七、研究结论

（一）体现了“心脾相关”和“痰瘀相关”的学术思想

1. 心脾相关，调脾护心

邓铁涛教授认为，冠心病为本虚标实之证，心阴心阳内虚为本，痰瘀为标，病位在心，但与脾虚生痰关系密切，故临证以“心脾相关”为视角，首重调脾护心，治疗以益气健脾为主。以上思想在本报告提炼出的邓铁涛教授处方常用药中得以体现。茯苓、甘草、党参作为常用药物前三位，均为益气健脾佳品，归经兼顾心脾两经。如单味药出现频次最高者为茯苓，味甘、淡，性平，归脾、肾、心经，功效淡渗利湿、健脾补中、宁心安神。《世补斋医术》云：“茯苓一味，为治痰主药。”既可健脾渗湿，使湿无所聚集、痰无由生，又可益心脾而宁心，集祛邪与扶正之功，标本兼顾。又如甘草，味甘，性平，归心、肺、脾、胃经，有补脾益气化痰之功，《景岳全书·本草正》云：“甘草，味至甘，得中和之性，有调补之功。”既可补益心脾以复脉，主治心气不足心悸怔忡，亦可补中益气，主治脾胃虚弱。再如党参，味甘，性平，归脾、肺经，功效补脾益气，其健运中气，鼓舞清阳，为补中益气之佳品。基于关联规则分析的组方规律分析亦显示，排序靠前的药物组合和关联规则多以益气健脾为主要特征。因“脾为后天之本，气血生化之源”，同时“脾亦为生痰之源”，故强调“健脾”，而不直接“治心”，也再次体现邓铁涛教授治疗冠心病用药“不离乎心，不止于心”的调脾护心治本思想。

2. 痰瘀相关，除痰化瘀

邓铁涛教授认为，痰与瘀构成冠心病的继续发展。“痰来自津，瘀本乎血”，津血同源，故痰与瘀源同而流异，常表现为“痰中夹瘀”和“痰可致瘀”现象，治疗常在益气健脾以治本的基础上，兼顾除痰化瘀以治标。在常用药物中，除了有化橘红、竹茹、白术、半夏等燥湿除痰之品外，也有以丹参、川芎为代表的活血化瘀之品。基于关联规则分析的组方规律分析显示，排序靠前的药物组合与关联规则多为健脾与除痰之品的组合。而基于改进的互信息法的药物间关联度分析显示，关联系数前十位中，可见“茯苓–红花”“竹茹–川芎”等除痰化瘀药物组合。以上均体现“痰瘀相关”的辨治思想：痰瘀同治，又以除痰为主，化瘀为次。

（二）验证了邓氏温胆汤的临床应用

在论治冠心病时，邓铁涛教授结合岭南人群脾土易聚湿生痰的特点，以及冠心病患者多见气虚（阳虚）兼痰浊的临证经验，常以邓氏温胆汤化裁治疗，基本方为：化橘红6g，半夏10g，茯苓12g，甘草5g，枳壳6g，竹茹10g，党参15g，全方功效益气除痰，主治气虚痰浊证，标本同治。在基于关联规则分析的组方规律分析中，频次较高的药物组合均为邓氏温胆汤组成药物的随机组合，且所得置信度较高的关联规则中亦有多个邓氏温胆汤相关规则，如“竹茹，化橘红→茯苓”“竹茹，甘草→茯苓”“党参，甘草→茯苓”等，这较好地验证了既往医案挖掘所得规律。此外，研究发现白术作为使用频次较高的药物，也在高置信度的关联规则中频繁出现，如置信度为1的“白术，甘草→茯苓”等，结合白术功善补脾益气而燥湿的特性，提示其可能是基于益气除痰思想的邓氏温胆汤隐化的基本药。

（三）提供了临证用药新启发

本报告所得候选处方与核心组合对临床用药具有启发意义。如候选处方“胆南星，石斛，橘络，人参，西洋参”药物组成合理，配伍得当，其中人参大补元气，西洋参补气养阴，二者针对气虚阴虚两个主要环节；胆南星燥湿化痰，石斛养阴生津，橘络行气通络化痰，诸药共奏益气养阴，健脾除痰之效。据报道，邓铁涛教授临证使用邓氏温胆汤化裁时，半夏多改用胆南星或两者同用，并根据岭南地区人群气阴不足体质常与石斛同用。由此可见，基于复杂系统熵聚类方法能挖掘出临证经验中蕴含的但传统研究不易发现的用药规律，有助于对邓铁涛教授治疗冠心病更全面解读。

综上，本报告运用关联规则和熵聚类算法对邓铁涛教授治疗冠心病的用药规律进行了挖掘研究，获得了既往医案研究和传统统计研究未获得的新信息、新启发，为邓铁涛教授冠心病诊疗经验的深入挖掘和传承提供了参考。

第六节　基于复杂网络的邓铁涛教授学术理论传播研究

利用复杂网络之所以可以构建出学术理论文献传播网并识别典型传承角色是由于其建立在一个理论假设之上，即学术传承是一种理念或共识的传播，这种传播是在业师授课、学术交流、科研协作等一系列与传承目标有关的科学研究中进行的，其传播媒介是人，传播方式是人与人之间的互动。因此，研究选用具有所有参与研究人员署名的学术成果论文等公开发表并传播的文献为学术传承线索，收集了以邓铁涛为代表的岭南邓氏中医学术流派已发表的科研成果，探索从科研协作角度出发的学术理论传承研究。

一、学术理论传播科研协作网络构建

考虑到数据更新的及时性和信息资源获取的便捷性，研究采用论文检

索数据库系统中提取的文献题录作为数据来源，先检索并汇总数据，构建岭南邓氏学术流派传承文献数据库，而后根据数据库中相关字段构建理论文献传播复杂网络。

（一）数据收集

由于各个检索系统定位不同，在所收录资源的学科范围和年限等方面各有侧重。邓铁涛学术研究范围涉及多个方面，时间跨度较长，为尽可能收集所有在邓铁涛传承体系范围的科研成果，研究数据采集范围包括了四个主要的文献信息检索系统，分别是中国生物医学文献服务系统（CBM）、中国知网（CNKI）、万方数据资源系统、维普信息资源系统。在制定检索策略上主要以“邓铁涛”为关键词在文章标题、主题、关键词、摘要等四个字段进行检索[87]，文献类型限于期刊论文、会议论文、学位论文三类，时间限制在2015年7月30日之前。各数据库检索结果如表3-61所示。

表3-61　邓铁涛相关公开发表学术论文检索结果

检索系统	检索结果/篇
中国生物医学文献服务系统（CBM）	360
中国知网（CNKI）	1 421
万方数据资源系统	846
维普信息资源系统	531
总计	3 158

四次检索结果经过汇总、去重、剔除无关文献等处理，最终确定用于分析处理的涉及772位作者的公开发表论文1 002篇。其中期刊论文778篇，学位论文131篇，会议论文87篇，报刊文章（非报道性质）6篇。为方便构建用以分析的相关矩阵，题录信息统一导入到自建关系型数据库中，研究

分析数据均来源于此数据库。部分数据库内容如图3-13所示。

Reference Type	Title	Author	Author Address	Journal
Journal Article	颈椎间盘突出症中医辨证分型研	郑中义; 周刚; 王良		医药前沿
Journal Article	劳绍贤教授治疗脾胃病学术思想	朱景利; 杨乃坤; 陈更		中国中西医结合消化杂
Journal Article	"团结中西医"方针的演变和确立	李剑		中华医史杂志
Journal Article	刘友章教授运用岭南草药特色采	曾进浩; 胡霞; 潘华锋	广东省中医院二	广州中医药大学学报
Journal Article	邓铁涛学术思想的传承与发展	陈凯佳; 刘小斌	广东省中医院心	广州中医药大学学报
Journal Article	糖尿病前期危险因素分析及八段	陈瑞芳; 常少琼	广州中医药大学	光明中医
Journal Article	中西医结合诊治重症肌无力危象	董秀娟; 刘小斌; 刘凤	广东省中医院心	中华中医药杂志
Journal Article	李宜芳治疗失眠经验浅析	黄海杰; 李宜芳	暨南大学医学院	实用中医药杂志
Journal Article	浅谈邓铁涛教授的学术思想	冷竹松	广州中医药大学	内蒙古中医药
Journal Article	岭南医学之冠心病学术及医家临	李凤娟; 黄立萍	中国中医研究院	辽宁中医药大学学报
Journal Article	刘凤斌对"五脏相关学说"的临床	李培武; 李丽娟; 刘凤	陕西省安康市中	辽宁中医杂志
Journal Article	慢性心力衰竭中医治疗进展	李伟; 顾健霞	主编	实用中医药杂志
Journal Article	邓铁涛教授辨治脾胃病特色探讨	罗迪; 刘凤斌	广州中医药大学	时珍国医国药
Journal Article	吴伟教授从肾论治高血压病经验	卿立金; 吴伟	安徽省芜湖市中	中国中医急症
Journal Article	国医大师邓铁涛临证处方用药品	苏珊; 张治中; 张佳佳	甘肃中医学院,广	新疆中医药
Journal Article	调脾护心法治疗冠心病心绞痛的	王侠; 胡丽娜; 李晓庆		广州中医药大学学报
Journal Article	从古今名医的成功之道分析当代	王圆圆; 陈梓欣	广州中医药大学	光明中医
Journal Article	邓铁涛教授治疗冠心病药物统计	吴广平; 祁建勇	广州中医药大学	辽宁中医药大学学报
Journal Article	国医大师治疗慢性泄泻用药规律	吴皓萌; 徐志伟; 敖海		中医杂志
Journal Article	岭南火热盛,解毒药材多——《	曹东义	上海中医药大学	今日药学
Journal Article	中医色诊的现代科学研究现状及	曾常春; 刘汉平; 刘颂	广东省中医院二	北京中医药大学学报
Journal Article	从肺论治月经不调的理论基础探	陈莞苏	广东省中医院心	中华中医药学刊
Journal Article	邓铁涛中医发热病学学术构想	陈坚雄; 邱仕君; 刘成	广东省中医院;广	广州中医药大学学报

图3-13　邓铁涛相关公开发表学术论文数据库（部分）

（二）数据处理

研究传承关系的本质是研究社会关系，关系数据可以用多种形式表示：关注维度属性的社会计量学表示法用以量化关系的反身性、对称性和传递性；关注空间属性的图论表示法可以用于将复杂的关系网络可视化。在复杂网络中，关系数据用社会关系矩阵的二阶矩阵表示，两个维度分别由作为发送方的行动者（列）和作为接受方的行动者（行）来标记[46]。这个矩阵也被称作邻接矩阵、相关矩阵，通常用于复杂网络中的一模网络研究，多为n阶方阵。要对合著关系进行量化，已有的论文题录需要转化成相关矩阵。

Au1	Au2	ArticleId
陈坚雄	刘小斌	13
刘小斌	陈坚雄	13
陈坚雄	邱仕君	14
陈坚雄	刘成丽	14
邱仕君	陈坚雄	14
邱仕君	刘成丽	14
刘成丽	陈坚雄	14
刘成丽	邱仕君	14
陈建兴	李荣	15
李荣	陈建兴	15

图3-14　作者关联表（部分）

将合著信息转化为相关矩阵需要用到数据库中的篇名和作者两个字段，通过对数据库进行查询操作，将作者以合著的文献为依据关联起来，如图3-14所示。字段“Au1”和字段“Au2”均为论文作者，字段“Articleld”为论文编号。此次研究定义一篇合著论文的每位作者均与其他作者存在科研协作关系，并计数一次，而作者关联表的作用就在于把每位作者的所有科研协作记录都罗列出来。通过对作者关联表的数据透视，即可形成科研协作关系相关矩阵。图3-14所示则为数据库中发文4篇以上的作者的合作关系相关矩阵。

（三）科研协作网构建

此次研究所建立的合著关系相关矩阵属于多值无向矩阵。多值意为作者甲与作者乙每合著一篇论文，认为其合作一次，其在相关矩阵中甲所在行（列）对应乙所在列（行）的计数加1；如有多次合作则累加。如图3-15，邓铁涛和丁有钦合作过的两篇论文收录在数据库中，则邓铁涛所在行（列）对应丁有钦所在列（行）的值即为2。采用多值而非二值是因为多值有助于反应作者间的合作频繁度，以此作为关系量化权重，如图3-15中，邓中光与邓铁涛的合作频繁度即为10。

	邓铁涛	邓中光	邓中炎	丁有钦	董秀娟	方显明
邓铁涛	12	10	3	2	1	2
邓中光	10	7	5			
邓中炎	3	5	4			
丁有钦	2			1		
董秀娟	1					
方显明	2					10

图3-15　发文6篇以上作者合著关系相关矩阵（部分）

无向意为在合作关系中，不存在发出者和接收者的实质性区别，作者甲与作者乙合作的意义和作者乙与作者甲合作的意义没有严格区分。无向关系的相关矩阵是对称阵，以对角线为分界，矩阵右上方数据与左下方数据成轴对称。

矩阵主对角线，即n行n列的值代表作者独著论文篇数，如邓中光所在行对应的自己所在列的值为5，代表数据库中收录了5篇邓中光独著论文。

通过图3-15中的相关矩阵可以清楚地看出和每一位作者合作的人数、次数，而每一行（列）在社会网络分析中都可以单独作为一个个体网分析。行合计与列合计之和为所有作者两两合作次数总计，共2 500次，在此次研究中定义为冗余发文总量，即为所有772位作者参与撰写论文的总数量（一篇论文如为合著，则每位作者均计数1次），以区别于1 002篇的实际收录发文数量。两种统计方法各有优势和不足，因此研究时同做对比分析，以期得出最合理结果。

（四）传承网络关键节点识别

检索结果经过汇总、去重、剔除无关文献等处理，最终确定用于分析处理的涉及772位作者的公开发表论文（下文简称实际发文）1 002篇。从文献类型看，其中期刊论文778篇，学位论文131篇，会议论文87篇，报刊文章（学术专栏类）6篇；从作者角度观察，独著论文103篇，合著论文899篇，合著率为89.72%；相关作者772位，其中334位作者至少以第一作者身份发表过一篇文章。每位作者平均参与撰写文章3.24篇，平均以第一作者身份发表文章1.29篇。在全部772位作者中，有493位作者只参与撰写过1篇文章，占作者总数的63.86%；在334位以第一作者身份发表过文章的作者群体（下文简称第一作者群体）中，有231人只发表过1篇文章，占第一作者群体的69.16%，总体符合文献增长规律洛特卡–普赖斯定律中关于文本文献作者分布的描述。

1. **核心作者分析**

通过对冗余数量发文和实际数量发文做频数统计累计，发现在全部2 500篇冗余数量发文中，占10.23%的作者撰写论文≥6篇，其发文量占总体发文量的58.32%，作者人数为79人；实际数量发文中，占10.18%以第一作者身份发文≥5篇，发文量占总体发文量的60.50%，作者人数为36人。考虑到研究目的是构建邓铁涛学术传承体系，实际涉及人数远超过36人，因此选用以冗余发文为基础筛选出的核心作者作为主要分析目标。具体统计结果见表3–62及图3–16。

表3–62 作者发文统计（部分）

冗余发文统计					实际发文统计				
发文量	作者数	作者数占比	论文数	论文数占比	发文量	作者数	作者数占比	论文数	论文数占比
≥4篇	122	15.80%	1 644	65.76%	≥4篇	44	13.17%	639	63.77%
≥5篇	93	12.05%	1 528	61.12%	≥5篇	36	10.78%	607	60.58%
≥6篇	79	10.23%	1 458	58.32%	≥6篇	34	10.18%	597	59.58%
≥7篇	69	8.94%	1 398	55.92%	≥7篇	30	8.98%	573	57.19%
≥8篇	56	7.25%	1 307	52.28%	≥8篇	26	7.78%	545	54.39%
≥9篇	50	6.48%	1 259	50.36%	≥9篇	21	6.29%	505	50.40%

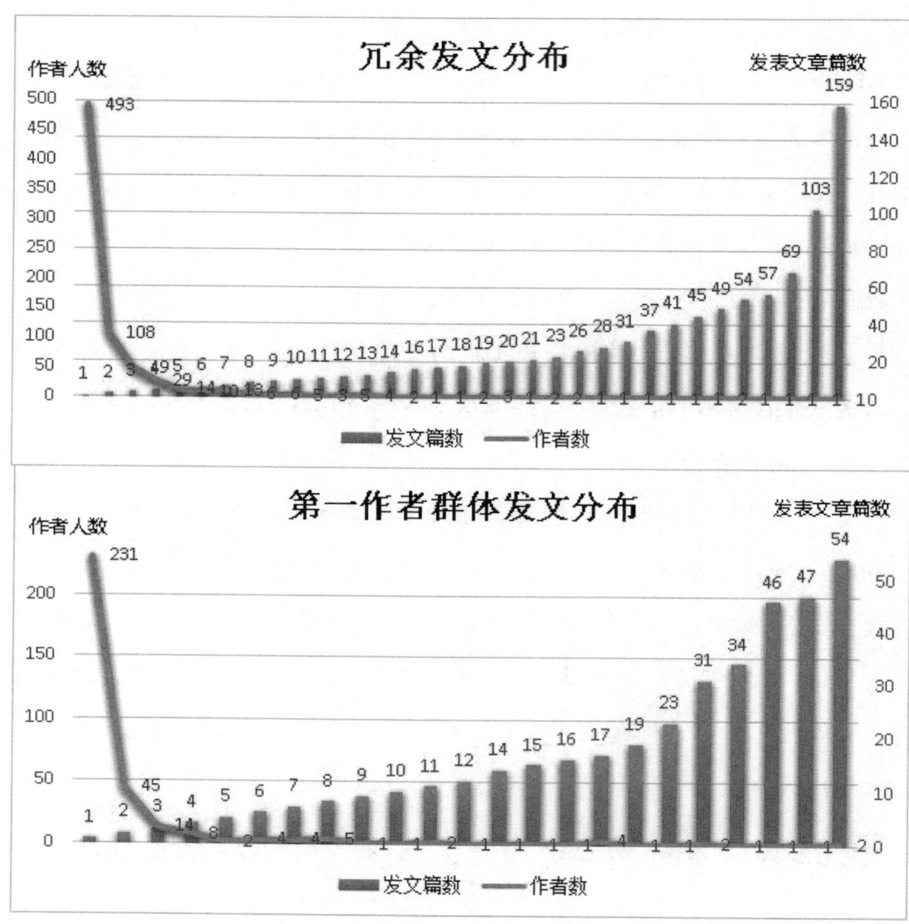

图3-16　邓铁涛学术理论传播文献涉及作者发文分布统计

2. 中心性分析

根据核心作者的分析结果，中心性分析所有数据分析及可视化结果均基于冗余发文量≥6篇的作者与发文量≥4篇的作者建立科研协作矩阵。中心性分析涉及三类，为方便对比量化分析结果，此次研究采用的是相对测度，即采用除以规模的方式对元测度进行标准化，使测量结果值域在0～1之间，相对测度与元测度分布一致[15]。发文量≥6篇的作者三类中心性测度分布如图3-17所示。

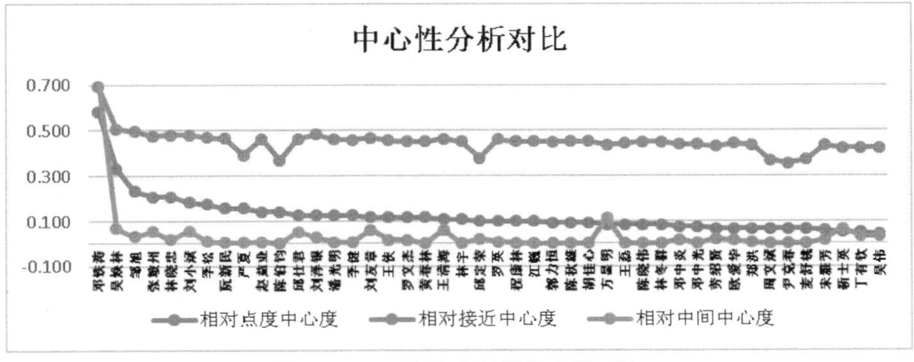

图3-17　三类中心性量化分析对比

（1）点度中心性分析

图3-18是合著作者基于点度中心性分析的可视化结果，节点大小代表点度中心度高低。通过结果可以明显看出邓铁涛的点度中心度最高，其次为吴焕林、邹旭、严夏、刘小斌等，邱仕君、靳士英、方显明等次之。图中节点位置为随机生成，生成图的原则：相互邻接的点就近排布，图中各边等长。从可视化结果中即可直接观察出合作密切的学术团体的大致分布。

（2）中介中心性分析

邓铁涛学术理论传播科研协作网中的中间中心度最高的作者分别是方显明、吴焕林、靳士英、刘友章、王清海、刘小斌、张敏州、邱仕君、吴伟、丁有钦、邹旭、刘泽银、劳绍贤。通过图3-19可以发现，中介中心性较高的作者的特征较为明显，即与邓铁涛合作发文次数较多且其所在的子群体只通过他才能与外部连通。这个相对独立的子群内部密度远高于整体密度及各子群平均密度，说明其内部成员间彼此有较强合著关系，据此可认为此子群是相对独立成熟的学术团体。根据以上特征可以判定，中间中心值较高的作者在继承邓铁涛学术思想的基础上建立了自己的学术团队，并且有固定的科研合作，据此还可以进一步假设，固定的科研合作成果可能会在继承基础上对已有的学术思想进行进一步发展。

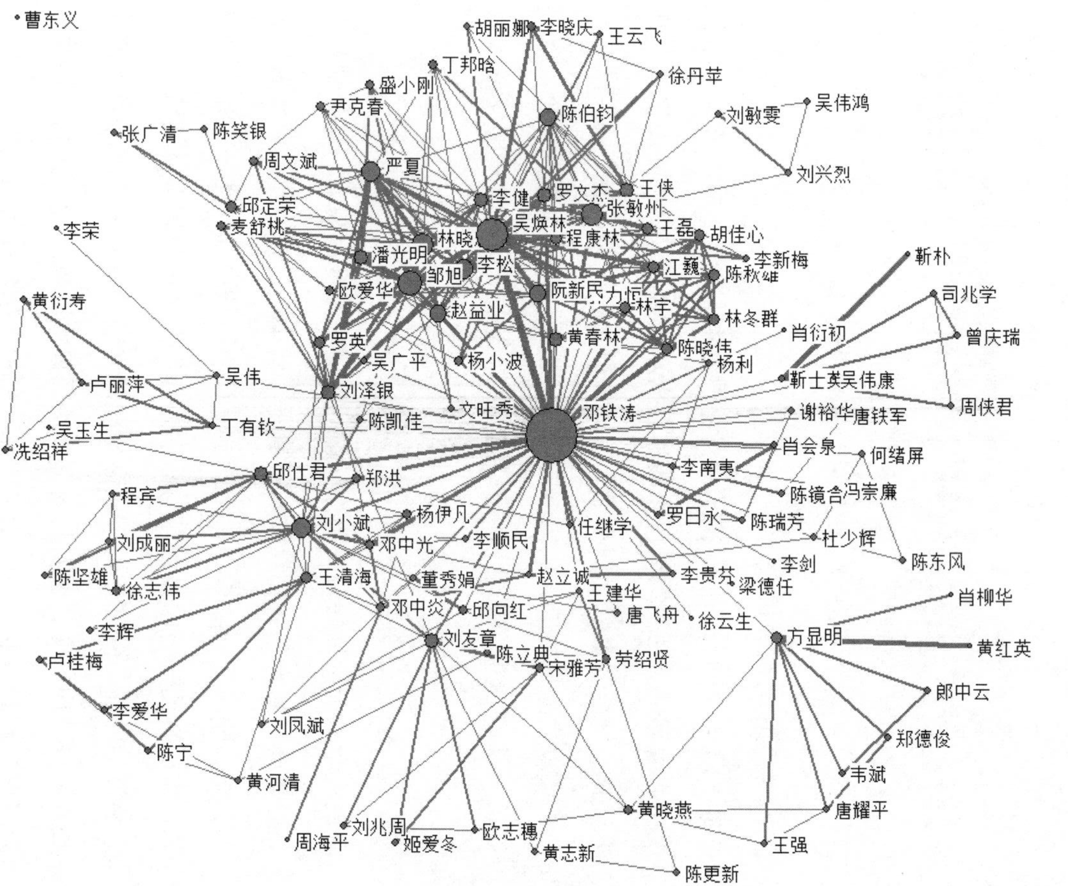

图3-18　点度中心性分析

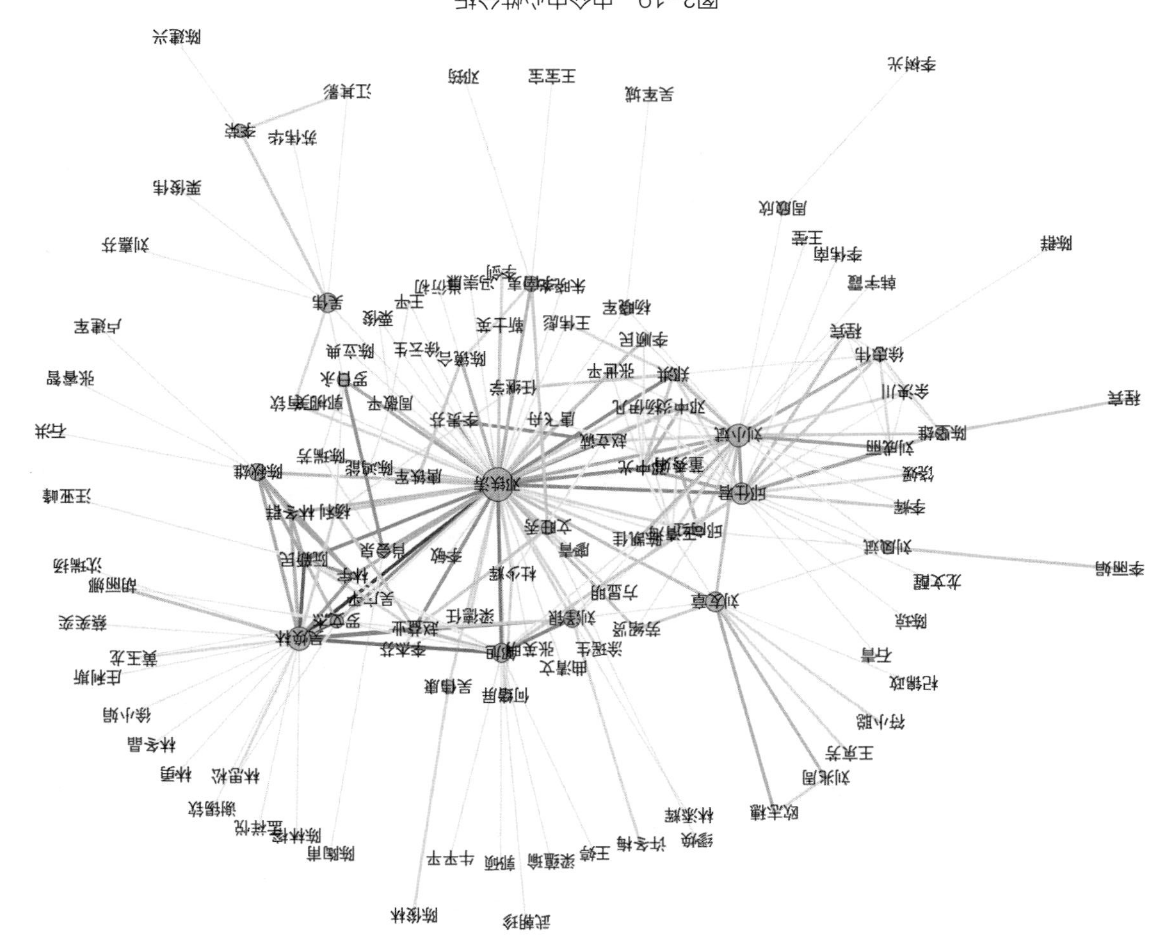

图3-19　中介中心性分析

（3）接近中心性分析

接近中心度也是基于距离的测度，其考察的是一个节点与网络中其他任一点距离的长短。若某节点与每一节点都邻接，则此节点的接近中心度最低，而其接近中心性则最高。对于邓铁涛学术传承研究而言，邓铁涛具有绝对的高接近中心性，而接近中心性越高的人可以越快与邓铁涛建立直接的科研协作关系，或可以更有效率地找到并利用邓铁涛学术理论传播科研协作网中提供的资源。

从对科研协作网的接近中心性分析中发现，有一批作者本身点度中心性和中间中心性很低，但接近中心性较高，如曹东义、杨利、李南夷、唐飞舟、冯崇廉、李剑、梁德任、肖衍初等。结合实际发文统计来看，这批人普遍以第一作者身份发文5～10篇，且与邓铁涛有直接合作关系，但与合著网中其他作者合作较少。由于数据库中收录论文标准是与邓铁涛学术思想相关，因此可以推断，这些作者的学术研究受邓铁涛影响较大，且有相当数量的学术研究是在邓铁涛的直接指导下完成，其区别特征是论文多为与邓铁涛合著或独著。事实上，这些作者均为邓铁涛所指导的硕士、博士研究生及师承弟子。

二、邓铁涛“五脏相关”理论传播网构建及传播主题分析

邓铁涛于20世纪50—60年代中医界争论五行学说存废之际提出了“五脏相关”学说，后多次撰文逐步阐明“五脏相关”学说的学术主张及内涵。在随后的几十年中，其亲授弟子对“五脏相关”学说做了大量理论、基础及实验性专题研究，在此过程中，“五脏相关”学说逐渐发展为成熟的理论体系并随着文献广泛传播。此次研究以“五脏相关”学说为例，利用复杂网络分析方法从论文文献传播及科研协作的角度探寻邓铁涛学术理论的传播过程及特点。

（一）数据收集

此次研究以中国期刊全文数据库（CNKI）、万方数据知识服务平台、中文科技期刊数据库、中国生物医学文献数据库等四个医学文献数据库为数据来源，以“五脏相关”为主题词，以布尔逻辑“OR”连接，进行题名、摘要、关键词的联合、精确检索，时间限定为1961—2015年。同时，对检索结果按照文献类型和来源分类，剔除诸如活动报道、新闻评论、会议通知（如“邓铁涛学术思想暨中医‘五脏相关’理论研讨会”征文通知）等不相关文献，保留有学术价值的、严谨的科学研究论述，最终得到有效文献910篇。

1. 数据处理

由于数据库来源和文献类型不同，首先将所收集到的论文题录通过正则表达式整理成包括“UID”“Title”“Author”“Data_Source”“Public_Time”“Author_Institution”“Keywords”“Abstract”等13个字段的原始表导入自建数据库，随后根据此次研究需要构建复杂网络并整理用以主题分析的语料库及关键词表，如图3-20所示。

2. 复杂网络构建

根据数据库“Title”及“Author”两个字段统计查询作者发文数量及作者共现关系，选择发文2次及以上者，以作者共现为关联项建立科研协作网，科研协作网为有权无向复杂网络，节点代表论文作者、连接节点的边代表节点间存在合作关系，边权重代表合作次数，如图3-21所示。

	UID	Type	Author	Title	Data_Source	Public_Time	Author_Institution	Keywords	Abstract	Mentor	Resourse	Conf
176	1285	Journal Article	吴蕾;林琳;许银姬;孙志佳;高雪;惠萍;李俊雄;黄兆祺;陈宁;黄振炎;柯晓霞;李硕	健脾益肺Ⅱ号治疗慢性阻塞性肺疾病稳定期178例临床研究	中医杂志	2011	广东省中医院呼吸科;广州中医药大学第一附属医院;深圳市中医院;江门市五邑中医院;广东省中西医...	慢性阻塞性肺疾病;稳定期;健脾益肾Ⅱ号;五脏相关	目的评价中药健脾益肺Ⅱ号对慢性阻塞性肺疾病(COPD)稳定期的疗效和安全性。方法选取COPD...	0	CNKI	0
177	1245	Journal Article	魏华;路洁;殷翠儿	国医大师路志正教授临证辨治成人甲状腺功能减退症经验浅析	中华中医药杂志	2012	广东省中医院内分泌科;北京三芝堂诊所;广东省从化市中心医院;	甲状腺机能减退症;病机;阴阳;路志正	甲状腺机能减退症属中医学"虚劳"、"水肿"、"瘿病"、"瘿肿"、"劳瘿"等范畴。文章结合病案...	0	CNKI	0
178	1975	Journal Article	赵益业;文旺秀;严夏	中医学五脏的现代研究及内涵探讨	光明中医	2000	广东省中医院内六科 510120	计算机通信网络;*神经系统;*五脏	五脏证的实验指标具有非特异性,每一脏病证各证型均涉及多系统多指标的改变,每一脏的本质几乎均涉...	0	SinoMed	0
179	1868	Journal Article	邹旭;潘光明;盛小刚;赖仁奎;吴瑜	慢性心力衰竭中医证候规律的临床流行病学调查研究	中国中西医结合杂志	2011	广东省中医院心血管科,广州510120	[4616062]慢性心力衰竭; [3341167]中医证候; [4434942]临床流行病学	目的通过临床流行病学调查研究慢性心力衰竭（chronic heart failure,CHF...	0	重庆维普资讯有限公司	0
				调脾护								

图3-20　“五脏相关”论文数据库

	邹旭	诸毅晖	朱淑惠	朱恩林	周宇	周文彬	周素芳	周福生	周端	周波	...	陈虹	陈德宁	柴华	曾蕾	曾常春	曹蕾	曹洪欣	蔡光先	卞兆祥	卞立群
邹旭	0	0	0	0	0	0	0	0	0	0	...	0	0	0	0	0	0	0	0	0	0
诸毅晖	0	0	0	0	0	0	0	0	0	0	...	0	0	0	0	0	0	0	0	0	0
朱淑惠	0	0	0	0	0	0	0	0	0	0	...	0	0	0	2	0	2	0	0	0	0
朱恩林	0	0	0	0	0	0	0	0	0	0	...	0	0	0	0	0	0	0	0	2	2
周宇	0	0	0	0	0	0	0	0	0	0	...	0	0	0	0	0	0	0	0	0	0
周文彬	0	0	0	0	0	0	0	0	0	0	...	0	2	0	0	0	0	0	0	0	0
周素芳	0	0	0	0	0	0	0	0	0	0	...	0	0	0	0	0	0	0	0	0	0
周福生	0	0	0	0	0	0	0	0	0	0	...	0	0	0	0	0	0	0	0	0	0
周端	0	0	0	0	0	0	0	0	0	0	...	0	0	0	0	0	0	0	0	0	0
周波	0	0	0	0	0	0	0	0	0	0	...	0	0	0	0	0	0	0	0	0	0
郑洪	0	0	0	0	0	0	0	0	0	0	...	0	0	0	0	0	0	0	0	0	0
赵益业	4	0	0	0	0	0	0	0	0	0	...	0	0	0	0	0	0	0	0	0	0
赵敏	0	0	0	0	0	0	0	0	0	0	...	0	0	0	0	0	0	0	0	0	0
赵蒙军	0	0	0	0	0	0	0	0	0	0	...	0	0	0	0	0	0	0	0	0	0
赵亮	0	0	0	0	0	0	0	1	0	0	...	0	0	0	0	0	0	0	0	0	0
赵慧	0	0	0	0	0	0	0	0	0	0	...	0	0	0	0	0	0	0	0	0	0
张元贵	0	0	0	0	0	0	0	0	0	0	...	0	0	0	0	0	0	0	0	0	0
张雪枫	0	0	0	0	0	0	0	0	0	3	...	0	0	0	0	0	0	0	0	0	0
张文群	0	0	0	0	0	0	0	0	2	0	...	0	0	0	0	0	0	0	0	0	0

图3-21　“五脏相关”理论研究者科研协作网

3. 主题分析语料库构建

（1）文本语料来源

此次的主题分析的语料来源为已发表论文，具体又包括期刊论文、会议论文和学位论文。为使分析结果更准确，文本内容需要尽可能突出主题，减少与主题内容无关的“噪声”。论文有固定的书写格式，而其中的参考文献、作者介绍、基金来源、致谢等内容对于反映研究主题并无太大贡献，反而占据更多篇幅，对论文主题的识别会产生干扰。因此，选取“Abstract”字段是语义主题模型的主要分析对象。又由于个别论文摘要字段缺失，因此新建字段“Corpora”=“Title”+“Keywords”+“Abstract”，一来补充缺失值，二来对这一处理强化了文本主题关键词的曝光率，以弥补摘要作为短文本在信息量上的不足。

（2）未登录词识别

此次分词采用的是jieba分词模块，这一模块基于前缀词典实现高效地词图扫描，生成句子中汉字所有可能成词情况所构成的有向无环图（DAG）导入中文分析模块，并采用了维特比（Viterbi）算法动态规划查找概率最大的转移路径，找出基于词频的最大切分组合，对于未登录词的识别采用基于汉字成词能力的隐式马尔科夫模型（Hidden Markov Model，HMM）。

将Corpora储存为字符串列表，列表中每个元素对应一篇文章，字符串编码格式统一为UTF-8以便于处理分词模块。建立容器实现对Corpora的未登录词识别，如图3-22所示。

[新词识别]： 目的/ 重症肌无力/ 是/ 现代医学/ 病症/ ，/ 其/ 治疗/ 至今/ 仍然/ 是/ 世界性/ 的/ 难题/ 。/ 本/ 研究/ 探讨/ 中/ 医/ 认识/ 重症肌无力/ 辨证/ 思维方法/ ，/ 通过/ 较为/ 全面/ 地/ 搜集整理/ 历代/ 名医/ 有关/ 诊治/ 重症肌无力/ 相关/ 临床表现/ 的/ 中医文献/ ，/ 侧重/ 从/ 其/ 病名/ 、/ 病因病机/ 、/ 证候特点/ 、/ 辨证论治/ 、/ 名医/ 学术经验/ 等/ 方面/ ，/ 给/ 以/ 系统/ 整理/ 、/ 归纳/ 、/ 分析/ ，/ 探讨/ 其/ 学术/ 演变/ 和/ 递嬗/ 关系/ ，/ 这一/ 基础性/ 研究/ 期待/ 能为/ 当代/ 重症肌无力/ 中医理论/ 、/ 临床/ 与/ 实验研究/ 提供/ 准确/ 的/ 文献资料/ 与/ 理论依据/ 。/ 方/ 法/ 采用/ 文献研究/ 方/ 法/ 。/ 传统/ 文献研究/ ，/ 重视/ 原创/ 一手资料/ 的/ 发掘/ 、/ 收集/ 、/ 分类/ 、/ 整理/ 、/ 汇编/ 、/ 评述/ 以及/ 学术观点/ 凝练/ 。/ 强调/ 阅读/ 中医诊治/ 重症肌无力/ 相关/ 证候/ 的/ 古籍/ 原著/ ，/ 核准/ 近现代/ 文献资料/ 的/ 出处/ 。/ 古籍/ 原著/ 资料/ 截取/ ，/ 充分利用/ 汇辑/ 近人/ 点校/ 出版/ 的/ 中医/ 古籍/ ，/ 论文/ 还/ 通过/ 查阅/ 重症肌无力/ 专著/ 及/ 医家/ 经验/ 集/ ，/ 对/ 近现代/ 著名医家/ 对/ 重症肌无力/ 诊治/ 的/ 学术思想/ 以及/ 临床经验/ 进行/ 分析/ 整理/ 。/ 现代文/ 献/ 整理研究/ ，/ 主要/ 从中/ 国/ 生物医学/ 文献/ 光盘/ 数据库/ 、/ 中文/ 科技期刊/ 数据库/ （/ 维普/ 期刊/ 数据库/ ）/ 、/ 万方/ 数据库/ 及/ 手工/ 检索/ 等/ 方式/ ，/ 检索/ 建国/ 后/ 中国/ 期刊/ 全文/ 数据库/ （/ CNKI/ ）/ 所/ 收载/ 的/ 有关/ 重症肌无力/ 的/ 重要/ 中/ 医/ 学术论文/ 748/ 篇/ ；/ 有关/ 重症肌无力/ 的/ 专门/ 中/ 医/ 论著/ 5/ 部/ ；/ 重症肌无力/ 的/ 中医/ 博士学位/ 论文/ 12/ 篇/ ；/ 硕士学位/ 论文/ 22/ 篇/ ；/ 重症肌无力/ 的/ 中医/ 科学研究/ 报告/ 4/ 份/ ；/ 重症肌无力/ 中/ 医/ 论文/ 汇编/ 等/ 内部资料/ 3/ 本/ 等/ 。/ 上述/ 资料/ ，/ 取有/ 代表性/ 且/ 重要性/ 的/ 文献资料/ ，/ 进

图3-22　未登录词识别

（3）词典及停用词列表构建

由于HMM模型对于包含两个以上语素的合成词识别能力较弱，而论文中涉及大量医古文及专有名词，要达到依靠概率模型进行精确分词需要大量规范的医古文或古代医案作为训练集，考虑到此次训练数据有限，分词精确度的提高需要引入专业词典。

词典的构建分为两部分，第一部分是中医学界通用的传统学术语，尤其是症状、证候描述部分，主要参考国家中医药管理局于1997年制定的中医临床诊疗术语标准[93]。由于论文数据集中的“Keywords”关键词是论文作者对研究内容与主题的凝练，因此第二部主要参考“Keywords”字段，用以识别“五脏相关”理论独有的术语、方剂名、证型、治法等。通过对上述两部分进行整理去重，确立6 734个关键词，储存于Dengsdict_WZXG.dict作为“五脏相关”理论术语词典辅助文本分词。

为更好地识别文章主题，需要过滤掉语料中与主题无关但又出现频次较高的虚词、标点符号、叙述性动词等。利用TF-IDF函数对Corpora语料列表的未登录词识别结果进行停用词分析，结合频次统计分析及反文档频率的输出结果建立停用词列表stopwords，共包含502个停用词，如图3-23所示。

（4）文本分词

调用jieba模块，导入已构建的“五脏相关”理论术语词典，遍历“Corpora”列表，使用HMM模型对字符串内容逐项进行切分。对于Corpora列表中每一个切分过的元素，将文本内容与停用词列表进行比对，若未被停用词收录，则串接并储存为一个元组，每个元组为一个切分好并过滤掉停用词的待分析语料，与原有语料相比，语义单位明确且主题更为突出，部分分词结果如图3-24所示。

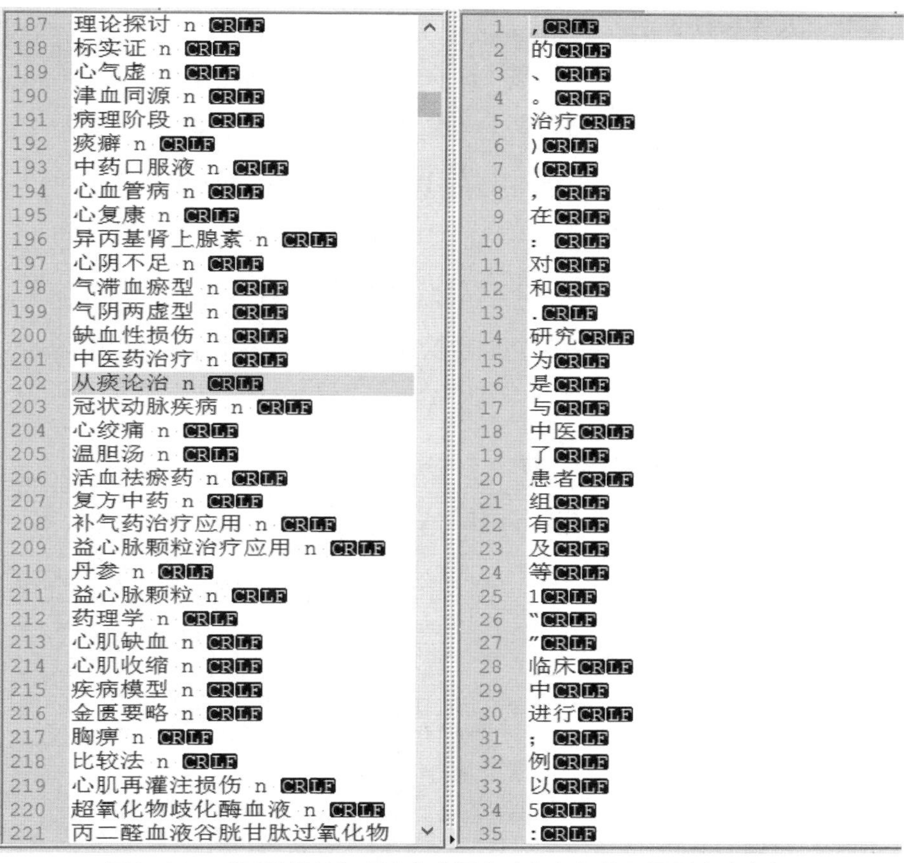

图3-23 “五脏相关”理论专业词典（左）与停用词列表（右）

['冠心病心绞痛'，'体会'，'冠心病心绞痛'，'中医药疗法'，'从肝论治'，'从脾论治'，'冠心病心绞痛'，'发病'，'冠状动脉'，'狭窄'，'痉挛'，'心肌'，'供血'，'减少'，'心肌'，'急剧'，'暂时'，'缺血'，'缺氧'，'所致'，'文中'，'五脏相关'，'角度'，'阐述'，'功能'，'失调'，'冠心病心绞痛'，'发生'，'疏肝解郁'，'通络'，'温振'，'肝阳'，'通络'，'养血'，'柔肝'，'通络'，'升清降浊'，'升阳举陷'，'燥湿'，'健脾'，'心绞痛'，'疗效显著']
['心肾相关'，'理论探讨'，'临床应用'，'心肾相关'，'理论探讨'，'临床应用'，'心肾相关'，'五脏相关'，'一个'，'子系统'，'结合'，'五脏相关'，'心肾相关'，'更能'，'全面'，'概括'，'心肾'，'两脏'，'人体'，'脏腑'，'经络'，'形体'，'官窍'，'组织'，'器官'，'组成'，'两个'，'脏腑'，'生理'，'情况'，'两个'，'脏腑'，'横向'，'纵向'，'交叉'，'多维'，'联系'，'共同'，'协调'，'机体'，'正常'，'活动'，'病理'，'情况'，'脏腑'，'心肾相关'，'心肾相关'，'生理'，'病因病机'，'脏腑辨证']

图3-24 文本分词结果（部分）

（二）词向量空间构建

此次建模采用向量空间模型表示文本特征，采用TF-IDF函数对特征项进行赋权，最后建立LDA语义模型对文本向量进行主题分析。

1. 文本特征表示

根据语料库抽取出一个词袋（bags of words），根据词袋建立n维向量空间，通过词频统计和特征赋权将文档集映射到向量空间中，将每个文档转换成一个n维向量。已完成停用词处理的语料库抽取出的词袋包含10 266个词，即向量空间包含10 266个特征项，如图3-25所示，每个特征项为一个具有主题区别意义的实词，而后根据特征项在每个文本中的出现频率将文本中的特征项映射成词向量空间中的ID，而后就可以将字符串表示的文本转换为ID表示的文本向量。


```
Dictionary(10266 unique tokens: ['推经治脏', '通下', '祛湿', '扶土', '源流']...)
{'推经治脏': 1268, '通下': 7963, '祛湿': 1723, '扶土': 4931, '源流': 437, '148616': 7169, '男科': 1629, '阶段性': 2672, '生活质量': 2316,
'家父': 5616, '87.30': 10121, '田七': 6385, '农民': 4791, '程国': 3041, '不可避免': 7425, '方方面面': 8579, '四肢无力': 3964, '及舌脉': 66
08, '古法': 4875, '清宣': 7118, '朝百脉': 3075, '加归经': 9553, '麻木': 737, '清法': 4559, '脑卒中': 911, '致瘀': 7097, '并未': 9356, '朱
墨': 7705, '98.3': 8931, '支气管炎': 4586, '疏肝': 1556, '耕耘': 4922, '胃脘': 3695, '下腹': 2630, '近现代': 7669, '泌尿系': 8522, '腔径':
8242, '血清': 2759, '第三阶段': 4442, '特征': 186, '不育': 4743, '对应': 3194, '互及': 10064, '心律平': 5033, '凝练': 7403, '急症': 5234,
'六经': 5322, '停止': 687, '归脾汤': 3817, '肌痛': 6126, '离绝': 3100, '固涩': 8860, '谨察': 2055, '汤顺': 7078, '良好': 369, '重要性': 16
05, '岭南名医': 7882, '三十余年': 5611, '之中': 516, '倾向': 326, '传脾': 5116, '及子责': 2441, '导师': 364, '阴病': 2715, '偏见': 3544,
'补益': 1206, '心肝脾相关': 8981, '雄激素': 5444, '至宝丹': 9498, '之二': 10173, 'analyzing': 5573, '辨证用药': 258, '常见疾病': 160, '排
便习惯': 9678, '意志': 5862, '5873592': 6563, '建中': 4060, '不利': 3489, '中度': 4635, '存活率': 10155, 'SPSS13': 6383, '迟缓': 5911, '心
主': 2841, 'syndrome': 5487, '期较': 7905, '使命': 7190, '别称': 6181, '证及': 5883, '肝肾相关': 8274, '饮动': 332, '正虚之本': 2054, '全
身': 3881, '因其': 1490, '脉弦': 4769, '江西': 4950, '子耗': 3990, '科学化': 8592, '卫气营': 5148, '比拟': 7239, '证候': 553, '脏躁': 406
3, '含义': 2245, '归类': 7577, '调查结果': 8128, '流调': 4108, '某一': 4391, '整合': 4392, '每当': 5324, '相音': 6525, '地位': 1616, '考
核': 9311, '纵向': 724, '元素': 3385, '其可为': 9339, 'Rome': 8155, '耗散': 432, '2.09': 3513, '素以': 6506, '13.06': 8036, '底本': 7701,
'252': 5071, '培植': 6117, '出席': 2257, '首要任务': 5944, '交损治': 3673, '核心内容': 7849, '萌芽': 7194, '每张': 1198, '八纲': 8041, '道
家': 3382, '灵素': 793, '皮疹': 9617, '继承性': 2720, '病症': 192, '0.817': 9250, '心胸': 829, '胜复外': 2248, '金元': 4149, '体阴用阳': 2
366, '器质性病': 9688, '患上': 3158, '加以': 2483, '相火': 2353, '30g': 7355, '因对': 162, '血卟啉': 7060, '老年': 158, '周围神经': 738,
'通心阳': 6673, '严重': 2380, '四肢百骸': 8586, '防范': 8454, '脾失': 2536, '经脉': 1275, '闭合': 7073, 'pathological': 5589, '密切': 130
1, '李燕梅': 4833, '土地': 3591, '78': 545, '指导思想': 1690, '咳嗽病': 7567, '经济': 7500, '心血瘀阻': 10136, '阻络': 3462, '粉红色': 36
2, '色觉': 2923, '二则': 3065, '反应': 220, '激素': 2402, '当前': 3823, '带下': 1970, '俱表': 3023, '14': 1179, '八十年代': 5078, ...
```


图3-25 向量空间特征词映射（部分）

2. 特征词赋权

由于分词效果的限制，特征词中仍存在“噪声”，加之文本长度的限制，真正能代表主题的特征词出现频率或许并不高，因此在进行建模之前，采用TF-IDF函数对特征词进行赋权，即根据词袋中对于每个特征词分布的统计，计算出相应词频和反文档频率，代入TF-IDF公式计算出的结果即为每个特征词所对应的权重。赋权后的向量重新表示为对应特征词权重与相应词频相乘，代替原有的词频表示的向量，最终特征表示结果如图3-26所示。

[(17, 0.05026248993453919), (22, 0.006334053975200853), (131, 0.0709869643010969), (147, 0.06439680778218367), (149, 0.03700344174126033), (156, 0.048378521879393406), (190, 0.07914642672412546), (215, 0.027100954575879882), (229, 0.22831709609801112), (308, 0.0370034417412603 3), (344, 0.07914642672412546), (380, 0.05364226691773674), (495, 0.07914642672412546), (503, 0.05721626809582955), (504, 0.0492900982045459 7), (560, 0.06904001354684085), (578, 0.16668193435180884), (594, 0.036408237786150446), (603, 0.038950392495516385), (621, 0.04451917945833 835), (641, 0.03583638126945133), (703, 0.08294104463651823), (782, 0.05721626809582955), (796, 0.06196108034952621), (811, 0.05568006202924 8474), (939, 0.04632152930339397), (1018, 0.16928382744203574), (1029, 0.06732268127311417), (1047, 0.06904001354684085), (1082, 0.151785776 76763538), (1127, 0.06196108034952621), (1131, 0.06439680778218367), (1296, 0.06312814082133521), (1447, 0.0709869643010969), (1499, 0.07323 455399861982), (1583, 0.06088055112381229), (1741, 0.06312814082133521), (2252, 0.07914642672412546), (2380, 0.055680062029248474), (2536, 0.06904001354684085), (2642, 0.06196108034952621), (2758, 0.3366134063655708), (2759, 0.06904001354684085), (2760, 0.08334096717590442), (30 01, 0.07589288838381769), (3097, 0.07589288838381769), (4221, 0.07914642672412546), (5383, 0.08925283990141007), (5622, 0.0892528399014100 7), (5695, 0.06312814082133521), (6659, 0.08334096717590442), (6910, 0.2500229015277133), (7582, 0.17850567980282014), (8527, 0.089252839901 41007), (10176, 0.09935925307869468), (10177, 0.09935925307869468), (10178, 0.09935925307869468), (10179, 0.09935925307869468), (10180, 0.09 935925307869468), (10181, 0.09935925307869468), (10182, 0.09935925307869468), (10183, 0.09935925307869468), (10184, 0.09935925307869468), (1 0185, 0.5961555184721681), (10186, 0.09935925307869468), (10187, 0.09935925307869468)]

图3-26　经过特征赋权后的文本向量

3. 结果分析

（1）“五脏相关”理论传播网整体结构

实验共收集相关文献910篇，涉及作者1 514位，其中：1 239位作者发文频数为1，占总作者数的81.83%；721人以第一作者身份发文，发文频次为1的作者614位，占第一作者总数的85.20%。作者发文频次符合幂率分布。从这一结果看，以“五脏相关”理论为主题的科研协作网的影响范围较广泛，但核心作者数量仍少于成熟的科研主题，这说明“五脏相关”理论传播范围很广，不少科研人员利用这一理论进行科研探索，但作为基础科研理论的不多，这表明“五脏相关”理论仍处于发展过程当中。按照普赖斯定律，确定核心作者最低发文篇数为2.72篇，因此为降低收集数据时可能产生的“噪声”，剔除发文频数为1的作者，以合作发文为关联项构建无向权值网络，其中节点为论文作者，边为合著关系，边权值为作者合作发文频次。科研协作网共有230个节点、2 118条边；总节点度为892，平均节点度为3.87，边平均权值为2.73，意即以“五脏相关”为主题的科研协作网包含230位作者的2 118次合著合作；平均每位作者有3.88位合作者，平均与每位合作者进行过2.73次合作。

从边的权值来看：整个网络中权值为1的边共有250个，占总数的28.02%；权值大于1的边共有642个，占总数的71.97%。这表明只有不到30%的合作是一次性的，而超过70%的合作相对稳定。聚类系数同样反映了这一点：网络全局聚类系数为0.59，平均聚类系数为0.84。这说明网络的连通性虽然不高，但现有关系彼此联系紧密，同与一个作者合作过的两位作者之间合作的平均概率为84%。据此可以推断，在以“五脏相关”为主题的科研活动中，无论是二元协作关系还是三元协作关系，参与者之间的相互认可度较高。

（2）“五脏相关”理论传播网关键传播节点

由于此次研究的着眼点是网络中的理论传播，因此主要从节点度和无权中心性及有权中介中心性度三个方面描述以“五脏相关”为主题的合著网的中心性。为方便比较，三类指标均做了标准化处理，处理方式为实际值除以理论最大值，经过标准化处理后值的分布不变，如图3–27所示。

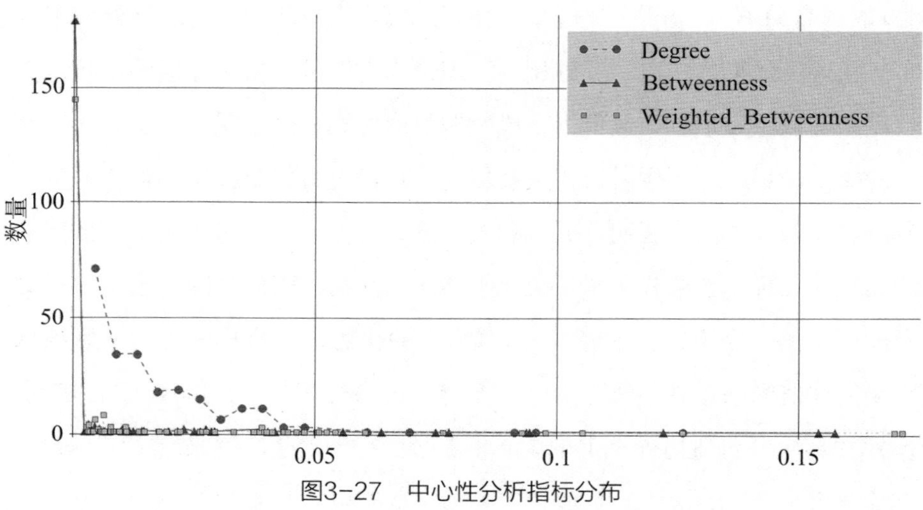

图3–27　中心性分析指标分布

从图3–27中可以看出，“五脏相关”合著网的节点度、中介中心度的分布具有较明显的幂率分布特征。网络中心势较强，大部分节点的中心性都低于平均水平，少部分节点同时具有高节点度、高中介中心性，属于较典型的核心–边缘结构网络。详细统计数值如表3–63、表3–64所示。

表3-63 中心性分析指标统计

统计数值	Degree	Betweenness	Weighted_Betweenness
节点数	230	230	230
平均值	0.016 862	0.006 672	0.009 9
标准差	0.016 065	0.021 443	0.024 322
最小值	0.004 347 826	0	0
25%	0.004 347 826	0.006 34	0.005 65
50%	0.013 043 478	0.014 371	0.010 72
75%	0.021 739 13	0.034 066	0.038 898
最大值	0.126 086 957	0.157 636	0.171 644

注：Degree为各节点节点度，Betweenness为各节点中介中心度，Weighted_Betweenness为考虑权值的中介中心度。

表3-64 中心性最高的前20位作者

编号	姓名	degree	between	w_between	n_degree	n_between	nw_between
29	邓铁涛	29	1 240.781 0	1 538.245 0	0.126 1	0.154 2	0.171 6
101	刘小斌	22	1 297.429 8	1 507.095 4	0.095 7	0.157 6	0.169 9
105	刘友章	16	778.250 0	828.375 3	0.069 6	0.122 1	0.126 0
175	吴焕林	21	464.946 0	578.153 8	0.091 3	0.094 4	0.105 2
94	刘凤斌	10	458.666 7	497.191 1	0.043 5	0.093 7	0.097 6
128	邱仕君	11	314.400 0	449.000 0	0.047 8	0.077 6	0.092 7
229	邹旭	14	293.081 3	303.838 2	0.060 9	0.074 9	0.076 3
106	刘泽银	8	211.700 8	102.258 4	0.034 8	0.063 7	0.044 3
32	董秀娟	7	162.614 3	98.265 4	0.030 4	0.055 8	0.043 4
185	徐志伟	11	90.775 0	87.733 0	0.047 8	0.041 7	0.041 0
10	陈坚雄	8	84.250 0	3.000 0	0.034 8	0.040 2	0.007 6
207	张敏州	10	79.000 0	97.422 2	0.043 5	0.038 9	0.043 2
219	郑洪	4	2.200 0	118.795 8	0.017 4	0.006 5	0.047 7

续表

编号	姓名	degree	between	w_between	n_degree	n_between	nw_between
122	潘光明	9	44.622 2	72.673 7	0.039 1	0.029 2	0.037 3
140	宋雅芳	6	44.283 3	79.000 0	0.026 1	0.029 1	0.038 9
112	罗文杰	7	42.625 0	24.000 0	0.030 4	0.028 6	0.021 4
50	侯丽颖	5	39.000 0	0.000 0	0.021 7	0.027 3	0.000 0
57	季幸姝	5	39.000 0	117.500 0	0.021 7	0.027 3	0.047 4
104	刘颖	11	36.000 0	36.783 3	0.047 8	0.026 3	0.026 5
87	林晓忠	9	32.338 1	77.270 6	0.039 1	0.024 9	0.038 5

注：degree为各节点节点度，n_degree为标准化后的节点中心度，between为各节点中介中心度，w_between为考虑权值的中介中心度，n_between为标准化后的中介中心度，nw_between为标准化后的权值中介中心度。

（3）“五脏相关”理论传播网社区结构划分

以“五脏相关”主题的科研协作网为非连通网，由47个子图（成分）组成，最大的连通子图包含81个节点。在考虑边权重的情况下分别用GN（Girvan–Newman）算法、FastGreedy算法和Louvain算法对网络进行社区划分，三种算法划分出的社区个数相近，其中以GN算法的模块度最优。三种算法及成分对网络的划分结果如表3–65所示：

表3–65 社区划分算法结果

Project	GN	FastGreedy	Louvain	Components
Elements	230	230	230	230
Modularity	0.851 2	0.851 2	0.846 1	0.706 4
Clusters	50	50	50	47
Giant Sub Popularity	29	29	33	81
Giant Sub Density	0.256 1	0.256 1	0.215 9	0.073 1

注：Elements为图所包含的节点数，Modularity为算法聚类结果的模块度，Clusters为各算法所划分出的社区数，Giant Sub Popularity为最大连通子群的节点数量，Giant Sub Density为最大连通子群的密度。

从表3-65可以看出，GN算法与FastGreedy算法的模块度最优，最大子群中的联系也最紧密。以GN算法为例：GN算法将230个节点划分为50个社区，除网络中原有的47个子群外，网络中最大的连通子图被分为4个社区，分别为社区4、社区5、社区7、社区8，如表3-66所示。

表3-66　GN算法社区对最大连通子图的划分

Cluster	Community_popularity	Members	Density	Sub/Globle
4	15	曾常春，陈虹，陈裕杲，丁站新，符小聪，侯丽颖，季幸姝，劳绍贤，刘友章，欧志穗，杞锦政，宋雅芳，王京芳，徐升，杨晓军	0.266 7	15.745 9
5	22	柴华，陈坚雄，陈凯佳，陈琼，陈群，程宾，段洁芳，李国斌，刘成丽，刘华，刘梅，刘小斌，莫传伟，邱仕君，孙海娇，王静，肖莹，徐志伟，许华，许庆，张元贵，郑洪	0.264 1	15.592 5
7	15	陈洁，董秀娟，高丽云，郭丽，侯政昆，李丽娟，李培武，刘凤斌，刘凌云，吕娜，邱向红，唐飞舟，唐梁，王维琼，臧鑫	0.209 5	12.371 8
8	29	陈秋雄，陈晓伟，党晓晶，邓铁涛，胡佳心，江巍，赖仁奎，李健，梁蕴瑜，林冬群，林晓忠，林宇，刘泽银，罗文杰，麦舒桃，潘光明，阮新民，盛小刚，魏辉，吴广平，吴焕林，吴建萍，吴瑜，徐丹苹，严夏，姚耿圳，张敏州，赵益业，邹旭	0.256 6	15.125 4

注：Cluster为各算法所划分出社区的编号，Community_popularity为各社区节点数量，Density为各社区的密度，Sub/Globle为各社区密度与所在连通子图密度之比。

从表3-66可以看出，四个社区内密度与整体网密度之比分别为15.75、15.59、12.37、15.13，这意味着社区内部的紧密程度比网络平均水平高出10倍以上。根据社区划分结果进行的可视化如图3-28所示：节点大小与其标准化中介中心度分布呈比，连线的粗细程度代表边权值的大小；菱形节点为社区4成员，方形节点为社区5成员，圆形节点为社区7成员，三角形节点为社区8成员。

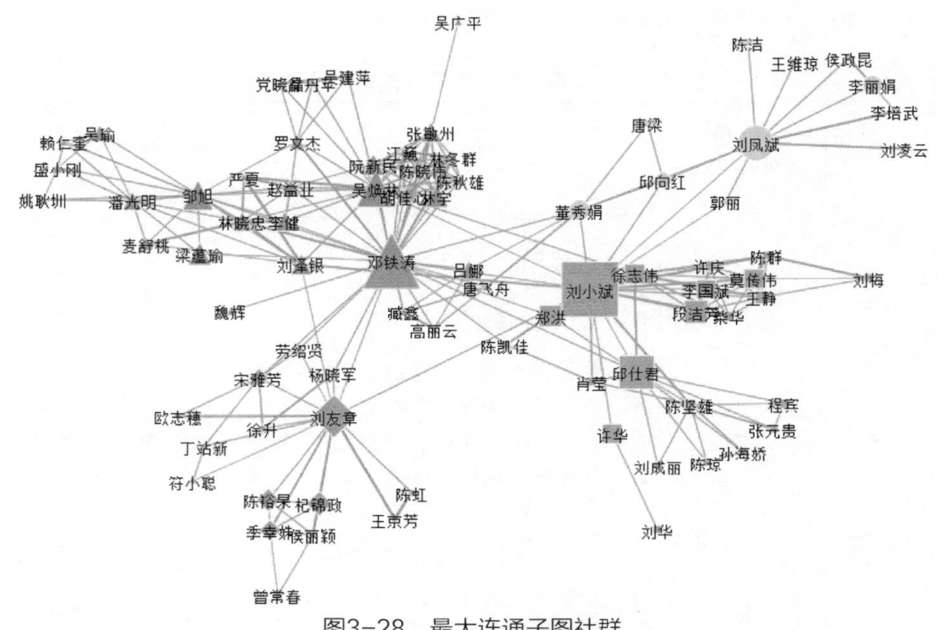

图3-28　最大连通子图社群

由图3-28可以看出，每个社区均至少有一个较大节点，结合表3-66可知，社区4的核心为刘友章，其中介中心度为0.126；社区5的核心为刘小斌和邱仕君，其中介中心度分别为0.167和0.093；社区7的核心为刘凤斌，其中介中心度为0.097；社区8的核心为邓铁涛、吴焕林和邹旭，其中介中心度分别为0.172、0.105和0.763。由于中介中心度高意味着节点处于网络中信息流通量大的位置，因此这一结果说明上述四个社区中都至少有一个影响力较大的作者负责信息的传递和成员沟通。

（4）“五脏相关”理论文本主题模型分析

经过所建立的LDA主题模型对文本集进行的分析可得，“五脏相关”理论研究各主题分布统计如表3-67、图3-29所示。表3-67按照主题相关文章数量多少排序，由其可知：与主题7相关的文章有105篇，占文本集总量的11.53%；与主题11相关的文章有90篇，占文本集总量的9.88%；与主题32相关的文章有76篇，占文本集总量的8.34%。属于主题7、主题11、主题32三类主题的文章总量占整个文本集的三分之一。

表3-67　LDA语义模型分析结果——“五脏相关”理论研究主题分布统计

主题	Quantity	Percentage	Cumulative_Pctg
Topic7	105	11.53%	11.53%
Topic11	90	9.88%	21.41%
Topic32	76	8.34%	29.75%
Topic79	55	6.04%	35.78%
Topic9	52	5.71%	41.49%
Topic78	45	4.94%	46.43%
Topic15	31	3.40%	49.84%
Topic29	28	3.07%	52.91%
Other Topics	429	47.09%	100%
Total	910	100%	100%

注：Quantity为与各个主题相关的文本数量，Percentage为与各个主题相关的文本数量占文本集总量的百分比，Cumulative_Pctg（Cumulative Percentage）为前n项主题相关文章数量占文本集总量的累计百分比。

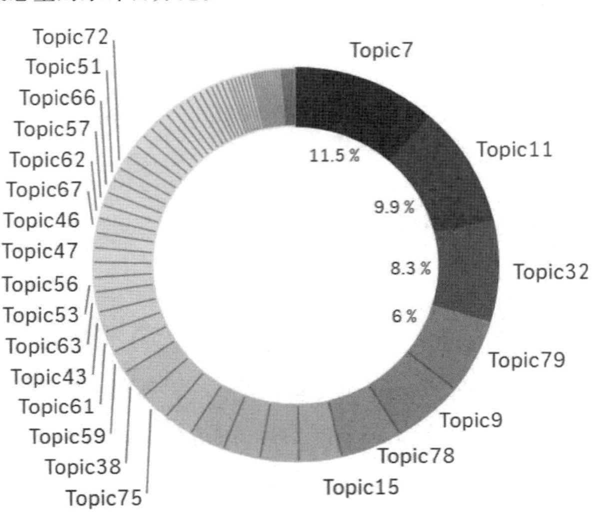

图3-29　LDA语义模型分析结果——“五脏相关”理论研究主题分布

与主题7、主题11、主题32相关度排序前10位的词如表3-68所示。从主题词内容可以看出，主题7是有关于心脏病的研究，主题11是关于脾胃病的研究，主题32是关于重症肌无力的研究。由于此次研究的探讨范围在“五脏相关”理论这一主题下，结合数据集的收集标准可以推断出，“五脏相关”理论已经应用于心血管病、脾胃病和神经肌肉病中的重症肌无力等病种的相关研究。

表3-68　语义主题模型分析部分结果（主题7、主题11、主题32）

Topic7	Topic7_w	Topic11	Topic11_w	Topic32	Topic32_w
冠心病	0.006161096	慢性胃炎	0.003836319	重症肌无力	0.004529198
胸痹	0.004118252	脾胃	0.00351484	肝脾相关	0.003764242
心脾相关	0.003436065	五脏相关	0.00335885	补中益气汤	0.00356945
心力衰竭	0.003091862	慢性浅表性胃炎	0.002852419	五脏相关	0.003503945
胸痹心痛	0.002926027	溃疡性结肠炎	0.002689432	感染	0.003191981
慢性心力衰竭	0.002759262	泄泻	0.002421018	脾胃虚损	0.002931033
冠心病心绞痛	0.002582401	消化性	0.002382585	脾肾相关	0.002876194
五脏相关	0.002390189	失调	0.002232648	脏腑	0.002618219
慢性阻塞性肺疾病	0.002357899	脏腑	0.002171325	失眠	0.002563234
调脾护心法	0.002325649	重症肌无力	0.002109507	痿证	0.002544194

三、研究结果分析

此次研究分别以“邓铁涛”为研究主题和邓铁涛教授所提出的“五脏相关”理论为研究主题收集相关学术论文，分别确立核心作者并建立科研协作关系网，利用中心性分析量化了理论传承过程中的学术影响力，利用社区划分量化了学术社团中的凝聚力并区分出不同的研究方向。

（一）邓铁涛学术理论相关研究的文献分布规律

邓铁涛的学术理论传承涉及多个不同方向，经由文献计量相关理论分析，确定了核心研究者79人，人均参与撰写论文18.5篇。所确立的核心研究者与邓铁涛的亲授弟子、直接传承人群体基本吻合。文献作者分布规律最初是用来评价科研人员的科学生产力的指标，后来也用于某一特定学科分支发展过程的研究。此次研究将文献分布规律理论用于研究学术理论传播，将邓铁涛的学术理论体系视为一个独立主题，利用洛特卡–普赖斯定律验证邓铁涛学术理论作为一个学术流派的发展阶段。根据Roland W · D在验证洛特卡定律时所得出的结论，往往只有在学科发展的高峰期的作者文献分布规律才满足洛特卡文献分布规律，而高峰期的标志则是核心作者数量与只发表过一篇文献的作者数量之间的关系、核心作者群体发文量与整体发文量之间的关系满足普赖斯定律。由邓铁涛所提出的学术理论衍生出的科研文献分布规律已满足上述两个定理，因此研究认为，从文献分布上看，岭南邓氏中医学术流派作为现代中医学的一个分支已进入科研成熟期，可以视为一个独立的现代中医学理论流派。

（二）邓铁涛学术理论传播科研协作网特征及典型传承角色

1. 邓铁涛学术理论文献传播过程的复杂网络特征

在复杂网络的整体分析中，通过建立科研协作相关矩阵，研究了邓铁涛学术理论传播过程中的整体科研合作情况，图3–27、图3–28的中心性分析可视化网络清楚地展示了其高中心化且层次分明的结构：邓铁涛的中心性最高，且高中心性节点均与邓铁涛有直接合作关系，对应到现实中，拥有较高显著性的中心节点均为邓铁涛学术理论的直接传承人。

此外，复杂网络中节点的布局呈辐射状且存在明显割点，使得整体网络具有多个结构洞。聚集在各个结构洞周围的节点与各直接传承人的边权重往往高于平均值，代表了其科研合作密度高于平均水平，结合邓铁涛学术理论传播文献数据库来看，这类节点往往是直接传承人的博士生、硕士生。若围绕在结构洞周围的节点联系较为紧密，从实际情况来看则往往是由直接传承人建立起来的存在稳定合作的学术团队。据此，研究认为邓铁涛的学术理论是通过合作科研建立起科研理论的共识，通过合作发表论文进一步传播理论影响力。

2. 邓铁涛学术理论文献传播过程中的关键节点

通过收集整理邓铁涛学术思想相关科技文献，此次研究对以邓铁涛为核心的学术理论传播体系中公开发表的论文进行了统计，以科研协作信息为基础展开学术传承流派的人物典型角色识别，并通过复杂网络三种中心性量化分析发现学术理论传播体系中的三类角色。

（1）高学术影响力者

高学术影响力者往往同时具有较高的点度中心性、中间中心性和接近中心性。他们拥有较多的科研合作者，间接反映出对学术资源的掌握程度较高；在可视化复杂网络图中往往是一个科研团队的核心。按照点度中心度测度倒排序，与统计出的实际发文倒排序顺序基本吻合，基本可以认为在邓铁涛学术传承体系中，学术影响力与实际发文数量总体呈正相关。在实际情况中，这批作者在传递邓铁涛学术思想和维护学术合作上发挥重要作用。代表作者有：邓铁涛、靳士英、劳绍贤、邓中光、刘小斌、邱仕君、吴焕林、邹旭、刘友章等。

（2）传承发展者

传承发展者作者具有较高的中间中心性和接近中心性。他们多为割点，处于一个社区的边缘地带，是社区与外界联系的重要通道，且与邓铁涛联系较为紧密，以第一作者身份发文量较高。从科研活动组织角度看，其在继承邓铁涛学术思想基础上已发展出自己的学术科研团队。代表作者有：靳士英、劳绍贤、刘小斌、邱仕君、吴伟、方显明、王清海、吴焕林。

（3）独立研究者

独立研究者作者拥有较高的接近中心性，但中间中心性和点度中心性都较低，与邓铁涛有直接合作，以第一作者身份发文量较多，受邓铁涛学术思想影响较多但与其他研究者合作较少，学术研究多为独立进行。代表作者有：郑洪、李剑、梁德任、肖衍初、冯崇廉、李南夷、曹东义、刘友章、唐飞舟、杨利。

通过三类不同的中心性分析可以看出，在科研协作中的不同关系特征可以反映出邓铁涛学术理论传播过程中的不同角色。

（三）"五脏相关"理论传播网络特征及发展方向

1. "五脏相关"理论传播网的复杂网络特征

从"五脏相关"理论传播网整体结构可以看出，"五脏相关"理论传播网也是一个中心性较强的科研协作网。以最大连通子图（图3-28）为例，其整体结构呈现辐射状，少数节点具有较高的中心性；由中心性分析指标统计及分布（表3-63、图3-27）可知，其整体网络核心-边缘特征清晰，从理论的传播角度看，符合由邓铁涛提出的"五脏相关"理论，由其弟子通过科研活动对这一理论进行验证和发扬的实际情况。

从网络分析指标来看，"五脏相关"理论的直接传承节点和间接传承节点之间也有着明确的区别特征。刘小斌、邱仕君、刘友章、吴焕林、邹旭、张敏洲、郑洪等人发文频次和节点度、中介中心性等指标均等于或接近最大值，与邓铁涛的距离不超过2，为邓铁涛的亲授弟子，属于"五脏相关"理论的直接传承人；刘泽银、林晓忠、陈坚雄、陈群、陈瑞芳、陈凯佳、董秀娟、邱向红、杨晓军等也具有较高的节点中心度，与邓铁涛距离超过2，发文频次较高且与邓铁涛亲授弟子距离不超过2，合作频次超过2，为"五脏相关"理论间接传承人中的流派传承人；其余节点发文频次等于或超过2，与直接传承人、流派传承人均无联系，为间接传承人中的私淑传承人。

2. 理论传播中的主题发展

从表3-66和图3-28可以看出，“五脏相关”理论传播网中的最大连通子图中的节点均为直接传承人和间接传承人中的流派传承人，可以视为以邓铁涛为代表的岭南邓氏中医学术流派在“五脏相关”理论方面的科研协作网。在社区划分中，协作网被划分为四个社区，这意味着在“五脏相关”理论的传承方面存在四个较为稳定且合作密切的科研团体，每个团体均至少有一个中心性较高的核心节点作为代表人物，这四个科研团体分别为：以刘小斌、邱仕君为代表的科研团体（图3-30），以吴焕林、邹旭为代表的科研团体（图3-31），以刘凤斌为代表的科研团体（图3-32）和以刘友章为代表的科研团体（图3-33）。

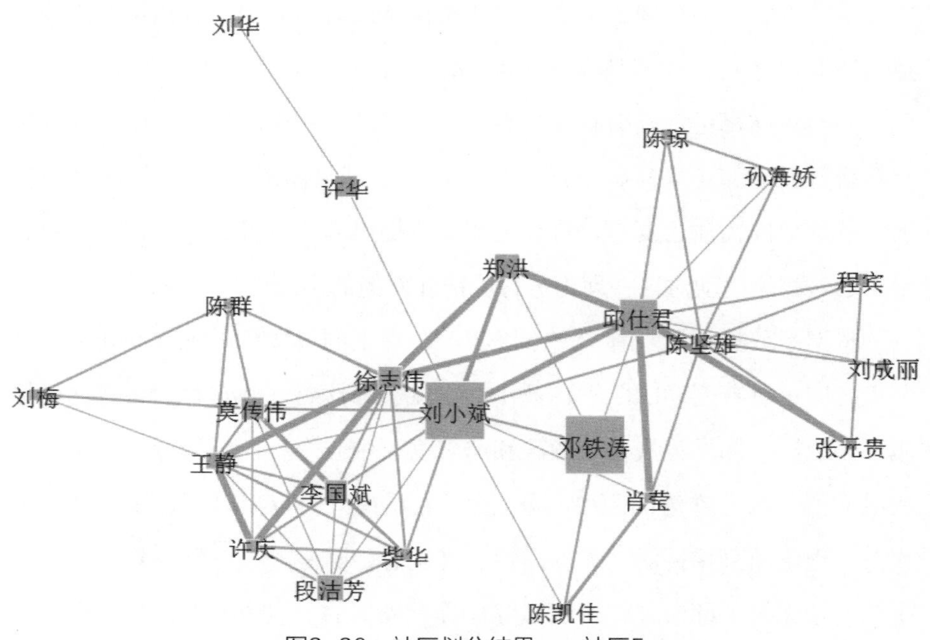

图3-30 社区划分结果——社区5

注：图中节点大小反映中介中心度大小，边宽度反映节点间合作频次多少。

“五脏相关”理论科研协作网的社区划分结果中第5个社区是以刘小斌、邱仕君为代表的科研团体，这一社区包含节点22个，总节点度130，平均节点度5。在不考虑边权重的情况下网络密度为0.264，是整体网最大连通子图密度的15.59倍，社区5共有边65条，研究者间平均合作频次为2.83次，属于凝聚力较强的社区。

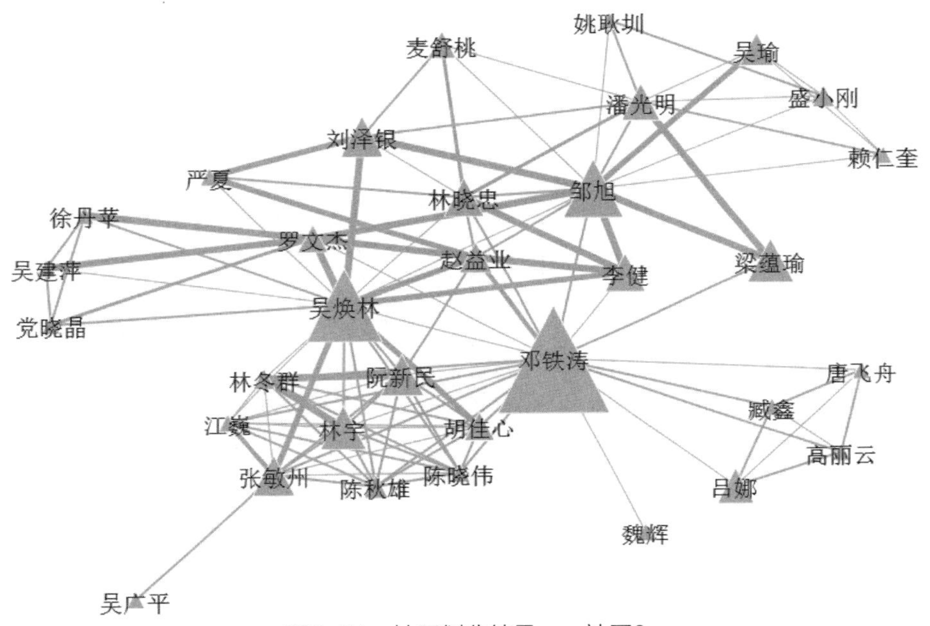

图3-31　社区划分结果——社区8

注：图中节点大小反映中介中心度大小，边宽度反映节点间合作频次多少。

“五脏相关”理论科研协作网的社区划分结果中第8个社区是以吴焕林、邹旭为代表的科研团体，这一社区包含节点29个，总节点度228，平均节点度6。在不考虑边权重的情况下网络密度为0.257，是整体网最大连通子图密度的15.13倍，社区8共有边114条，研究者间平均合作频次为3.45次，属于凝聚力较强且科研合作较为密切的社区。

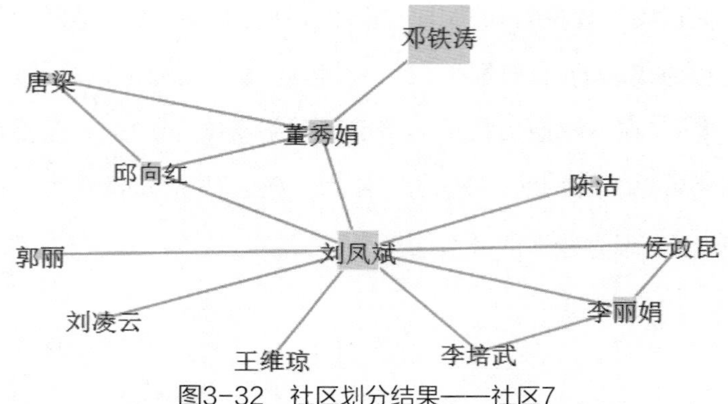

图3-32　社区划分结果——社区7

注：图中节点大小反映中介中心度大小，边宽度反映节点间合作频次多少。

“五脏相关”理论科研协作网的社区划分结果中第7个社区是以刘凤斌为代表的科研团体，这一社区包含节点15个，总节点度30，平均节点度2。在不考虑边权重的情况下网络密度为0.21，是整体网最大连通子图密度的12.37倍，社区7共有边15条，研究者间平均合作频次为1.25次，属于合作较为自由松散的社区。

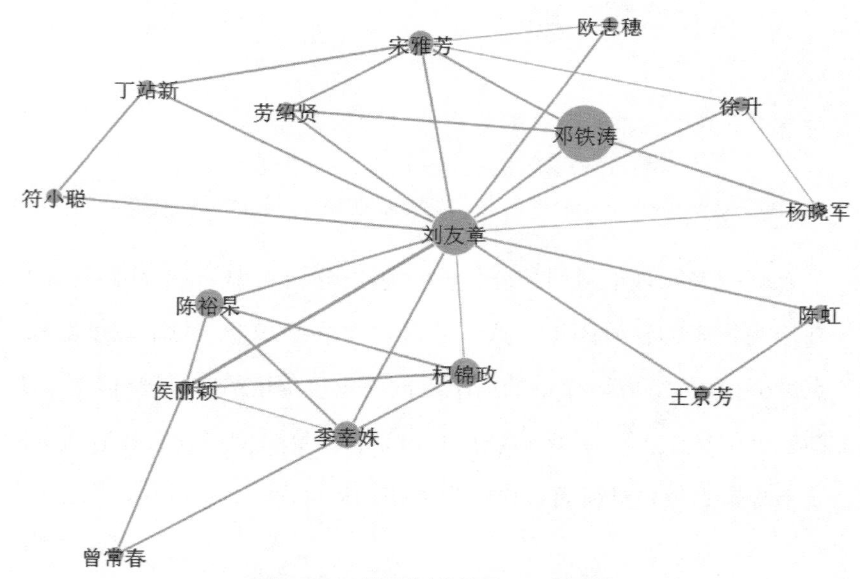

图3-33　社区划分结果——社区4

注：图中节点大小反映中介中心度大小，边宽度反映节点间合作频次多少。

“五脏相关”理论科研协作网的社区划分结果中第4个社区是以刘友章为代表的科研团体，这一社区包含节点15个，总节点度64，平均节点度4。在不考虑边权重的情况下网络密度为0.267，是整体网最大连通子图密度的15.74倍，社区4共有边32条，研究者间平均合作频次为2次，属于凝聚力较强的社区。

从复杂网络分析的视角来看，这些团体具有自发性、非正式性，团体间合作频繁，具有相似的价值观念和行为标准，在科研协作的情景下，即具有相同的研究方向及理论基础。根据以往研究结论可知，以邓铁涛教授为代表的岭南邓氏中医学术流派在“五脏相关”理论方面存在四个较为稳定且合作密切的科研团体，每个团体均至少有一个中心性较高的核心节点作为代表人物。通过此次对“五脏相关”理论为主题的论文摘要的语义分析可以得知，近三分之一的论文都属于主题7、主题11和主题32，而这三个主题恰与上述科研团队的研究方向吻合，其分别是：

①以刘小斌、邱仕君为代表的科研团体，其对应的研究方向主要为结合“五脏相关”理论的重症肌无力研究，主题涉及“脾胃虚损”“肝脾相关”“补中益气汤”等，也涵盖一部分岭南医学和中医史研究。

②以吴焕林、邹旭为代表的科研团体的对应研究方向为结合“五脏相关”的心脏病研究，主题涉及“调脾护心法”“心脾相关”“冠心病”“暖心胶囊”等，也涵盖一部分如COPD一类的肺病。

③以刘友章为代表的科研团体和以刘凤斌为代表的科研团体对应的研究方向为结合“五脏相关”理论的脾胃病研究，主题涉及“慢性胃炎”“溃疡性结肠炎”“腹泻”及“重症肌无力”等。

四、研究结论

此次研究从科研协作角度建立了反映邓铁涛学术理论传承关系的复杂

网络，探索了以量化公开发表的论文研究学术流派发展现状的方法，得出了从文献分布规律角度来看，岭南邓氏中医学术流派已进入发展高峰期，可以视为一个独立的现代中医学流派的结论。

与此同时，研究以信息传播理论为基础，利用复杂网络中的中心性分析识别出了邓铁涛学术理论在传播中的三类角色，对应高学术影响力研究者、传承发展者和独立研究者三种不同的学术流派传承模式，所得出的结论与实际情况基本吻合。通过此次邓铁涛学术理论传播复杂网络的构建和网络特征的观测、可视化构图的分析，流派传承关系得以在学术理论的文献传播方面得到较为客观的数据支撑。

为探究中医理论在信息时代的传承新特点，研究又收集了以“五脏相关”为主题的科研论文，开展了以“五脏相关”为例的理论传播路径研究，利用论文合著信息构建了“五脏相关”科研协作网，从复杂网络角度结合节点影响力和社区划分等理论分析了科研协作网络中的理论的传播，给出了理论传承过程中直接传承人和间接传承人的数据特征及划分标准。与此同时，研究又利用所收集的“五脏相关”理论论文内容建立LDA语义模型并进行了主题抽取，讨论了理论在传播过程中产生的三个明确的研究主题和发展方向，分析结果与邓铁涛的学术传承人在“五脏相关”理论传承过程中所发展出的“五脏相关理论指导脾胃病诊疗”“五脏相关理论指导心肺系疾病诊疗”“五脏相关理论指导神经肌肉病诊疗”三类临床研究主题一致。

第七节　进行性肌营养不良症的病情分级及中医证候研究

一、病情分级及中医证候研究

（一）研究对象

本研究对进行性肌营养不良症门诊患者的基本情况进行整理和分析，并对其进行中医临床五脏证候分析，采用流行病学和证候分析的方法对本病进行研究。

1. 诊断标准

所有的患者都符合进行性肌营养不良症的诊断标准，参照吴江的《神经病学》和沈定国主编的《神经病学·第14卷·肌肉疾病》。

（1）常有家族史；

（2）慢进行性加重的对称性肌肉无力和萎缩；

（3）无感觉障碍；

（4）血清酶升高；

（5）电生理表现主要为肌源性损害，神经传导速度正常；

（6）组织学特征主要为进行性的肌纤维坏死、再生和脂肪及结缔组织的增生，肌肉无异常代谢产物堆积。

2. 纳入标准

（1）符合进行性肌营养不良症的诊断标准者；

（2）年龄在1～65岁，性别不限；

（3）患者或家属同意接受治疗，按医嘱规范用药且能自愿配合完成进行性肌营养不良症证候调查表者。

3. 排除标准

（1）合并严重的心动过速，呼吸系统感染者；

（2）肌电图显示为神经源性损害者；

（3）妊娠、即将妊娠及哺乳期妇女；

（4）正在参加其他药物临床试验者；

（5）不愿配合者。

4. 证候的确定

根据《中医诊断学》[58]及《中医内科学》[59]所规定的五脏各自特有的证候，将进行性肌营养不良症数据库中出现的中医证候按照藏象理论分属于五脏。针对本研究，确定五脏系统证候。

肝系：头晕目眩、肢体麻木、肢体痉挛、肢体疼痛、烦躁易怒、关节疼痛、上肢假性肥大、下肢假性肥大、鸭步、弦脉、口唇紫暗、口苦。

心系：胸闷心悸、失眠、健忘、面色无华、容易上火、易口腔溃疡、数脉、舌体瘦、舌红。

脾系：神疲懒言、下肢无力、上肢无力、肌肉萎缩、体倦乏力、形体消瘦、面色萎黄、食少纳呆、腹胀或痛、头身困重、便溏或便秘、缓脉、口唇色淡、舌体胖、黄苔。

肺系：面色苍白、饮水呛咳、气短、吞咽困难、咳嗽、汗多、言语低嘶、易感冒、皮肤干燥瘙痒、鼻衄、口干、浮脉、白苔。

肾系：翼状肩、腰膝酸软、抬头无力、腰痛、畏寒肢冷、夜尿频多、盗汗、耳鸣、脊柱前凸、下肢浮肿、细脉、沉脉、迟脉。

5. 病情分级

根据患者的日常生活活动能力（Barthel 指数）评定患者的病情程度（如表3–69）。

表3-69　日常生活活动能力（Barthel 指数）量表

项目	自理	稍依赖	较大依赖	完全依赖
进食	10	5	0	0
洗澡	5	0	0	0
修饰（洗脸、梳头、刷牙、刮脸）	5	0	0	0
穿衣	10	5	0	0
控制大便	10	5	0	0
控制小便	10	5	0	0
上厕所	10	5	0	0
床椅转移	15	10	5	0
行走（平地 45 米）	15	10	5	0
上、下楼梯	10	5	0	0

将进行性肌营养不良症患者分级：正常（100分）；Ⅰ级（轻度：60分以上，生活基本自理）；Ⅱ级（中度：60～40分，有功能障碍，生活需要帮助）；Ⅲ级（重度：39～20分，生活依赖明显）；Ⅳ级（极重度：20分以下为完全残疾，生活完全依赖）。共五级。

6. 数据来源

2012年10月至2014年3月于广州中医药大学第一附属医院脾胃病科门诊收集了进行性肌营养不良症患者数据。

（二）研究方法

1. 数据库建立

临床研究结束后，临床资料及时汇总，输入计算机，用Excel2003建立数据库并进行数据管理。

2. 数据整理

将所建立的数据库转换为stata12.0的规范数据库，并对数据库进行整理，将多余变量、相似变量进行删除、合并处理。

3. 数据分析

数据分析采用统计软件stata12.0和spss17.0。描述性分析：运用软件stata12.0对本研究对象的基本情况及五脏各自证候进行描述性统计分析，分类资料用构成比（%）表示，计量资料用 $\bar{x} \pm s$ 表示。用stata12.0和spss17.0对数据进行因子分析，并用Excel2003和spss17.0作图。

（三）研究结果

1. 一般资料分析

本次研究共收集了57例进行性肌营养不良症的患者，本文将对其基本情况进行分析，具体结果如下。

（1）年龄

本研究中，1～14岁的患者有28例，15～30岁的患者有17例，30岁以上的患者有12例，分别占49.12%、29.83%、21.05%（如表3-70、图3-34）。

表3-70　年龄分布情况

年龄/岁	例数	%	$\bar{x} \pm s$
1～14	28	49.12	20.07 ± 15.63
15～30	17	29.83	
31～65	12	21.05	

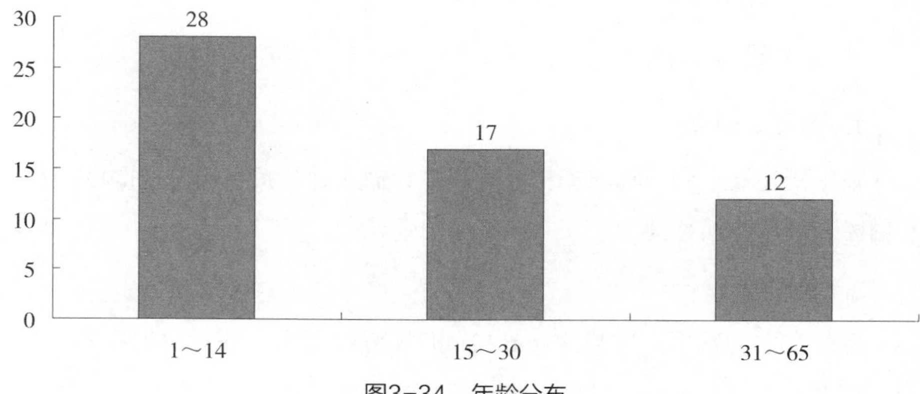

图3-34　年龄分布

（2）性别

本研究中，男50例，女7例，分别占87.72%、12.28%（如表3-71、图3-35）。

表3-71　性别分布情况

性别	例数	%
男	50	87.72
女	7	12.28
合计	57	100

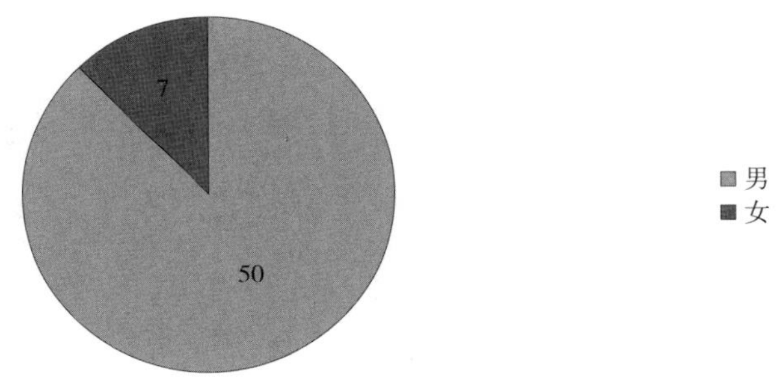

图3-35　性别分布

（3）疾病临床类型

本次调查研究中，表现为杜兴氏型的患者最多，共32例，占全部病例的56.14%。贝克氏型的次之，共21例，占全部病例的36.84%。肢带型有2例，所占比例为3.51%。先天性肌营养不良与面肩肱型两型均只有1例，所占比例均为1.75%（表3-72、图3-36）。

表3-72　临床类型分布情况

临床类型	例数	%
杜兴氏型	32	56.14
贝克氏型	21	36.84
肢带型	2	3.51
面肩肱型	1	1.75
先天性	1	1.75
合计	57	100

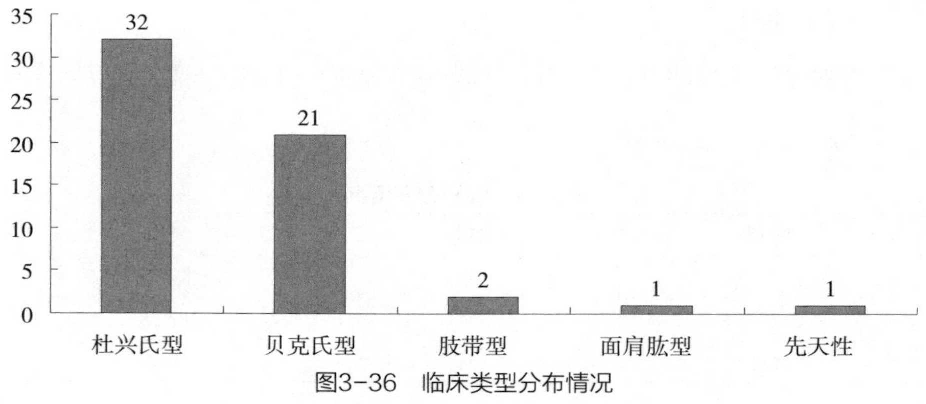

图3-36　临床类型分布情况

（4）病程

本研究中，病程最短的约为1年，病程最长的有30年，病程在5年（包括5年）内的患者有33例，病程在6～15年（包括15年）的患者有19例，病程在16～30年的患者有5例，分别占57.89%、33.34%、8.77%（如表3-73、图3-37）。

表3-73　病程分布情况

病程/年	例数	%	$\bar{x} \pm s$
1～5	33	57.89	6.85 ± 6.30
6～15	19	33.34	
16～30	5	8.77	

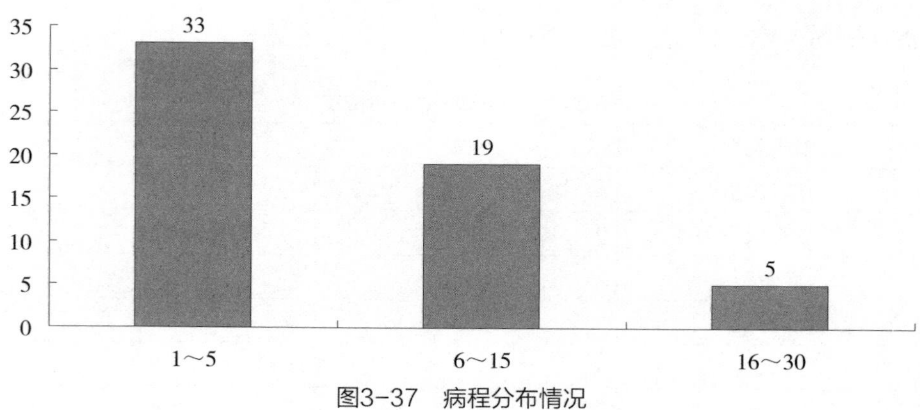

图3-37　病程分布情况

（5）籍贯

本研究中，来自广东的患者有30例，湖南的患者有5例，广西的患者有4例，河南和四川的患者各有3例，山西的患者有2例，安徽、北京、贵州、海南、内蒙古、湖北、江苏、江西、云南、浙江的患者均为1例，所占比例分别为52.63%、8.77%、7.02%、5.26%、3.51%、1.75%（如表3–74、图3–38）。

表3–74　患者籍贯分布情况

籍贯	例数	%
广东	30	52.63
湖南	5	8.77
广西	4	7.02
河南	3	5.26
四川	3	5.26
山西	2	3.51
安徽	1	1.75
北京	1	1.75
贵州	1	1.75
海南	1	1.75
内蒙古	1	1.75
湖北	1	1.75
江苏	1	1.75
江西	1	1.75
云南	1	1.75
浙江	1	1.75
合计	57	100

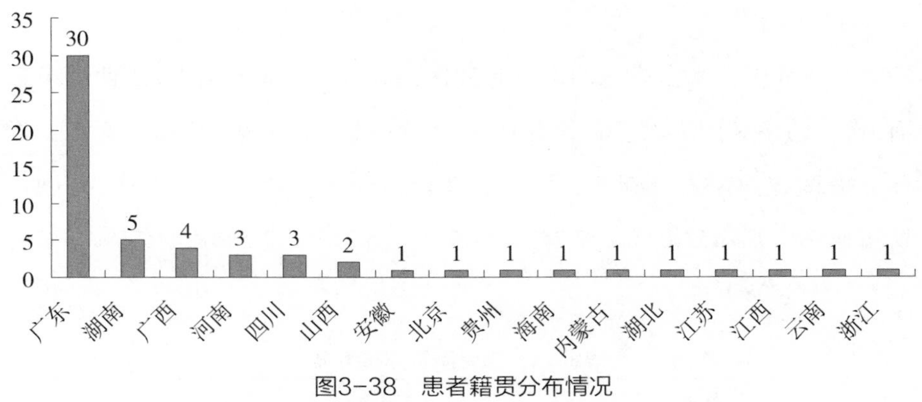

图3-38　患者籍贯分布情况

（6）家族史

本研究中，有家族史的患者有9例，无家族史的患者有48例，分别占15.79%、84.21%（如表3-75、图3-39）。

表3-75　患者家族史情况

家族史	例数	%
无	48	84.21
有	9	15.79
合计	57	100

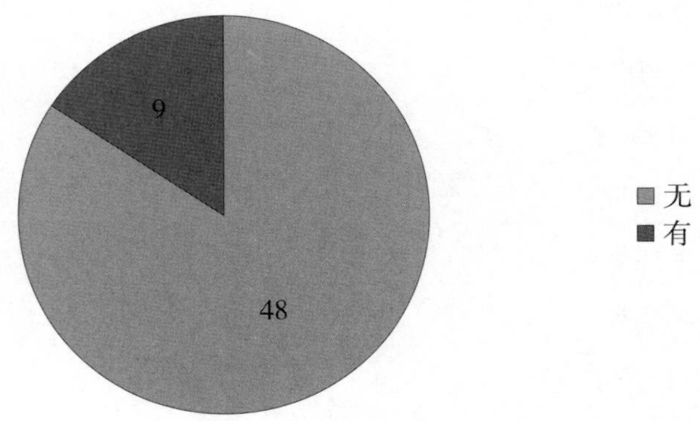

图3-39　患者家族史情况

（7）临床检查

在临床检查中做了肌电图检查的患者有39例，做了肌肉活检的患者有

24例，做了肌酶检查的患者有54例，做了基因检测的患者有13例（如表3–76、图3–40）。

表3–76 患者临床检查的情况

单位：例

临床检查	有	无
肌电图	39	18
肌肉活检	24	33
肌酶	54	3
基因检测	13	44

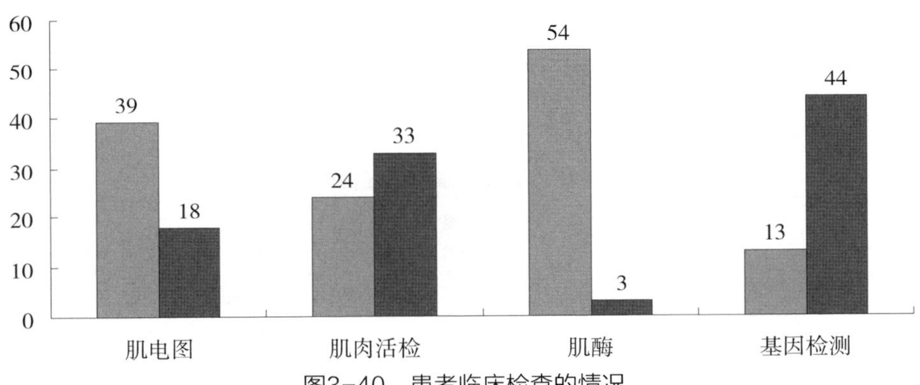

图3–40 患者临床检查的情况

（8）病情分级

本研究中，病情为Ⅰ级的患者有50例，病情为Ⅱ级的患者有3例，病情为Ⅲ级的患者有2例，病情为Ⅳ级的患者有2例，分别占87.72%、5.26%、3.51%、3.51%（如表3–77、图3–41）。

表3–77 病情分级的情况

病情分级	例数	%	$\overline{x} \pm s$
Ⅰ级	50	87.72	83.33 ± 21.88
Ⅱ级	3	5.26	
Ⅲ级	2	3.51	
Ⅳ级	2	3.51	

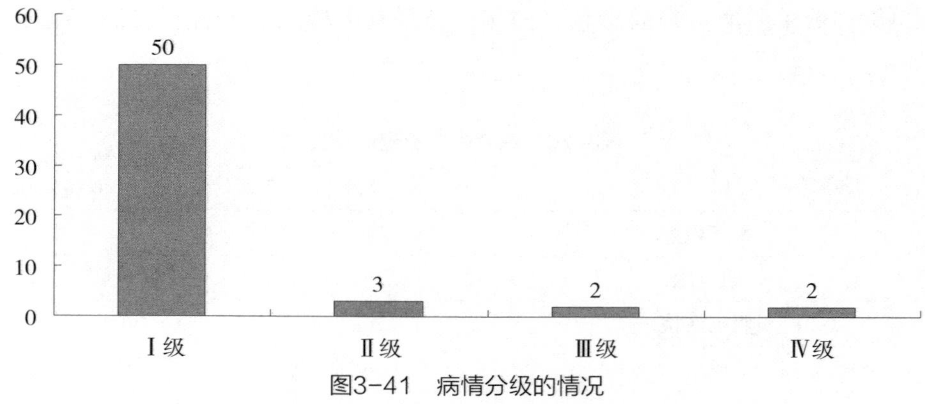

图3-41　病情分级的情况

2. 五脏证候的描述性分析

由于部分患者未复诊，采集到证候的患者共有30例。肝系共有12个症状，具体分析如表3-78。

表3-78　肝系证候的描述性分析

证候	例数	%
鸭步	30	100.00
下肢肌肉假性肥大	22	73.33
上肢肌肉假性肥大	17	56.67
肢体疼痛	15	50.00
关节疼痛	13	43.33
肢体麻木	10	33.33
肢体痉挛	4	13.33
烦躁易怒	4	13.33
口苦	3	10.00
头晕目眩	2	6.67
口唇紫暗	1	3.33
弦脉	0	0.00

肌营养不良症患者的肝系证候以筋肉病变为主要临床表现，如出现肌肉的假性肥大、肢体疼痛和关节疼痛等。

心系共有9个症状，具体分析如（表3–79）：

表3–79　心系证候的描述性分析

证候	例数	%
胸闷心悸	7	23.33
面色无华	6	20.00
舌体瘦	6	20.00
失眠	5	16.67
健忘	5	16.67
容易上火	5	16.67
易口腔溃疡	5	16.67
舌红	4	13.33
数脉	1	3.33

肌营养不良症患者早期的心系证候比较少，主要临床表现为胸闷心悸和面色无华等。

脾系共有15个症状，具体分析如表3–80：

表3–80　脾系证候的描述性分析

证候	例数	%
下肢无力	30	100.00
体倦乏力	28	93.33
肌肉萎缩	26	86.67
上肢无力	23	76.67
神疲懒言	10	33.33
形体消瘦	9	30.00
缓脉	9	30.00

续表

证候	例数	%
面色萎黄	7	23.33
便溏或便秘	7	23.33
口唇色淡	7	23.33
食少纳呆	6	20.00
腹胀或腹痛	6	20.00
头身困重	6	20.00
舌体胖	4	13.33
苔黄	0	0.00

肌营养不良症患者脾系证候以脾气虚衰为主要临床表现，如出现四肢无力、体倦乏力、肌肉萎缩和神疲懒言等。

肺系共有13个症状，具体分析如表3–81：

表3–81　肺系证候的描述性分析

证候	例数	%
易感冒	8	26.67
气短	4	13.33
口干	4	13.33
汗多	3	10.00
皮肤干燥瘙痒	3	10.00
白苔	3	10.00
面色苍白	2	6.67
咳嗽	2	6.67
言语低嘶	2	6.67
饮水呛咳	1	3.33
吞咽困难	1	3.33
鼻衄	1	3.33
浮脉	0	0.00

肌营养不良症患者的肺系证候在疾病早期出现较少，本次收集的患者以早期为主，所以临床表现不明显。

肾系共有13个症状，具体分析如表3-82：

表3-82　肾系证候的描述性分析

证候	例数	%
翼状肩	30	100.00
腰膝酸软	23	76.67
脊柱前凸	21	70.00
细脉	14	46.67
腰痛	12	44.00
沉脉	11	36.67
畏寒肢冷	10	33.33
夜尿频多	5	16.67
下肢浮肿	5	16.67
迟脉	5	16.67
抬头无力	4	13.33
盗汗	4	13.33
耳鸣	4	13.33

肌营养不良症患者的肾系证候以骨骼变形及肾阳虚为主要临床表现，如出现翼状肩、腰膝酸软、脊柱前凸、腰痛和畏寒肢冷等。

3. 五脏证候要素的因子分析

证候要素的分析研究主要采用因子分析的方法进行提取，因子分析是一种从分析多个原始指标的相关关系入手，找到支配这种相关关系的有限个不可观测的潜在变量，并用这些潜在变量来解释原始指标之间的相关性或协方差关系的多元统计分析方法[61]。

具体判断方法：首先对保留的症状体征采用因子分析提取公因子，然后根据证候要素判定标准对公因子进行辨证，以此作为进行性肌营养不良症五脏证候的证候要素。

本研究共调查64个临床症状体征，排除频率为100%的症状（如下肢无力、翼状肩、鸭步），又避免对分析结果的不良影响，去掉频率小于10%的症状（如饮水呛咳、吞咽困难、鼻衄等）及舌脉象，但是保留了一些具有辨证意义的症状，如面色苍白、咳嗽、言语低嘶，余下45个症状进行因子分析。采用最大方差法旋转，分析结果选取特征根≥1的因子数目，见图3–42。结果如表3–83。

表3–83 主成分因子分析

因子	特征根		
	全部特征值	贡献率/%	累积贡献率/%
1	5.80	13.81	13.81
2	4.92	11.72	25.53
3	4.46	10.62	36.15
4	3.61	8.60	44.75
5	2.86	6.50	51.24
6	2.55	6.07	57.31
7	2.12	5.05	62.36
8	1.86	4.42	66.79
9	1.73	4.12	70.90
10	1.65	3.93	74.83
11	1.42	3.37	78.20
12	1.28	3.04	81.24
13	1.13	2.70	83.95
14	0.97	2.32	86.26

续表

因子	特征根		
	全部特征值	贡献率/%	累积贡献率/%
15	0.85	2.03	88.30
16	0.85	2.02	90.32
…	…	…	…
29	0.02	0.06	100.00
30	0.00	0.00	100.00

表3-83显示，前13个主成分特征值大于1，第14个主成分特征值为0.97，近乎等于1，故选取前14个主成分，累积贡献率为86.26%，即约有86.26%的信息由14个潜在因子解释。经检验，每一变量的共性方差均在0.7以上，这说明这14个公因子能够较好地客观地反映原变量的大部分信息。

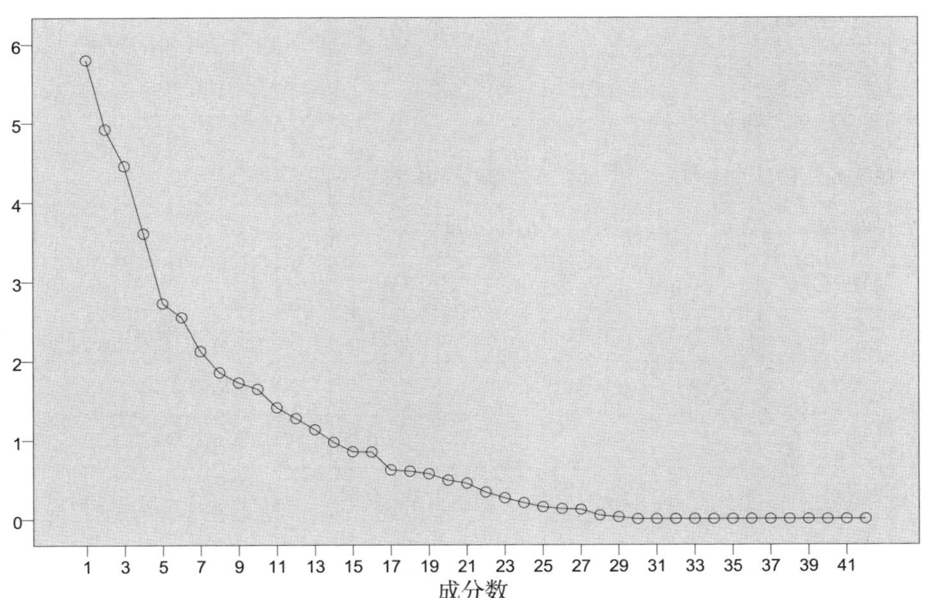

图3-42　因子分析的碎石图

表3-84　旋转后因子载荷矩阵

临床症状	因子													
	1	2	3	4	5	6	7	8	9	10	11	12	13	14
胸闷心悸	0.33													
失眠		0.87												
健忘		0.89												
面色无华														
容易上火			0.88											
易口腔溃疡			0.67											0.45
上肢无力					0.48									
肌肉萎缩														
体倦乏力														
形体消瘦									0.95					
面色萎黄									0.40			0.33	0.40	
食少纳呆														
腹胀或腹痛	0.76													
头身困重	0.93													
便溏或便秘	0.68						0.36							
神疲懒言	0.57				0.31	0.34								
面色苍白		0.65					0.33							
气短	0.71													
咳嗽			0.85											
汗多								0.56	0.37					
言语低嘶			0.60					0.31						
易感冒														
皮肤干燥瘙痒														

续表

临床症状	因子													
	1	2	3	4	5	6	7	8	9	10	11	12	13	14
口干														
腰膝酸软					0.88									
抬头无力								0.91						
腰痛				0.70						0.33				
畏寒肢冷										0.89				
夜尿频多														
盗汗														0.94
耳鸣		0.34												
脊柱前凸	0.35				0.30							0.39		
下肢浮肿				0.34			0.40				0.31			
头晕目眩							0.92							
肢体麻木						0.60					0.38			
肢体痉挛						0.92								
肢体疼痛											0.88			
烦躁易怒	0.56									0.40				
口苦													0.90	
关节疼痛				0.91										
上肢假性肥大														
下肢假性肥大												0.87		

表3-84显示各公因子中载荷绝对值≥0.30的指标。依据证候要素判定标准对各公因子辨证，作为进行性肌营养不良症的证候要素，并依据《中医内科学》症状学内容分析各公因子可能发生的病位，结果如表3-85。

表3-85　各公因子辨证结果

公因子	指标数	支配的临床症状	主要证候要素	可能病位
1	8个	胸闷心悸、腹胀或腹痛、头身困重、便溏或便秘、神疲懒言、气短、脊柱前凸、烦躁易怒	痰、瘀、虚、火热	心、脾、肝、肺、肾
2	4个	失眠、健忘、面色苍白、耳鸣	虚、痰	心、脾、肾
3	4个	容易上火、易口腔溃疡、咳嗽、言语低嘶	火热、虚	肺
4	3个	腰痛、下肢浮肿、关节疼痛	肾虚	肾
5	4个	上肢无力、神疲懒言、腰膝酸软、脊柱前凸	虚	脾、肾
6	3个	神疲懒言、肢体麻木、肢体痉挛	痰、风、阴虚	肝、脾
7	4个	便溏或便秘、面色苍白、下肢浮肿、头晕目眩	痰、湿、虚	脾、肾、心、脑
8	3个	汗多、言语低嘶、抬头无力	虚	心、肺、脾
9	3个	形体消瘦、面色萎黄、汗多	虚	脾、肺
10	3个	腰痛、畏寒肢冷、烦躁易怒	虚、火热	肝、肾
11	3个	下肢浮肿、肢体麻木、肢体疼痛	痰或瘀、虚	肝、肾
12	3个	面色萎黄、脊柱前凸、下肢假性肥大	虚、痰、瘀	脾、肾、肝
13	2个	面色萎黄、口苦	虚、火热	脾、肝、胆
14	2个	易口腔溃疡、盗汗	阴虚	肺

第1公因子所支配的症状，提示病理因素为“痰”“瘀”“虚”和“火热”。或心之气血不足，心失滋养；或心阳虚衰，血脉瘀滞，心神失养；或肾阴不足，不能上制心火，水火失济，心肾不交；或肾阳亏虚，心

阳失于温煦，阴寒凝滞心脉；或肝失疏泄，气滞血瘀；或脾胃虚弱，气血乏源，宗气不行，血脉凝滞；或脾失健运，痰湿内生，扰动心神，均可引发胸闷心悸。“不通则痛”责之于“瘀”，“不荣则痛”责之于“虚”，两者均可致腹胀或腹痛。痰湿阻滞，气机不畅，则头身困重。脾病湿盛，脾胃运化功能失调，或痰瘀阻滞，肠道传导功能失司，则致便溏或便秘。心、脾、肺气虚，或脾虚湿盛，致神疲懒言和气短。“腰为肾之府”且肾主骨生髓，肾为先天之本，先天肾精不足，肾气虚，则致脊柱前凸。肝气郁结，肝火上炎，则烦躁易怒。故病位在心、脾、肝、肺、肾。

第2公因子所支配的症状，提示病理因素为“虚”和“痰”。心脾两虚，心肾不交，痰热上扰，阳不能入阴，则失眠、健忘。脾为后天之本，气血生化之源，面色苍白乃气血不足，因脾虚而致。肾开窍于耳，肾精亏虚，不能上充于耳，则耳鸣。故病位在心、脾、肾。

第3公因子所支配的症状，提示病理因素为“火热”“虚”。心肾不交，火热上炎，易导致上火和口腔溃疡。肺失宣肃，肺气上逆致咳嗽。阴精内耗，咽喉、声道失于滋润，以致发音不利，或肺气虚损，导致言语低嘶。故病位在肺。

第4公因子所支配的症状，提示病理因素为“肾虚”。肾的精气充养骨骼，肾之精气虚弱，则腰痛绵绵，活动欠利，胫酸腿软，骨痿足弱不能行走。肾阳虚，导致水液内停，形成下肢浮肿。故病位在肾。

第5公因子所支配的症状，提示病理因素为“虚”。脾合肌肉，主四肢，脾之运化功能障碍，气血化源不足，则肌肉消瘦，软弱无力，肢体倦怠，则上肢无力。先天不足，肾精亏损，则腰膝酸软。故病位在脾、肾。

第6公因子所支配的症状，提示病理因素为“痰”“风”和“阴虚”。肝阴亏虚，肝风内动，抽搐发痉，肢体麻木。或脾虚生痰，风痰内扰，气血不运，导致肢体麻木和痉挛。肝郁气滞，则烦躁易怒。故病位在肝、脾。

第7公因子所支配的症状，提示病理因素为“痰”“湿”和“虚”。《丹溪心法》言：“无痰不作眩。”《景岳全书》曰：“无虚不作眩。”肾为先天，脾为后天，两者皆虚，则精亏髓海不足，血虚脑失其养，阴虚又易致肝风内动，故头晕目眩。心主血脉，其华在面，心血亏虚，则面色苍白。故病位在脾、肾、心、脑。

第8公因子所支配的症状，提示病理因素为“虚”。《素问·宣明五气》云：“五脏化五液，心为汗。”汗出过多，耗伤心营。肺卫条件失常，卫外功能减弱，则汗多。脾虚而脾运失常，肌肉软弱乏力，则抬头无力。故病位在心、肺、脾。

第9公因子所支配的症状，提示病理因素为“虚”。脾为气血生化之源，脾虚则生化乏源，故形体消瘦、面色萎黄。肺主一身之表，调节卫气，肺气虚，卫气失摄，则汗多。故病位在脾、肺。

第10公因子所支配的症状，提示病理因素为“虚”“火热”。肾阳乃真阳、元阳、命门之火，肾阳不足，命门火衰，则腰痛、畏寒肢冷，再则乙癸同源。故病位在肝、肾。

第11公因子所支配的症状，提示病理因素为“痰”或“瘀”“虚”。肾阳虚，水液内停，或痰瘀阻滞，气机不通，则水液运化失调，则导致下肢浮肿、肢体麻木、肢体疼痛。故病位在肝、肾。

第12公因子所支配的症状，提示病理因素为“虚”“痰”“瘀”。脾虚失运、痰瘀互结，肝木失养，风气邪毒滞留，则下肢假性肥大。故病位在脾、肾、肝。

第13公因子所支配的症状，提示病理因素为“虚”“火热”。肝热移胆，挟胆热上蒸，则见口苦。故病位在脾、肝、胆。

第14公因子所支配的症状，提示病理因素为“阴虚”。心肺阴虚，虚火炎上，则易口腔溃疡、盗汗。故病位在肺。

综上所述，本次研究所采集的进行性肌营养不良症患者的证候要素主要涉及痰、瘀、火热、风和虚。最重要的则是“虚”，14个公因子里的主要证候要素都有“虚”，这里的“虚”主要涉及了肾精虚、脾虚、肺气虚、心肝肾阴虚和肾阳虚。“痰”出现的频次是6次，“火热”出现的频次是4次，“瘀”出现了4次，“湿”出现了1次，“风”出现了1次。病位中“脾”出现了9次，“肾”出现了8次，“肝”和“胆”共出现了7次，“肺”出现了5次，“心”出现了4次，“脑”出现了1次。

结合上述证候要素和病位，将上述14个公因子进一步分型归类：第1个证型为脾肾两虚兼痰湿瘀阻证，包括了公因子1、7、11和12，其主症为面色苍白或萎黄、头身困重、神疲懒言、气短、胸闷心悸、头晕目眩、烦躁易怒、脊柱前凸、鸭步、下肢浮肿、肢体麻木或疼痛、下肢假性肥大、腹胀或腹痛、便溏或便秘；第2个证型为脾肾虚损证，包括了公因子2、5，其主症为失眠、健忘、面色苍白、耳鸣、神疲懒言、上肢无力、腰膝酸软、脊柱前凸；第3个证型为肺气阴两虚证，包括了公因子3、8、9和14，其主症为面色萎黄、形体消瘦、咳嗽、言语低嘶、抬头无力、汗多、盗汗、容易上火、易口腔溃疡；第4个为肝肾虚损证，包括了公因子4、6、10和13，其主症为面色萎黄、神疲懒言、腰痛、关节疼痛、肢体麻木、肢体痉挛、腰痛、畏寒肢冷、下肢浮肿、烦躁易怒、口苦。

二、讨论与分析

进行性肌营养不良症是一组遗传性肌肉变性病，该病患病率低，致残率高，目前国内外尚无有效治疗方法[3]。该病是儿童神经肌肉疾病中最常见、最严重的一种，抗Dys基因突变导致Dys蛋白缺失是引起该病的主要原因。进行性加重的对称性肌无力、肌肉萎缩或假性肥大是进行性肌营养不良症患者的共同临床特征。

本研究通过对进行性肌营养不良症的中西医学范畴、病因病机、治则治法、一般资料、病情分级及其中医临床五脏证候等方面的研究，得出以下初步结论。

（一）一般情况分析

由表3-7可知，在本次临床收集到的资料中，年龄分布上以儿童和青年人居多，30岁以内的就占了79.95%，与本病的发病的实际情况是相吻合的。

从性别比例上看，由表3-71可知，男：女为50：7，也符合了肌营养不良症的发病构成。

从患者的证型上来看，由表3-72可知，杜兴氏型和贝克氏型共占了92.98%，也符合当前国际及国内发病的证型的分布规律。

从病程上来看，由表3-73可知，5年内的病程过了半数，而超过15年的患者也相当少。据此推测，要么就诊的患者生活尚能自理，即病程尚短，要么就是病程过长的患者已经放弃治疗或已经去世也未可知。

从籍贯分布上来看，由表3-74可知，广东的患者数量也是过半的，这个可以从地理位置上来解释，也可以从患者对这个病的认识程度上来理解，离广东较近的几个省份仍然有部分患者来就诊。

从遗传因素来看，由表3-75可知，因为存在隐性遗传和基因突变的可能，所以无家族史的患者较多，共有48例，占了总人数的84.21%。

从检查方面来看，由表3-76可知很多患者做过肌酶检查，占94.73%；有的患者做了基因检测后，如果有阳性的结果，可能就不会再查肌酶了；肌电图也是必做检查之一，所以有39例患者做了肌电图检查，没做的患者一部分是做了更详细的肌肉活检，另外一部分是做了基因检测已经有了阳性的结果，一旦确诊，其余的检查就没有必要浪费资源去做了；肌肉活检是有创性的检查，故选择做的患者是相对较少的，所占的比例为42.10%；基因检测是最近几年才比较流行的，而且因当地医院的医疗条件限制和经济能力的限制，能做的患者就自然不多了，所占比例为22.80%。

就病情程度而言，能自行来就诊的患者基本上都处在病情的初期，从病程上也可以反映这一点。由表3-77可知，所有来诊患者中：病情处于Ⅰ级的最多，有50例；病情最重的Ⅳ级，有患者2例，且这2例皆由家属代述取药；另外病情为Ⅲ级的2例患者均为轮椅就诊。

（二）五脏证候分布及分析

中医面对现代医学诊断的疾病，应该根据中医的理论和思维，运用“症状-病机”的诊断逻辑和辨证思维。由于患者复诊的情况，能收集到的证候患者共有27例，分析如下。

肝系的主要症状：头晕目眩、肢体麻木、肢体痉挛、肢体疼痛、烦躁易怒、关节疼痛、上肢假性肥大、下肢假性肥大、弦脉、口唇紫暗、口苦。肌营养不良症患者的肝系证候以筋肉病变为主要临床表现，如出现假性肥大、肢体疼痛和关节疼痛等，其中：下肢假性肥大的患者最多，有20例，占全部27例患者的74.07%，下肢的假性肥大以腓肠肌为主；上肢假性肥大的患者有15例，占全部比例的55.56%；出现肢体疼痛的患者有14例，所占比例为51.85%；有关节疼痛现象的患者有12例，占44.44%；有肢体麻木的患者共9例，占33.33%。

心系的主要症状：神疲懒言、胸闷心悸、失眠、健忘、面色无华、容易上火、易口腔溃疡、数脉、舌体瘦、舌红。肌营养不良症患者的心系证候比较少，主要临床表现为神疲懒言等。因为本次研究收集的病例大多处于该病的初级阶段，故心系证候较少。神疲懒言者共9例，占33.33%。

脾系的主要症状：下肢无力、上肢无力、肌肉萎缩、体倦乏力、形体消瘦、面色萎黄、食少纳呆、腹胀、头身困重、便溏或便秘、缓脉、口唇色淡、舌体胖、黄苔。肌营养不良症患者脾系证候以脾气虚衰为主要临床表现，如出现四肢无力、体倦乏力和肌肉萎缩等。下肢无力和体倦乏力为全部患者共有的症状，上肢无力的患者分布也较多，有22例，占81.48%，肌肉萎缩的患者有23例，占85.19%。

肺系的主要症状：面色苍白、饮水呛咳、气短、吞咽困难、咳嗽、汗多、言语低嘶、易感冒、皮肤干燥瘙痒、鼻衄、浮脉、白苔。肌营养不良症患者早期的肺系证候比较少，而本次收集的患者以早期为主，所以临床表现不明显。因其体质较差，肺气虚容易感冒者尚有7例，所占比例为25.93%。

肾系的主要症状：腰膝酸软、抬头无力、腰痛、畏寒肢冷、夜尿频多、盗汗、耳鸣、脊柱前凸、下肢浮肿、细脉、沉脉、迟脉。肌营养不良症患者的肾系证候以肾阳虚、主水功能异常为主要临床表现，如出现腰膝酸软、畏寒肢冷和脊柱前凸等。腰膝酸软的患者相对较多，有22例，占77.78%；脊柱前凸为该病发展中的一个典型症状，有19例，占70.37%；腰痛者有12例，占44.44%；畏寒肢冷的有10例，占37.04%。

综上所述，本次研究所用的资料显示，本病在发病的初中期，其关联最大的脏器包括肝、脾、肾，这也与邓铁涛教授对本病主脾、肾和尚尔寿教授对本病主肝、肾的观点相契合。

（三）五脏证候要素的分布及分析

证候要素是构成证候的基本单位，而且证候具有“高维高阶”的复杂特征[63]，对于进行性肌营养不良症患者证候的特点、分布规律和演变归类具有重要意义。因子分析法则可实现对多个指标的降维，化为少数几个综合性因子，并根据不同因子对有关指标进行分类，赋予具有实际背景的解释，计算因子得分以进行下一步分析。因子分析的应用，有助于分析症状之间的相关性，寻找辨证过程中的主要信息，尽量避免没有诊断价值的信息的干扰。这个因子通常是一个不能直接测量且具有综合意义的隐变量。

本次研究所采集的进行性肌营养不良症患者的证候要素涉及痰、瘀、火热、风和虚。最后结果表明：主要证候要素是"虚"，包括肾精虚、脾虚、肺气虚、心肝肾阴虚和肾阳虚；次要证候要素是"痰""火热"和"瘀"。主要病位在"脾""肾"和"肝"，这几个病位的出现都是由于本病的病因中脏腑之间是相互依存、紧密联系在一起的，互相影响，究其原因主要就是由虚损所致。肺主皮毛、脾主肌肉、肝主筋、肾主骨、心主血脉，五脏病变，皆能导致本病的发生。

最后又将结果中的14个公因子进一步分型归类，得到四个证型：脾肾两虚兼痰湿瘀阻证，脾肾虚损证，肺气阴两虚证，肝肾虚损证。由前面综述部分可知，现在进行性肌营养不良症这一疾病在中医辨证分型上尚未达到一致的辨证分型结果。在本研究结果的四个证型里面，都包括了脾肾虚损的症状，如神疲懒言和脊柱前凸这两个症状，而肺气阴两虚证则稍特殊，其主症以肺气阴两虚和心火上炎的症状为主，说明这时候的患者处于疾病的早期，即"肺热叶焦"时期，久则五脏失精津之濡，而出现更多的症状。排除了患者都有的症状，如下肢无力、翼状肩和鸭步这三个症状，此乃几乎每个进行性肌营养不良症患者都有的特有症状，所以没有纳入因子分析中，因其对证候来讲没有特殊的代表性。

但利用因子分析的结果不够明晰，需要根据中医理论进一步分析，由于其公因子是根据软件计算得出，不一定完全符合中医理论，又因四诊信息的描述具有一定的主观性、多变性和复杂性，再加上本研究尚未考虑舌脉，只对症状及体征等中医证候进行数理分析，且辨证过程中不可避免地存在一些误差，舌脉在中医辨证中又有着重要地位，所以，这一系列的可逆和不可逆因素加在一起，导致本研究数据的合理性及可供参考性大大降低，结果也会存在或多或少的误差。

三、研究结论

本研究所收集的57例患者中，14岁以内的28例（占49.12%），15～30岁的17例（占29.83%），30岁以上的12例（占21.05%）。男50例（占87.72%），女7例（占12.28%）。杜兴氏型（DMD）的患者有32例（占56.14%），贝克氏型（BMD）的患者21例（占36.84%），肢带型的患者有2例（占3.51%），先天性肌营养不良与面肩肱型的患者均只有1例（占1.75%）。病程在5年（包括5年）内的33例（占57.89%），病程在6～15年（包括15年）的19例（占33.34%），病程在16至30年的5例（占8.77%）。广东的30例（占52.63%），湖南的5例（占8.77%），广西的4例（占7.02%），河南和四川的各3例（占5.26%），山西的2例（占3.51%），安徽、北京、贵州、海南、内蒙古、湖北、江苏、江西、云南、浙江的各1例（占1.75%）。有家族史的9例（占15.79%），无家族史的48例（占84.21%）。做了肌电图的39例，做了肌肉活检的24例，做了肌酶检查的54例，做了基因检测的13例。病情为Ⅰ级的50例（占87.72%），病情为Ⅱ级的3例（占5.26%），病情为Ⅲ级的2例（占3.51%），病情为Ⅳ级的2例（占3.51%）。

进行性肌营养不良症患者的肝系证候以筋肉病变为主要临床表现，如出现假性肥大、肢体疼痛和关节疼痛等。心系证候比较少，主要临床表现为神疲懒言等。脾系证候以脾气虚衰为主要临床表现，如出现四肢无力、体倦乏力和肌肉萎缩等。肺系证候早期的证候比较少，而本次收集的患者以早期为主，所以临床表现不明显。肾系证候以肾阳虚、主水功能异常为主要临床表现，如出现腰膝酸软、畏寒肢冷和脊柱前凸等。

该病的证候要素主要涉及痰、瘀、火热、风和虚。主要病位在“脾”“肾”和“肝”，并得到四个证型，即脾肾两虚兼痰湿瘀阻证、脾肾虚损证、肺气阴两虚证、肝肾虚损证。

第四章

岭南中医邓氏学术流派临床诊疗方案研究

第一节　基于邓铁涛教授学术经验的重症肌无力（含危象、胸腺瘤）诊疗方案

（本方案由邓铁涛学术继承人刘凤斌起草，笔者在2014年10月广州中医药大学第一附属医院《国医大师邓铁涛传承工作室建设》基础上重新修订）

重症肌无力是神经肌肉接头间传递功能障碍所致的慢性疾病，其与自身免疫异常有关，所以又认为是一种自身免疫疾病。罹患该病的患者，轻则眼睑下垂，复视或斜视，眼球转动不灵活；重则四肢无力，全身疲倦，颈软头倾，吞咽困难，饮水反呛，咀嚼乏力，呼吸气短，语言构音不清，生活不能自理，甚至呼吸困难，发生危象。此病与胸腺增生或胸腺瘤有关。

一、诊断

必备条件：有典型横纹肌无力及易疲劳表现，休息后减轻，活动后加重，或朝轻暮重，临床表现为眼睑下垂，四肢无力，吞咽困难等。

参考条件：

1. 新斯的明试验阳性。
2. 肌电图检查重复电刺激呈衰减效应。
3. 人体抗乙酰胆碱受体抗体（AchE-Ab）试验阳性。
4. 胸部CT或MRI检查可有胸腺肥大或胸腺肿瘤。
5. 肌肉活检结果符合重症肌无力病理改变。

凡具有上述必备条件及参考条件之一项者，可以诊断为重症肌无力。

具体而言，本病诊断通常需要通过询问病史、临床评估、结合患者生化、肌电图、新斯的明试验等综合分析以明确。

（一）病史

详细询问病史：有无家族史、诊治过程、复诊患者本次病情复发或加重的原因、用药情况及剂量、疗效等。

1. 评估危险因素

是否服用本病禁忌的相关药物，如镇静药、氨基糖苷类药物、红霉素类药物等；是否有使本病病情加重的因素，如过度劳累、腹泻、感染等。上述因素都会使患者病情加重，准确判断有助于本病的诊断治疗。

2. 有无其他免疫疾病重叠

重症肌无力是神经肌肉接头间传递功能障碍所致的慢性疾病，其与自身免疫异常有关，所以又认为是一种自身免疫疾病，注意有无与红斑狼疮、多发性肌炎、皮肌炎、多发性硬化、风湿病重叠，或合并周围神经病等。

（二）临床症状

详细了解临床症状特点，包括受累肌群情况、是否出现生活不能自理情况、是否出现吞咽困难情况、是否存在呼吸困难情况、是否存在危象情况，以及是否伴有心悸、腹泻、发热等合并症状。

临床表现：包括眼睑下垂、复视、眼球活动受限、面部无表情、闭目、示齿无力、咀嚼吞咽困难、进食呛咳、言语含糊不清、声音嘶哑、上肢不能久抬、抬颈无力、胸闷气短、呼吸困难、肌肉萎缩等。

附：重症肌无力诊断流程（如图4-1）。

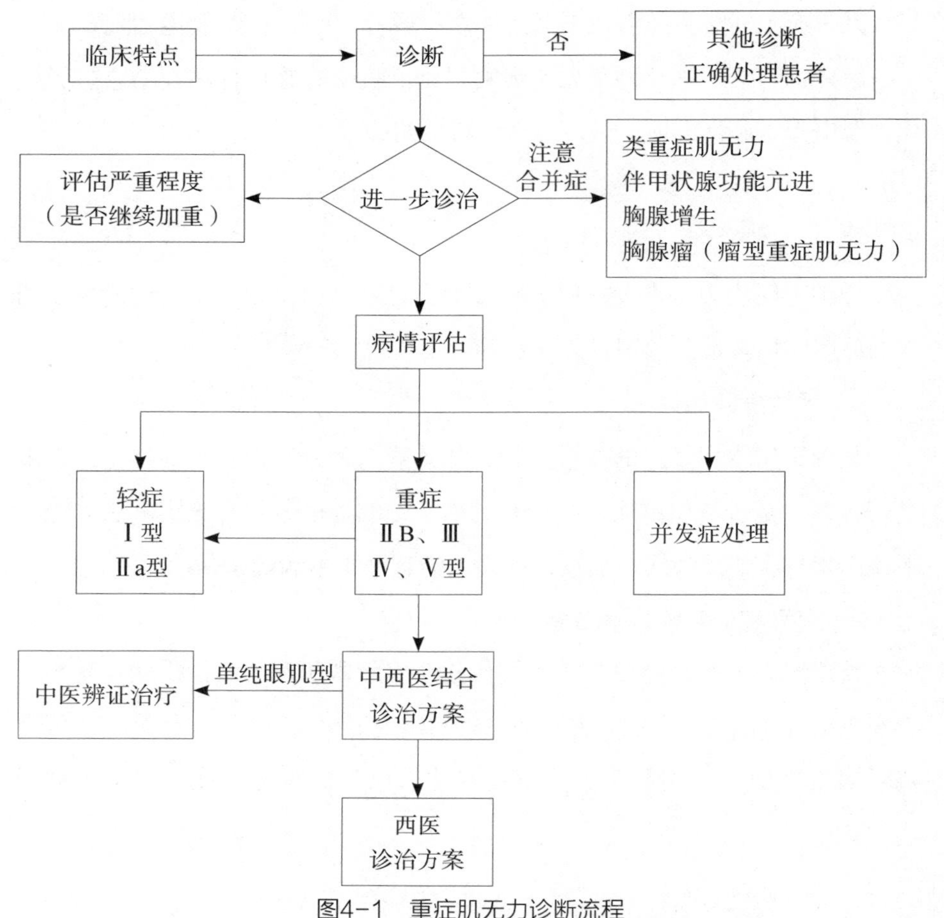

图4-1　重症肌无力诊断流程

（三）体格检查

1．注意患者全身营养状况，是否存在激素样副作用，如满月脸、水牛背、痤疮等。

2．详细检查患者躯干及四肢肌力情况，包括进行上肢肌疲劳试验、下肢肌疲劳试验、抬颈试验；眼肌肌力即眼睑上抬及闭合情况，包括进行埋睫征试验、眼肌疲劳试验、眼球活动（内视、外展、上旋、下旋四个方向活动）等检查；神经系统深浅反射检查等。

3．通过心肺腹部听诊等，了解其肠蠕动情况及排除相关的并发症等。目前学术界普遍使用重症肌无力计分的检查方法评估患者病情轻重。临床多用计分方法表述（如表4-1）。

表4-1　重症肌无力临床绝对记分方法

主症调查	内容	说明
1．眼睑下垂	L：1=11～1点□　R：1=11～1点□ 2=10～2点□　2=10～2点□ 3= 9～3点□　3= 9～3点□ 4= 8～4点□　4= 8～4点□ 5= 7～5点□　5= 7～5点□	患者平视正前方，观察上睑遮挡角膜的水平，以时钟位左右眼分别记录
2．上睑疲劳	L：1=>60□　R：1=>60□ 2=31～60□　2=31～60□ 3=16～30□　3=16～30□ 4= 6～15□　4=6～15□ 5= ≤15□　5=≤15□	令患者持续睁眼向上方注视，记录诱发出眼睑下垂的时间（秒）。（眼睑下垂：以上睑遮挡角膜3～9点为标准）
3．眼球活动受限	L：1=≤2毫米，无复视□　R：1=≤2毫米，无复视□ 2=≤4毫米，有复视□　2=≤4毫米，有复视□ 3=>4≤8毫米□　3=>4≤8毫米□ 4=>8≤12毫米□　4=>8≤12毫米□ 5=>12毫米□　5=>12毫米□	患者向左右注视，记录外展、内收露白的毫米数，同测眼外展露白毫米数与内收毫米数相加
4．上肢肌无力	L：1=>120□　R：1=>120□ 2=61～120□　2=61～120□ 3=31～60□　3=31～60□ 4=11～30□　4=11～30□ 5=0～10□　5=0～10□	两臂侧平举，记录诱发上肢疲劳的时间（秒）
5．下肢肌无力	L：1=>120□　R：1=>120□ 2=61～120□　2=61～120□ 3=31～60□　3=31～60□ 4=11～30□　4=11～30□ 5=0～10□　5=0～10□	患者仰卧位，双下肢同时屈髋、屈膝各90°，记录诱发下肢疲劳的时间（秒）

续表

主症调查	内容	说明
6. 面肌无力	1=正常□ 2=闭目力稍差，埋睫征不全□ 3=闭目力差，能勉强合上眼睑，埋睫征消失□ 4=闭目不能，鼓腮漏气□ 5=噘嘴不能，面具样面容□	
7. 咀嚼、吞咽肌无力	1=能正常进食□ 2=进普食后疲劳，进食时间延长，但不影响每次进食量□ 3=进普食后疲劳，进食时间延长，已影响每次进食量□ 4=不能进普食，只能进半流质饮食□ 5=鼻饲管进食□	
8. 呼吸肌无力	1=正常□ 2=轻微活动时气短□ 3=平地行走时气短□ 4=静坐时气短□ 5=人工辅助呼吸□	
9. 言语低嘶	1=无□　2=有□	
10. 抬头困难	1=无□　2=有□	
11. 舌体软弱	1=无□　2=有□	

（四）实验室检查

通过血液分析、尿分析、大便检查、肝功能测定、生化检查、甲状腺功能检查、免疫功能检查、红细胞沉降率、C-反应蛋白、肿瘤标志物、代谢四项、血培养、痰培养等检查以排除感染及甲状腺功能亢进等其他系统疾病的存在。

需要对该病进行“人抗乙酰胆碱酯酶抗体”等五项抗体的检测，其中一项为阳性即有诊断意义。尤其是“人体骨骼肌受体络氨酸激酶抗体

（MUSKAB）”阳性，弥补了过去单项乙酰胆碱酯酶抗体阳性检出率仅为80%的不足。

（五）医技检查

1．胸部X线片、CT、MRI。结合肿瘤标志物等相关指标对相应部位进行检查，以排除肺部感染、胸腺瘤或胸腺增生等；同时予以相应检查排除可能导致受累肌群病变的相关疾病，如鼻咽癌、脊柱病变等。

2．对于长期服用激素治疗的副作用评估，如行骨密度测定及双髋部CT/MRI等，以明确是否存在骨质疏松、股骨头坏死等情况。

3．超声检查。当患者存在肝、胆、脾、肾等相关不适症状及体征时，可予以患者行肝、胆、脾B超及肾、膀胱B超等以明确诊疗。

4．肌电图检查。此检查是诊断重症肌无力的重要指标。通过该检查可以了解受累肌群肌电衰减情况，借此以诊断本病并可予以排除其他神经肌肉系统疾病。

5．肌肉活检。诊断有困难者，可予以行此检查以排除肌营养不良病等。

（六）药物试验

对于诊断有疑问的病例，可予以行以下药物试验以辅助诊断。

1．新斯的明试验。肌肉或皮下注射新斯的明0.5～1mg，30～60分钟内症状减轻或消失。

2．滕喜龙试验。静脉注射滕喜龙2mg，如无特殊反应，则再静注8mg，一分钟内症状好转。

（七）诊断标准

目前临床医师多根据上海医科大学陈灏珠《实用内科学》第11版有关

内容制定诊断标准。必备条件：有典型横纹肌无力及易疲劳表现，休息后减轻，活动后加重，或上午轻下午重，临床表现为眼睑下垂、四肢无力、颈肌无力、吞咽困难甚至呼吸困难等。

参考条件：①新斯的明试验阳性。②肌电图检查重复电刺激呈衰减效应，或单纤维肌电图检查Jitter（颤抖）大于55μs或阻滞。③抗乙酰胆碱受体抗体试验阳性。④胸部CT或MRI检查可有胸腺肥大或胸腺肿瘤。⑤肌肉活检结果符合重症肌无力病理改变。

凡具有上述必备条件并具备参考条件一项者，且能排除其他疾病导致的肌无力症状者即可诊断为重症肌无力。

（八）鉴别诊断

1．运动神经元疾病。本病多缓慢起病，以上、下运动神经损害同时存在的进行性肌肉萎缩、无力，以及不伴感觉受累为特点，肌电图具有明显的特征性，即被检肌肉有明显的纤颤电位，肌肉收缩时运动单位减少，波幅增高，出现广泛的正尖波、纤颤波和巨大电位，而运动和感觉传导速度正常。通过病史、临床表现及肌电图检查不难与重症肌无力相区别。

2．多发性肌炎。本病是一种单纯累及骨骼肌肉的炎性肌肉疾病，肌肉病理可见明显的炎性细胞浸润并有CD8/MHC-1复合体，无空泡，通过肌肉活检不难与重症肌无力相区别。

3．周期性瘫痪。本病是一组与钾离子代谢有关的肌肉疾病，临床上以反复发作的弛缓性瘫痪伴血清钾水平改变为主要特点，通过其典型发作史、家族史及血清钾水平一般不难与重症肌无力相区别。

4．重症肌无力（肌无力综合征）。本病是一种突触前膜Ach释放异常导致类似重症肌无力临床表现的综合征，多与恶性肿瘤，尤其是小细胞肺癌有关，亦可为自身免疫病，其确诊依赖于肌电图的特征性表现，即在低频（3Hz）重复电刺激时复合肌动作电位（CMAP）明显衰减，而高频

（30～50Hz/s）重复电刺激后增幅可达200%以上。通过肌电图表现不难与重症肌无力相鉴别。

5．进行性肌营养不良。本病是一组与遗传有关的肌纤维变性和坏死疾病，主要临床特征是进行性的肌肉无力和萎缩，血清肌酶多明显增高，结合肌电图和肌肉活检可与重症肌无力相鉴别。

6．脊柱病变。本病患者多有前驱感染史、急性起病的脊髓横贯性损伤症状，临床特征为以病损以下的肢体瘫痪、感觉缺失和以膀胱、直肠功能障碍为主的自主神经功能损害等，通过病史、临床特征不难与重症肌无力相鉴别。

7．眼肌痉挛。患者表现为睁眼困难，眼睑不自主眨动，新斯的明试验阴性，或以抗胆碱酯酶药（如溴吡斯的明）治疗无效为特征。

（九）临床病情评估

临床上根据本病发病的时间、受累肌群及临床表现的不同，可分为以下类型。

眼肌型（I型）：单纯眼外肌受累，无其他肌群受累的临床表现及电生理所见，治疗预后佳。

轻度全身型（Ⅱ—A型）：四肢肌群轻度受累，常伴眼肌受累，但无咀嚼、吞咽、构音困难，生活一般可以自理，治疗预后一般。

中度全身型（Ⅱ—B型）：四肢肌群中度受累，常伴眼肌受累，一般出现咀嚼、吞咽、构音困难，生活自理也有困难，治疗预后一般。

重度激进型（Ⅲ型）：急性起病，进展较快，往往发病数周或数月内出现严重的吞咽、咀嚼、构音困难，常伴眼肌受累及四肢肌群受累。大多于半年内出现呼吸困难，容易发生危象，生活不能自理，多见于40岁以后发病的男性。治疗预后差。

迟发重症型（Ⅳ型）：病程长，病情进展缓慢，多于两三年内逐渐由I

型、Ⅱ—A型、Ⅱ—B型发展到延髓麻痹和呼吸肌麻痹，容易发生危象，生活不能自理，多见于20～40岁的中青年女性。治疗预后差。

伴肌肉萎缩（V型）：是指患者于起病后半年即出现肌肉萎缩，因长期肌无力而出现继发性肌肉萎缩者不属于此型。

（十）病势的种类评估

1．诊治过程中，病情平稳者，可按目前方案继续治疗观察，或酌情行激素减量等后续治疗。

2．诊治过程中，病情加重者，应予以积极地调整抗胆碱能药物、激素、免疫抑制剂的使用，并根据四诊合参，进行中医辨证论治。

3．诊治过程中，病情经治疗本已稳定或缓解，突然出现病情再次复发或加重者，应积极寻找原因，如胸腺病变、感染、电解质紊乱等，并予以积极地对症处理。

（十一）并发症的评估

1．感染。明确感染部位，如上呼吸道感染或其他部位的感染，并予以评估感染的程度，以判断是否需要给予口服或静脉用药抗感染。

2．甲状腺功能亢进症。结合临床表现、甲状腺功能检查及甲状腺彩超等，对甲状腺病情予以评估，以判断是否需要治疗。

3．胸腺增生或胸腺瘤。结合临床、相关检查，如CT等，予以评估胸腺病变情况，以决定是否需要行外科手术治疗。

附：重症肌无力治疗流程图（如图4–2）、重症肌无力中医辨证方案流程图（如图4–3）。

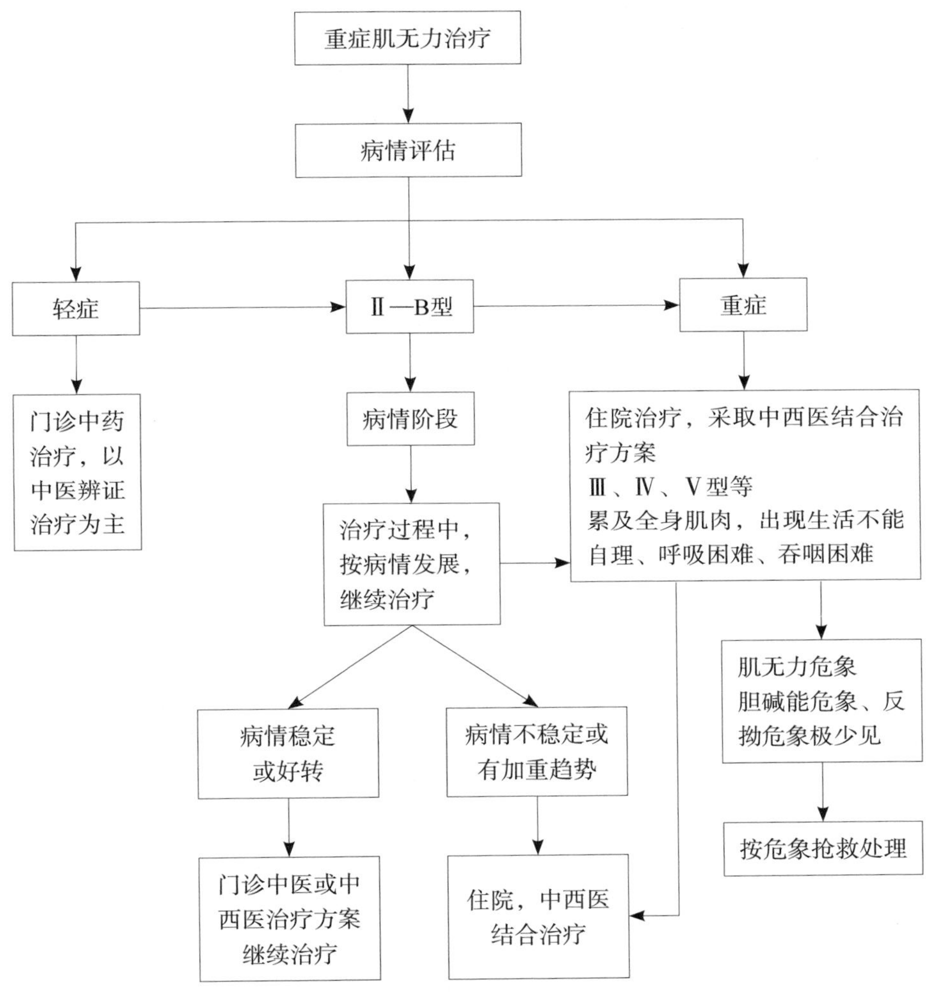

图4-2　重症肌无力治疗流程

注：并发症处理按相关疾病诊疗规范处理。

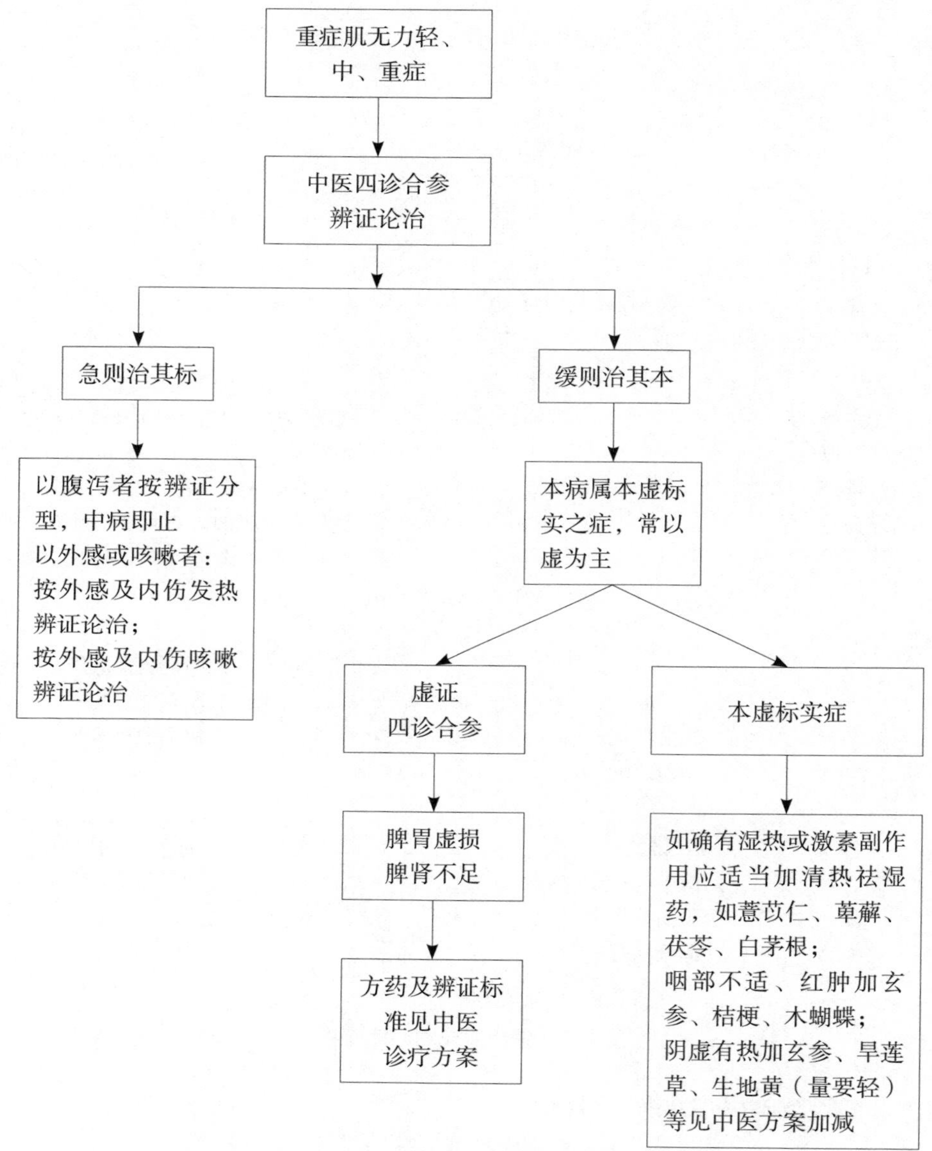

图4-3　重症肌无力中医辨证方案流程图

注意事项：本病属本虚标实之症，中病即止，过于苦寒、寒凉或通下药物用药量宜轻。避免使用如石膏、知母、大黄、丹皮、赤芍等，避免使用解肌或缓急止痛药，如葛根、白芍等。

二、治疗

（一）重症肌无力的治疗原则

1．治疗目的。控制发作，维持缓解，甚至部分患者达到治愈目的。但由于治疗时间长，需注意长期用药的不良反应。

2．中西医结合诊治方案中中医辨证论治的地位与作用。

（1）轻度、中度患者可以单独使用中医辨证论治。

（2）对于部分中度及重度患者要中西医结合论治。

3．掌握病情分级、病情阶段、病情严重程度，予以判断并给予不同的治疗方案。

（1）轻症：属于单纯眼肌型、轻度全身型，可以单独运用中医治疗。

（2）对于中重症属于Ⅱ—B型、Ⅲ型、Ⅳ型、V型者，要采取中西医结合方案，运用各种有效措施，尽快控制病情发展。

（3）出现肌无力危象的患者随时有生命危险，应尽快采取抢救措施，分秒必争，不得延误治疗时机，否则后果不堪设想。

（二）中医辨病与辨证要点

1．辨病要点。重症肌无力中医属痿证范畴，应与痹证、中风后遗症相鉴别。痿证筋骨痿软，肌肉麻木，甚至消瘦，但肢体关节一般不痛；痹证日久，亦可出现肌肉麻木、瘦削，但始终有关节疼痛；中风后遗症与痿证虽然也有相似之处，但中风是半身瘫痪，常有语言謇涩、口眼歪斜，痿证则无这些表现。

2．辨证要点。

（1）辨病位。本病与肝脾肾三脏关系最为密切，尤其以脾肾亏虚为主，后期可累及他脏，临床上应辨明病变以何脏为主。病在脾者，以食少、脘胀、便溏、倦怠、乏力、神疲等气虚症状为主，或兼见肢冷畏寒等脾阳虚证。病在肝者，以眩晕头痛、两目昏花、胁痛易怒、肢体麻木等肝阴虚症状为主。病在肾者，以头晕耳鸣、耳聋、腰膝酸软、神色萎顿、遗精等肾阴虚症状为主，或见畏寒、腰膝酸冷、阳痿滑精等肾阳虚症状。

（2）辨虚实。本病为正虚、内伤不足之症，临床上易感外邪，或伴有其他杂病。正虚者，有肝脾肾之亏损，邪实者，有风邪、湿邪、热毒痰瘀之别。

（三）中医治疗

脾胃虚损，气虚下陷是重症肌无力的主要病机，根据《黄帝内经》"虚则补之""损者益之""劳者温之"的论点，治疗方法是"峻补脾胃"，重在益气升阳以举陷，强肌健力治五脏。

1．脾胃气虚型

主症：眼睑下垂，肢体痿软无力，或伴有复视，或伴有晨轻暮重。伴有次症：①食少纳呆，食后腹胀，或大便稀烂或先硬后溏或口淡不渴；②舌淡红，舌体胖或边有齿痕，脉沉细无力。

诊断标准：具有主症和次症者即可诊断。

治法：峻补脾胃。

方药：补中益气汤（《脾胃论》）。

方药：黄芪60g、党参20g、五爪龙60g、白术12g、云苓15g、柴胡10g、升麻10g、陈皮5g、当归10g、生薏苡仁30g、山药30g、山萸肉10g、甘草3g。

2. 脾肾两虚型

主症：眼睑下垂，肢体痿软无力，晨轻暮重，抬颈无力，吞咽困难，甚则肌肉萎缩。伴有次症：①腰膝或少腹冷痛，畏寒肢冷，冷汗出恶风，或大便溏泻，完谷不化，或五更泄泻，舌淡苔白，脉沉细（偏阳气不足型）；②视物昏花或伴有复视，头晕耳鸣，五心烦热，舌嫩红或绛红，脉细数（偏阴虚型）。

诊断标准：具备主症，并具备次症中1项者，即可确诊为本证。

治法：健脾益气，滋补肝肾。

方药：补中益气汤（《脾胃论》）合右归丸加减。

基本处方：黄芪60g、党参20g、五爪龙60g、白术12g、云苓15g、柴胡10g、升麻10g、陈皮5g、当归10g、生薏苡仁30g、山药30g、山萸肉10g、杜仲10g、桑寄生30g、菟丝子15g、石斛15g、枸杞子10g、甘草3g。

3. 脾虚湿热型

主症：眼睑下垂，下肢软弱无力，不能久立，甚则行动不利，喜凉恶热。伴有次症：①胸脘痞闷，纳差便溏；②舌胖嫩，有齿印，苔黄腻，脉滑数或濡数。

诊断标准：具备主症，并具备次症中1项者，即可确诊为本证。

治法：健脾益气，清化湿热。

方药：补中益气汤（《脾胃论》）合四妙散加减。

基本处方：黄芪60g、党参20g、五爪龙90g、苍术12g、云苓15g、柴胡10g、升麻10g、陈皮5g、生薏苡仁30g、山药30g、黄柏10g、牛膝10g、布渣叶15g、甘草3g。

根据临床经验，重症肌无力患者以脾胃气虚、脾肾两虚为主，且脾胃气虚常常兼夹肾气不足，其他证型比较少见。脾虚湿热证是本虚标实证，但还是以本虚为主，多是脾胃虚损或脾肾不足的基础上兼夹湿热，故在临床上还是应该以健脾益气为主，适当加清热化湿的药物，但量要轻，中病即止，同时可以在原方中加重五爪龙的用量，或者使用千斤拔30g，可以制约黄芪的燥性。放疗、化疗后体虚者，口服强肌健力口服液（合剂）、贞芪扶正颗粒；肺部感染（放射性肺炎）咳嗽加龙脷叶、仙鹤草、浙贝母、桑白皮等；服用激素水钠潴留者（兼湿）加薏苡仁、茯苓；服用免疫抑制剂尿黄、肝损害加白茅根、鸡骨草、薏苡仁；服用他克莫司等抗排斥药出现皮疹、口腔溃疡舌炎，以及扁平苔藓加桑白皮、飞扬草、谷芽；服用溴吡斯的明腹痛加味藿香正气丸、山药，腹泻加石榴皮；白色素斑沉着加桑白皮、合欢皮、茯苓皮；脱发加何首乌；月经减少加熟地黄、黄精、女贞子；小儿加独脚金、谷芽、麦芽；减激素者加紫河车、肉苁蓉。肝脾肾虚者可酌情使用石斛、山萸肉、枸杞子、杜仲、淫羊藿、巴戟天、仙茅等。

在以上中医内服治疗的同时可以配合以下中医传统特色疗法：

（1）中成药。

根据辨证分型可以选用补中益气颗粒、六味地黄丸、贞芪扶正颗粒、强肌健力胶囊等。

（2）静脉给药。

可以参照辨证分析分别选用参附注射液、参芪扶正注射液、生脉注射液、参麦注射液、黄芪注射液、胎盘多肽注射液等。

（3）穴位贴敷。

脾肾散或温胃散，选用曲池、足三里、脾俞、肾俞、关元、神阙等穴位。

（4）中药封包疗法。

大多选用吴茱萸、肉桂等药物制散，贴敷涌泉穴。

（5）灸法。

上肢：合谷、手三里

下肢：足三里、丰隆、冲阳、三阴交

躯干：脾俞、肾俞、关元、神阙。

（6）其他疗法。

根据病情需要选择音乐疗法、心理治疗等。

（四）西医治疗

1. 用药原则

对轻症患者，能使用溴吡斯的明控制病情者，尽量不使用糖皮质激素；即使使用糖皮质激素，须从小剂量开始，逐渐加量较安全；如运用冲击疗法，因其易诱发危象，需严密观察病情变化。

溴吡斯的明的使用剂量及时间非常重要。

对于重症患者应采取积极的治疗方案：①给予综合营养支持，合理使用丙种球蛋白；②电解质（如钾剂、钙剂）的补充非常重要；③糖皮质激素在病情发展加重阶段及时加量及给予静脉用药时非常重要，可以按照危象阶段糖皮质激素使用方法调整剂量。

对于长时间使用糖皮质激素效果并不理想的患者或耐药者，可以考虑使用免疫抑制剂，如硫唑嘌呤、他克莫司、环孢素、吗替麦考酚酯片、甲氨蝶呤其中一至两种等。

注意使用激素或免疫抑制剂的副作用，可适当补充维生素AD胶丸、钙剂、护胃剂等，定期复查血像与肝肾功能。

2. 药物使用

（1）抗胆碱酯酶药。

溴吡斯的明，60mg/片，口服60～90mg，每日2～4次。口服2小时达高峰，起效温和、平稳、作用时间较长（2～8小时），对延髓肌无力效果较好，临床常首选。副作用很缓和，一般无需加用阿托品。只在个别患者有腹痛不能耐受时可减量或用小剂量，如消旋山莨菪碱半片或1片与吡啶斯的明同服。

新斯的明注射液，1mg（2mL）/支，危象抢救时使用或诊断时使用。

用量0.5～1mg，肌肉注射。危象抢救时半小时可重复一次。痰涎分泌物多可用阿托品注射液0.5mg肌肉注射（对抗新斯的明针副作用，视病情而用）。

（2）类固醇糖皮质激素。

醋酸泼尼松（强的松），5mg/片，适合于中度全身型（Ⅱ—B型）以上者，如重度激进型（Ⅲ型）、迟发重症型（Ⅳ型）危象抢救及伴肌肉萎缩（Ⅴ型）患者。轻者20mg/天，危象抢救60mg/天。

地塞米松，0.75mg/片，一般不作口服。地塞米松注射液5mg/支，危象抢救10mg/天，静脉滴注，停口服激素，静脉滴注一周再改为口服强的松60mg/天。住院病情反复，口服激素5～8片者，可改为地塞米松注射液5mg/天静脉滴注一周，再改为口服激素如强的松30mg/天。

甲泼尼龙（美卓乐），4mg/片。注射液40mg/支，危象抢救80mg/天，静脉滴注，停口服激素，静脉滴注一周再改为口服甲泼尼龙片48mg/天。

类固醇糖皮质激素主要抑制自身免疫反应，适合重症肌无力危象的患者或不宜手术摘除胸腺的患者及中度全身型（Ⅱ—B型）以上者。小儿型、眼肌型的患者可不用。临床治疗的有效率达96%，其中缓解和显效率为89%。对40岁以上的患者疗效最好，一般应用6个月症状无改善者才可认为无效。

（3）免疫抑制剂。

硫唑嘌呤、他克莫司、环孢素、吗替麦考酚酯片、甲氨蝶呤。

硫唑嘌呤（依木兰，进口），50mg/片，目前仍然是一线用药。用于激素疗效不佳或减激素病情反复者，以及不能使用激素（如并发糖尿病）者。成人用量25mg/天，小量用起，甚至12.5mg/天用起，适应后逐渐加量。

他克莫司（普乐可复，进口），有0.5mg/片、1mg/片两种规格，目前临床较为常用。成人用量1～3mg/天。用于激素疗效不佳或减激素病情反复者，以及不能使用激素者（如糖尿病患者）。临床观察有多例皮肤损害、贫血患者。

环孢素（环孢霉素a，新赛斯平），有25mg/片、50mg/片两种规格，目前临床较为少用。成人用量50～100mg/天。用于激素疗效不佳或减激素病情反复者，以及不能使用激素者。临床观察女性患者效果较好。

骁悉（吗替麦考酚酯胶囊，进口药），价格昂贵，国内少用或不用。境外常用，用量8粒/天。

甲氨蝶呤，2.5mg/片，每周4片（10mg），一次服用。传统免疫抑制剂，使用上述西药效果不佳时偶尔使用。甲氨蝶呤为传统免疫抑制剂，笔者临床使用治疗难治性患者多例，效果尚属满意。

三、重症肌无力饮食调护

（一）重症肌无力患者的饮食原则

1. 少食寒凉

日常饮食尽量避免服食芥菜、萝卜、绿豆、海带、紫菜、西洋菜、白菜、黄花菜、剑花、西瓜、冬瓜等寒凉之品，少食生冷以免损伤脾胃。口苦食品也应少吃，苦则能泄热，容易伤胃。

2. 多食温补

根据中医“劳者温之”“损者益之”的理论，重症肌无力脾胃虚损患者宜多食甘温补益之品，甘味食物能起到补益、和中、缓急的作用，治疗人体五脏气血、阴、阳任何一方之虚证。

（二）补益食物指导

肉类：牛肉、猪肉、羊肉、兔肉、草鱼、鳝鱼、泥鳅、黄花鱼、干贝、鲍鱼、燕窝、鸡蛋、牛奶等。

蔬菜类及坚果类：菜心、韭菜、生姜、莲藕、番茄、马铃薯、栗子、核桃仁、花生等。

水果类：苹果、橙子、葡萄、柚子、杨梅、石榴、桃子、琵琶果、桂圆等。

（三）禁忌或不宜服用食物

酒、海鲜（少吃）、狗肉、辣椒、茶叶、辛辣刺激性食物，含防腐剂和添加剂的所有食品，如方便面、罐头、饮料等，人工养殖的动物，如鸡及各种海产、蟹等。

（四）中医食疗指导

重症肌无力患者，可根据病情不同选用不同中药与食物一同煲汤饮用，以达到“医食同源”的目的。正确的饮食指导将有利于疾病的早日康复。根据中医“劳者温之”“损者益之”的理论，重症肌无力脾胃虚损者宜多食甘温补益之品，如糯米红枣粥、淮山杞子煲牛腱、黄芪党参煲猪腱（瘦肉）汤等，常服能起到补益温中、补虚散寒的功效。长期服用激素、抗胆碱酯酶药物，有肥胖虚肿及胃肠不适患者，可用淮山杞子芡实薏米汤，以达健脾去湿之功。见有四肢无力、神疲气短、体弱消瘦、肌肉萎缩症状明显者，则用五爪龙煲脊骨，有利于健脾益气，补而不燥。

（五）留置胃管鼻饲患者的饮食调护

对于出现吞咽困难或自觉进食费力者，应及早为患者留置胃管进行鼻饲。根据患者的情况，制定出合理的饮食计划，合理安排进食与服药时间，注入丰富营养物质，临床多用能全力（肠内营养混悬液），每天1～2瓶，能满足患者的机体需要，使患者有足够的能量储备，精血旺盛，肌肉强健，大大降低肌无力危象的发生率，从而提高患者的生活质量。

四、重症肌无力注意的有关事项

（一）重症肌无力患儿疫苗预防接种

重症肌无力患儿疫苗预防接种问题经常被家长问及。国家免疫规划疫苗是可以接种的，不接种影响入学，例如卡介苗（预防结核病）、百白破疫苗（预防百日咳、白喉、破伤风）、脊髓灰质炎疫苗（预防脊髓灰质炎）、麻疹疫苗（预防麻疹）、乙肝疫苗（预防乙型病毒性肝炎）、乙脑减毒活疫苗（预防流行性乙型脑炎）、甲肝减毒活疫苗（预防甲型病毒性肝炎）等，临床观察绝大部分患儿未发现不良反应。个别患儿在接种流感疫苗、乙肝疫苗后有眼睑下垂症状加重表现，数日后可自行恢复。国内有学者统计儿童重症肌无力发病率比国外高出5%～10%（国外为25%～30%，国内为35%～40%），可能与疫苗接种次数较多、频率较密有关。在使用激素治疗期间一般不主张疫苗接种。

（二）生育问题

经常有患者及其亲属问，得了重症肌无力，能不能读书？能不能工作？能不能结婚？能不能生育？等等。重症肌无力是个慢性病，需要长时间的服药治疗，即使是经过服药，近期临床治愈后，仍然需要坚持1～2年的治疗才能彻底治愈。因此，我们认为病情稳定的患者，可以一边服药治疗，一边读书工作，这比较符合现实。小孩该读书上学的，读书上学；成人该上班工作的，上班工作；青年女性该结婚生育的，结婚生育：这就是顺其自然。事实上，在经过我们治疗的5 000例以上患者中，绝大部分病情稳定，可以像正常人一样的生活、学习、工作。笔者观察300例以上的青年女性结婚生孩子，90%以上母子身体健康情况尚良好，个别母亲生产婴儿后3个月左右病情会加重，需要治疗后逐渐缓解。

（三）重症肌无力患者应避免使用的药物

1. 庆大霉素、链霉素、卡那霉素、新霉素、四环素、土霉素、杆菌酞、多粘菌素、妥布霉素。

2. 异丙嗪、地西泮、艾司唑仑、氯硝西泮、阿普唑仑（可以酌情慎用）、安热静、吗啡、乙醚、麻醉肌松剂、普鲁卡因（局部麻醉慎用），氨基苷类药物（慎用）。

3. 奎宁、奎尼丁、普鲁卡因酰胺、冬眠宁、奋乃静、倍他乐克。

4. 箭毒、琥珀酰胆碱。长期服用治肝病药拉米夫定（贺普丁）会加重病情。

5. 胸腺素、羧甲淀粉钠溶液、曲安奈德注射液（慎用），免疫增强剂慎用。

6. 蟾酥及其中成药（如六神丸、喉疾灵等）、珍珠层粉（慎用）、香丹注射液。

7. 不要随便给重症肌无力患儿服用市面出售的各种自称可增强免疫作用的营养品。

五、重症肌无力危象抢救（见图4–4）

重症肌无力危象，是指患者在患病过程中由于病情加重或治疗不当，导致机体不能维持正常通气和吞咽功能的危急状态，临床主要表现为呼吸困难和吞咽困难。呼吸肌无力出现呼吸衰竭，吞咽肌无力无法吞咽，大部分患者需要呼吸机辅助呼吸或装置胃管鼻饲食物。中医属“大气下陷”，如张锡纯：“胸中大气下陷，气短不足以息，或努力呼吸，有似乎喘，或气息将停，危在顷刻，升陷汤主之。”

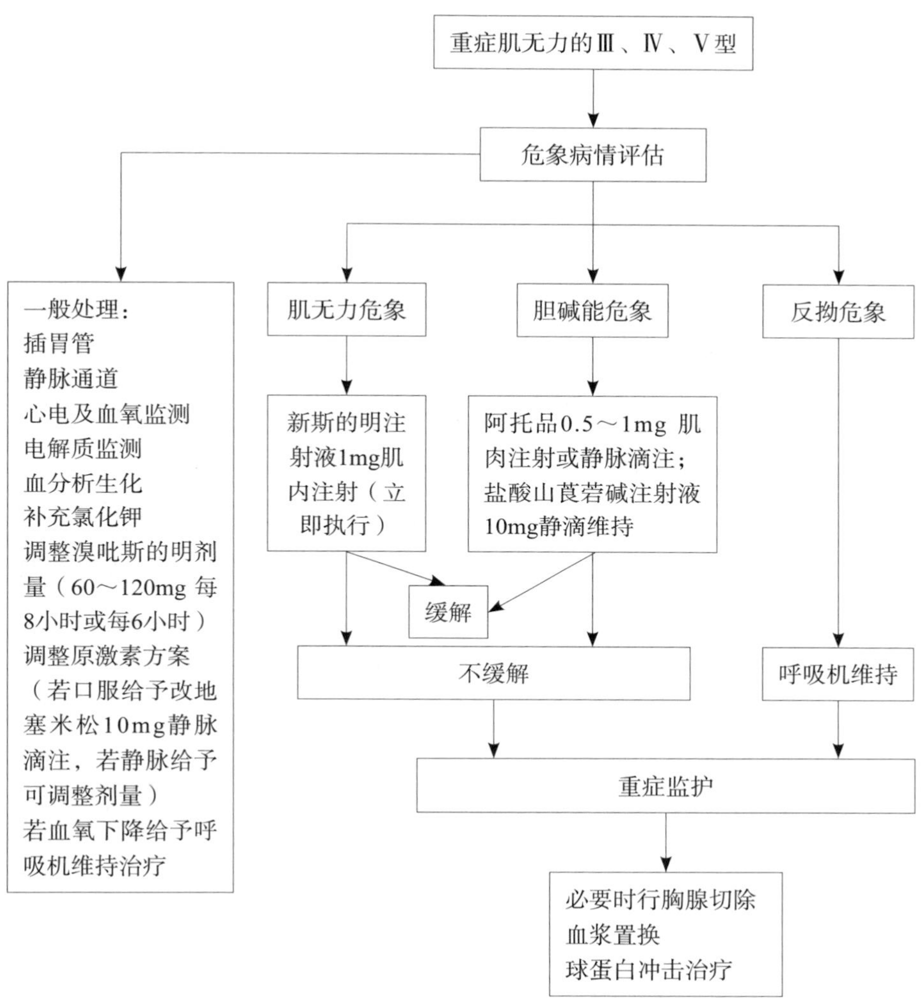

图4-4　重症肌无力危象抢救流程及方案

（一）一般应急措施

危象一旦发生，马上送医院进行抢救。基层医院可用：新斯的明针0.5～1mg，肌肉注射；阿托品针0.5mg肌肉注射（对抗新斯的明针副作用，视病情而用）；50%葡萄糖40mL，加地塞米松5mg，静脉注射（或5%葡萄糖250mL，加入地塞米松10mg/天静脉滴注）；0.9%生理盐水250mL，加入甲强龙80mg/天静脉滴注。以上措施，30分钟内可重复一次。

如仍无效，血氧饱和度低于95%、呼吸表浅40次/分钟，或血气分析二氧化碳潴留（二氧化碳分压）超过60mmHg，考虑使用无创呼吸机或气管插管及鼻腔纤维气管镜插管上呼吸机辅助呼吸。

危象发生多同时出现吞咽困难，无法吞咽者应及时装置胃管，从胃管滴入“能全力”“云浆膳”“力衡全”或“瑞素”，从胃管鼻饲中药“强肌健力口服液”，还可以从胃管鼻饲给予肉汁、牛奶、粥水等，使脾胃化生有源供养五脏，是中医抢救重症肌无力危象成功的关键之一。

气道管理很重要。无创呼吸机、有创插管呼吸机或气管切开后连接呼吸机，都需要充分湿化与温化，可使用“高流量氧疗湿化仪”。尤其是气管切开，气道处于开放状态，患者气道失去湿化功能，第一应充分引流痰液，减少导管阻塞及感染机会，掌握鼻饲食物速度，注意胃液反流误吸入肺。第二气管切开以后肺部感染率随着气道温化的降低而升高，所以要充分温化。及时进行气道湿化，可以减少血痂形成造成阻塞及吸痰顺畅减少阻力，防止产生气道阻塞、肺不张和继发性感染等并发症。第三是气管切开后的常规护理，应该给患者每天用消毒水消毒，要保持适当的体位，防止套管脱落，注意有无皮下气肿和气管套管脱出，以及形成肉芽组织造成气管狭窄等，如此危象患者能够完成脱机及气管套管拔管与气管切开伤口的封闭。

（二）危象抢救的西药应用

合理使用激素、免疫抑制剂、抗胆碱酯酶药，以及抗生素、免疫球蛋白等。

激素。中西医区别点是激素用量，是冲击疗法还是一般用量。西医多用甲基强的松龙500～1 000mg/天，静脉滴注；或地塞米松20mg/天，静脉滴注。本方案：地塞米松10mg/天，静脉滴注，连续7天，改为强的松鼻饲或口服60mg/天。

免疫抑制剂。首次危象一般不需要使用。危象多次发生或胸腺瘤（瘤型重症肌无力尤其是B型、C型胸腺瘤）危象，需要免疫抑制剂配合使用，选择硫唑嘌呤、他克莫司、环孢素其中之一。目前多选择他克莫司每天1～2mg。硫唑嘌呤本是一线用药，适宜从小剂量用起，每天12.5～50mg。环孢素每天50～100mg。

抗胆碱酯酶药。溴吡斯的明60mg，每天4次。使用呼吸机辅助呼吸者，溴吡斯的明可暂停使用5～7天，减少痰涎分泌物，脱机前夕再用。溴吡斯的明不能停用且痰涎分泌物多者，也可用消旋山莨菪碱20mg/天，静脉维持。

抗生素。重症肌无力危象多合并感染，因此正确选用抗生素很重要。首选头孢类或青霉素类抗生素，如三代产品注射用头孢哌酮钠舒巴坦钠、注射用头孢曲松钠、优普酮、西力欣、头孢呋辛、头孢美唑、头孢克洛、头孢丙稀、特治星等。四代产品如马斯平、泰能、美罗培南等。一代产品如青霉素、氨苄青霉素、阿莫西林（现已基本不用）；二代产品如先锋霉素4、先锋霉素5、先锋霉素6，其中先锋霉素5号（头孢唑林）静脉滴注效果较好。支原体引起呼吸道感染可用大环内酯类药，如阿奇霉素、罗红霉素。真菌感染，如口腔真菌感染，用氟康唑每天1粒，胶囊打开，取里面粉末开水漱口外用。如果确是需要静脉用药，不宜超过7天。可用氟康唑注射液每天0.2g，静脉滴注；如果用两性霉素B静脉滴注，有较大风险性。皮肤真菌感染外用复方酮康唑或用曲安奈德益康唑乳膏（派瑞松）。

免疫球蛋白。中西医区别在于，西医使用冲击疗法，大剂量静脉注射免疫球蛋白。每日20g，静脉滴注，每日1次，连续使用5日。儿童按照400mg/kg，静脉注射，5日为1个疗程。大剂量免疫球蛋白能起到机体免疫调节作用，能抑制β细胞的分化和抗体的合成，并激活补体，缓解病情，起到辅助性治疗作用。其副作用轻微，约3%～12%的人表现为发热、皮疹、偶有头痛，对症处理可缓解。本方案首次危象一般不需要使用免疫球蛋白，反复多次危象者使用，依据患者经济情况合理使用，同样能够抢救大量危象患者，降低抢救成本。关键是以中药为治本基础，再对激素、免疫抑制剂、抗生素、抗胆碱酯酶药合理协调使用。

激素、免疫抑制剂副作用。约有66%的患者对激素有不同程度的副作用，主要有向心性肥胖、高血压、骨质疏松、股骨头无菌性坏死、精神症状、血糖升高、消化道溃疡出血。免疫抑制剂副作用主要是对骨髓抑制和肝肾功能损害，须定期复查血象及肝肾功能。他克莫司副作用主要有皮疹甚至溃烂、缺铁性贫血。

（三）中药制剂

强肌健力合剂。在国医大师邓铁涛教授“强肌健力饮”基础上研制。本品为复方制剂，其主要成分为：黄芪、党参、陈皮、甘草、柴胡、升麻、白术、当归等。功能主治：补脾益气，强肌健力。用于重症肌无力等神经肌肉疾病，症见眼睑下垂、复视斜视、四肢无力、气短体倦、咀嚼乏力、吞咽困难、饮水反呛或肌肉萎缩等。本品力专药宏，适合于危象抢救，从胃管鼻饲一次10mL，每日3～4次。规格150mL/瓶。塑料瓶，每瓶装150mL。批准文号：粤药制字Z20160003。制药单位：广州中医药大学第一附属医院。

六、重症肌无力疗效评估（如图4–5）

重症肌无力能否“根治”？这是患者经常提出的问题。“根治”是民间俗语，并非医学专业术语，也就是治好的意思。重症肌无力并非不治之症，部分患者是能够临床治愈的。神经科专家制定的疗效评定标准分为五级。

临床治愈。临床症状和体征消失，能正常生活、学习和工作，停用一切治疗重症肌无力的药物，三年以上无复发。

临床近期治愈。临床症状和体征消失，能正常生活、学习和工作，停用一切治疗重症肌无力的药物或药量减少四分之三以上，一个月以上无复发。

显效。临床症状和体征有明显好转，能自理生活、坚持学习或轻工作，治疗重症肌无力药物的药量减少二分之一以上，一个月以上无复发。

好转。临床症状和体征有好转，生活自理能力有改善，治疗重症肌无力药物的用量减少四分之一以上，一个月以上无复发。

无效。临床症状和体征无好转，甚至恶化。临床观察，真正难治的重症肌无力是B型、C型胸腺瘤（胸腺癌）的患者，或侵蚀性胸腺瘤患者。

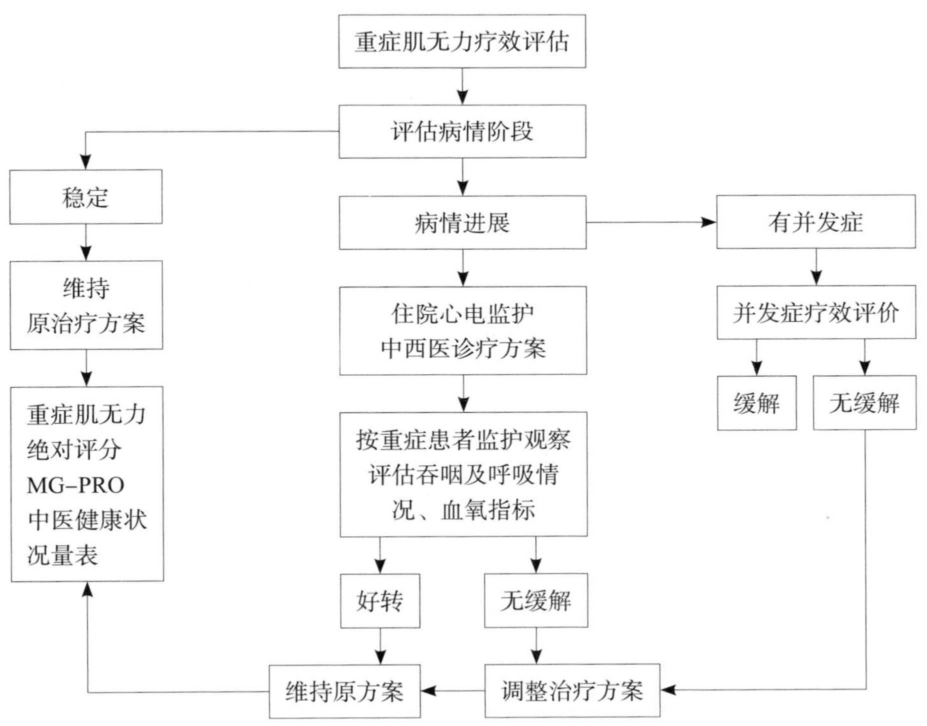

图4-5　重症肌无力患者疗效评估流程

七、胸腺瘤（瘤型重症肌无力）治疗

重症肌无力患者中有10%～20%合并有胸腺瘤。胸腺瘤是最常见的纵隔肿瘤之一，是一组来源于不同胸腺上皮细胞，具有独特临床病理特点和伴有多种副肿瘤症状（肿瘤产物包括异位激素产生的异常免疫反应）的疾病。通常合并胸腺瘤的重症肌无力患者病情较重，其术后肌无力危象发生率及术后死亡风险较高。2016重症肌无力的管理国际共识指南中提出“难治性重症肌无力”的概念：指应用足剂量、足疗程激素和至少2种免疫抑制剂病情仍无改善或恶化，症状持续或伴药物不良反应导致功能受限。我们认为合并胸腺癌瘤的重症肌无力应属于此，手术摘除胸腺及胸腺瘤治疗可作为一种。

（一）中医对胸腺瘤的认识

中医没有胸腺瘤的名称，但可“古说参证”（邓铁涛语）。癌瘤。癌，从疒（音讷），从嵒（音岩），通岩，取其盘迂隐深，凹凸坎突之菜花样外观，及硬如岩石之状貌。瘤，《说文解字》：肿也。从疒，留声，身体组织增生形成的赘生物。胸腺癌瘤，盘迂隐深在人体纵膈，非现代检查手段难以确诊。邓铁涛说“脾胃虚损”语出李杲《兰室秘藏·脾胃虚损论》“是真气元气败坏，促人之寿”。重症肌无力是胸腺瘤、胸腺增生的受害者，但它们之所以产生内因脾胃为主论。脾胃虚损，是真气元气败坏。真气者，所受于天，与谷气并而充身也。脾胃虚损者往往容易诱发其他疑难病症，胸腺瘤乃其中之一。

（二）胸腺瘤的分型

现代医学对胸腺瘤分型［2004年WHO（世界卫生组织）］。

A型胸腺瘤：胸腺瘤组织通常分叶状结构不明显，纤维间隔很少。瘤细胞核染色质疏松而淡染，核仁不明显。肿瘤主要由梭形细胞构成：长梭形细胞形成成纤维细胞样排列方式，如席纹状或交错的束状结构；短梭形细胞通常形成血管外皮瘤样结构，也可出现微囊、菊形团、脑膜瘤样、乳头状、腺样及肾小球状结构。

B型胸腺瘤（包括B1型、B2型、B3型）：胸腺瘤组织具有类似正常胸腺皮质组织的特征。肿瘤细胞为圆形或多边形上皮样细胞，组织学上具有分叶状结构，常见血管周围间隙，同时伴数量不等的反应性不成熟T细胞。根据肿瘤细胞大小和淋巴细胞丰富程度，B型胸腺瘤细分为以下几种。

B1型：包膜较厚，呈小叶状生长。肿瘤性上皮细胞散在分布，细胞核呈空泡状，为小的圆形或卵圆形，可见小核仁。部分区域可有明确的髓质分化，染色浅，呈灶性分布，胸腺小体明显。淋巴细胞富集，多为不成熟T细胞。

B2：胸腺瘤组织由纤细的纤维成分分隔成小叶状，淋巴细胞富集程度类似于B1型，大多为不成熟T细胞，核大，染色质稀疏且核分裂多，但髓质部分较不突出或缺如，未出现胸腺小体。与B1型相比，此型上皮细胞成分更多，细胞核呈空泡状，核大且核仁明显，常见明显的血管外间隙。

B3型：此型胸腺瘤由粗的纤维组织或玻璃样变的间隔分成小叶状，通常无完整包膜，向周围脂肪内呈推进式或浸润性生长；上皮细胞成片分布，呈模糊的上皮样或实体性表现，大多为圆形或多边形，少数为梭形细胞或透明细胞；常含极少量不成熟T细胞。

AB型胸腺瘤：同时具有类似A型胸腺瘤的梭形细胞成分和类似B型胸腺瘤的富于淋巴细胞的成分，但两种成分的比例变化可很大，梭形细胞区域可不很明显。其中，梭形上皮细胞成分的特点和A型胸腺瘤类似；而富于淋巴细胞的区域，肿瘤细胞由所谓的小多边形上皮细胞构成，其具有小圆形、卵圆形或梭形核，染色质分散，核仁不明显。不出现胸腺小体和髓样分化，淋巴细胞多为不成熟的小T细胞。

C型胸腺瘤（胸腺癌）：具有明显的细胞异型性，已无正常胸腺组织的器官样特征，而与其他部位的癌相似，表现为多种癌（包括鳞状细胞癌、淋巴上皮样癌、腺癌、乳头状癌、黏液表皮样癌、透明细胞癌、基底样细胞癌、梭形细胞癌、未分化癌等）的形式，其中最常见的胸腺癌为非角化鳞癌，而胸腺原发腺癌非常少见。胸腺癌上皮细胞可表达一些淋巴样抗体（包括CD5、CD70、CD74），据此可与胸腺外来源的癌相鉴别。与A、B型胸腺瘤相比，胸腺癌中缺乏不成熟淋巴细胞，但存在T细胞、B细胞和浆细胞等成熟淋巴细胞。

此外，还有可发源于胸腺的神经内分泌肿瘤。可原发于胸腺，具有与胸腺外神经内分泌肿瘤类似的细胞组织学和免疫组化特点，2004年WHO分类将其归为胸腺瘤的一个亚型。

近两年我们根据100例以上胸腺瘤术后患者临床追踪结果，初步认为B型胸腺瘤（包括B1型、B2型、AB型、B3型）及C型胸腺瘤属于恶性胸腺瘤，具有使重症肌无力病情反复发作、肿瘤细胞容易转移、诱发危象多次发生的特点。“难治性重症肌无力”概念的提出：“是指PIS（post-intervention status，简称PIS，干预后状态）无改变或恶化而非临床分型，指应用足剂量、足疗程糖皮质激素和至少2种免疫抑制剂病情仍无改善或恶化，症状持续或伴药物不良反应导致功能受限。”

从2012年至2018年，重症肌无力住院人数（广州中医药大学第一附属医院病案室电子病历系统统计数据）：2012年167人次，2013年203人次，2014年229人次，2015年258人次，2016年321人次，2017年407人次，2018年363人次（统计至10月）。按照MGFA（美国重症肌无力指南），发生危象需要抢救的患者约占20%。通过临床，笔者认为：MGFA与传统Osserman诊断标准分型比较，MGFA去掉Osserman分型的Ⅲ型（重症激进型Ⅲ型）并把危象列入Ⅴ型，即指重症肌无力患者临床症状迅速恶化并出现危及生命迹象，或因辅助通气引起气道受损或延髓功能障碍，患者需气管插管或无创通气。Osserman分型的迟发重症型（Ⅳ型）分为Ⅳa型与Ⅳb型，Ⅳb型是指需鼻饲不需插气管。这个分型总的来说比较合理，但Ⅳb型是指需鼻饲不需插气管，因此不算危象。而临床抢救实际操作中及时留置鼻饲管给予药物、食物并无创吸氧是减少气管插管的关键。《中国重症肌无力诊断和治疗指南（2015版）》临床分型基本保留传统改良的Osserman分型，Ⅴ型仍然为肌萎缩型，起病半年内可出现骨骼肌萎缩、无力，临床确实是有重症肌无力伴肌肉萎缩者，治疗难度极大。

关于MGFA提出的“难治性重症肌无力”的概念，临床所见大约10%的患者为“难治性重症肌无力”，尤其是瘤型重症肌无力，即重症肌无力合并有胸腺瘤，手术病理结果为B型胸腺瘤（包括AB型、B1型、B2型、B3型）、C型胸腺瘤（胸腺癌）的患者，病情反复，危象多次出现，除糖皮质激素外，至少与2种免疫抑制剂（多数为他克莫司、吗替麦考酚酯、环孢素A、硫唑嘌呤）交替反复使用。手术摘除胸腺及胸腺瘤本身就是免疫抑制外科方法，合并胸腺癌瘤的重症肌无力术后患者除使用糖皮质激素外，反复交替使用上述免疫抑制剂其中之一且伴药物不良反应导致功能受限者（如股骨头坏死）也可以归属于“难治性重症肌无力”，如同外科认为胸腺瘤没有良性，B2型以上的胸腺瘤属于恶性胸腺瘤。

（三）治疗方法

1. 手术结合放疗、化疗

一经确诊纵隔胸腺肿瘤、胸腺瘤，应该立即行胸腺扩大切除手术治疗。对于胸腺瘤未完整切除的应接受放疗、化疗治疗。而对于完全切除的侵袭性胸腺瘤，现有研究及笔者追踪结果表明，术后放疗无明显获益，且放疗与分期、分型及胸膜侵犯情况无明显相关性。胸腺瘤的切除有效地消除病情的“启动器”，使西药用量明显减少，辅以中药“减副排毒”，减轻手术及放疗、化疗损伤，增强体能。

2. 中医专病专药，针对胸腺瘤癌

山慈菇：始见于《嘉佑本草》，明确记载于明代云南兰茂《滇南本草》：消阴分之痰，止咳嗽，治喉痹，止咽喉痛。治毒疮，攻痈疽，敷诸疮肿毒，有脓者溃，无脓者消。李时珍《本草纲目》：主疔肿，攻毒破皮，解诸毒，蛇虫、狂犬伤。临床常用量10～15g。山慈菇分布于长江流域以南地区，味甘、微辛，有毒，性凉，具有清热解毒、消痈散结等功效，常用于痈肿疔毒、瘰疬痰核、蛇虫咬伤、癥瘕痞块。广东山慈菇为草状，类似兰科植物独蒜兰或云南独蒜兰之花叶，临床常用15～20g。岭南医家常用此药，如清代番禺何克谏《生草药性备要》：“山慈菇，味淡，甜，性平。治苦伤，煲肉吃消疮毒。”清代新会赵寅谷《本草求原》：“山慈菇，甘微辛，小毒。散坚解毒，治痈疽、疔肿、疔疮瘘、瘰疬结核。”同时认为同紫金锭外用之解毒功效佳，理蛇伤，及中溪毒生疮。

预知子：别名八月扎、八月瓜，有“土香蕉”之称。分布在云南、贵州、湖南、江西、福建、广东、广西一带。源于明代倪朱谟《本草汇言》，但《太平惠民和济局方》早有“预知子丸”。预知子味苦，性寒，有毒。归肝、脾经。泻火行水，通血脉。用于小便赤涩、淋浊、水肿、胸中烦热、喉痹咽痛、遍身拘痛、妇女经闭、乳汁不通。现代临床用于肝癌、胃癌等消化系统肿瘤，以及肺癌、乳腺癌等。癌性疼痛及肝胃气痛、赤白痢疾等。临床用量10～15g。

浙贝母：明代以前的中药文献并未明确分立川贝、浙贝、土贝专条，至明代张介宾《本草正》始于贝母条后，别立上贝母一条，所指即本品。浙贝母名自清代赵学敏《本草纲目拾遗》引用《百草镜》始。《本草正》记载：大治肺痈肺痿，咳喘，吐血，衄血，最降痰气，善开郁结，止疼痛，消胀满，清肝火，明耳目，除时气烦热，黄疸淋闭，便血溺血；解热毒，杀诸虫及疗喉痹，瘰疬，乳痈发背，一切痈疡肿毒，湿热恶疮，痔漏，金疮出血，火疮疼痛，较之川贝母，清降之功，不啻（啻，音赤，犹言何止）数倍。临床用量15g。

3. 在治疗重症肌无力基础上对各种并发症（兼夹证）应用中药

基础方邓老强肌健力饮：黄芪、五指毛桃、党参、白术、当归、升麻、柴胡、陈皮、甘草等。功效强肌健力、补脾益损，主治脾胃虚损（或虚弱、气虚）型重症肌无力患者。此方源自河北名医李杲“补中益气汤”，差异是分量不同，并加入南芪五指毛桃。

由于纵隔肿瘤胸腺瘤与重症肌无力关系密切，它是具有独特临床病理特点和伴有多种副肿瘤症状（肿瘤产物包括异位激素产生的异常免疫反应）的疾病，胸腺瘤术前、术后除了应用上述八月扎、山慈菇、浙贝母外，必须处理好临床各种并发症：①放疗、化疗后体虚者，口服强肌健力口服液（合剂）、贞芪扶正颗粒，肺部感染（放射性肺炎）咳嗽加龙脷叶、仙鹤草、浙贝母、桑白皮、积雪草等；②服用激素水钠潴留者（兼湿）加薏苡仁、茯苓；③服用免疫抑制剂尿黄、肝损害者加白茅根、鸡骨草、薏苡仁；④服用他克莫司等抗排斥药出现皮疹、口腔溃疡、舌炎及扁平苔藓者加桑白皮、飞扬草、谷芽；⑤服用溴吡斯的明腹痛者用加味藿香正气丸或加山药，腹泻加石榴皮；⑥白色素斑沉着者加桑白皮、合欢皮、茯苓皮；⑦脱发者加何首乌；⑧月经减少者加熟地黄、黄精、女贞子；⑨儿童加独脚金、谷芽、麦芽；⑩减激素者加紫河车、肉苁蓉。肝、脾、肾虚者可酌情使用石斛、山萸肉、枸杞子、杜仲、淫羊藿、巴戟天、仙茅等。

4. 食疗验方介绍

基础方1：黄芪60g、党参30g或五指毛桃60g煲瘦肉或猪脊骨。

加减：失眠者加百合30g；湿气重者加薏苡仁30g；腹泻者加山药30g；心烦、燥热者加龙眼肉30g；复视者加枸杞子30g，或金钗石斛10g。

煲瘦肉100g。

基础方2：膨鱼鳃1个分4次煲瘦肉。

5. 提倡传统中医养生康复疗法

由于重症肌无力患者特殊的临床表现，康复疗法提倡“以静为主、动静结合”。中国传统气功疗法中讲究“三调”，即调心、调息、调身三种方式，均要求“入静”状态。研究表明静功能使人的耗能减弱，贮能加强，有利于改善机体新陈代谢、调节内分泌功能，可促进机体的全面调整与修复。通过传统中医养生康复疗法可调节免疫功能，让自然杀伤细胞［NK细胞是机体重要的免疫细胞，不仅与抗肿瘤、抗病毒感染及免疫调节有关，一般认为直接从骨髓中衍生自然杀伤细胞（NK），其发育成熟依赖于骨髓的微环境］恢复活力的唯一途径是：营养70%、心情10%、运动10%、休息10%。（世界卫生组织的健康的四大基石，也是胸腺瘤手术后康复的四大基石，“运动”调整为“休息与适当运动结合”）。

第二节　基于邓铁涛学术经验的胸痹心痛（冠心病）诊疗方案

基于邓铁涛学术经验的胸痹心痛（冠心病）诊疗方案（如图4-6）。

劳逸不当
七情内伤
膏粱厚味
→ 正气内虚 → 心阳亏虚、心阴受损 → 气血失畅 → 痰浊内阻、血瘀内闭 → 闭阻心络 ⇨ 冠心病

冠心病
- 病位——心
- 辨证论治
  - 本虚
    - 心气虚：邓氏温胆汤
    - 心阴虚：生脉散
    - 阴阳两虚：邓氏温胆汤合生脉散或四君子汤合生脉散
  - 标实
    - 痰：胆南星、远志、瓜蒌、薤白
    - 瘀：丹参、三七、川芎、蒲黄、五灵脂、鸡血藤
- 辨兼夹
  - 高血压、高血脂：山楂、杜仲、桑螵蛸
  - 心胶痛：邓氏祖传验方五灵止痛散
  - 急性心肌梗死：通脉止痛是抢救的首要步骤，可用冠心苏合丸1～2枚立即嚼服
- 调养：人参10g、陈皮1g

图4-6　基于邓铁涛教授学术经验的胸痹心痛（冠心病）诊疗方案

一、中医对胸痹心痛（冠心病）的认识

胸痹心痛是由于正气亏虚，痰浊、瘀血、气滞、寒凝而引起心脉痹阻不畅，临床以膻中或左胸部发作性憋闷疼痛为主要表现的一种病证。中医对胸痹心痛的认识由来已久，早在《黄帝内经》中就有“心病”，《难经》中有“厥心痛”“真心痛”，《金匮要略》有“胸痹”，《医林改错》中有“胸痹心痛”等记述。国内中医界在20世纪80年代初就提出了西医的“冠心病”相当于中医“胸痹”的观点。国医大师邓铁涛教授关于心血管病的学术思想理论主要是：痰瘀相关、心脾相关，为本虚标实之证。由于脾胃功能失职，气血运行失和，导致脏腑功能失常，影响其他脏腑（多涉及肝、肾两脏）而共同导致冠心病的发生。

二、胸痹心痛诊断

本文所涉及的冠心病西医疾病诊断标准参照2007年中华医学会心血管病学分会《冠心病诊断治疗指南》。专科对于胸痹心痛病的诊断采用邓铁涛一贯倡导的“五诊”即：望闻问切查（传统四诊+现代检查）。具体内容如下。

1. 传统“望闻问切”

重点包括胸痛主症的发作时间，疼痛的部位、性质，放射痛，伴随症状，诱因等；其他伴随兼症如有无面色苍白、心动悸、气促等；舌脉象。

2. 现代科学检“查”

查即刻心电图，查24小时动态心电图，查活动平板心电图，查心肌标志物，查冠状动脉造影。

三、胸痹心痛治则、治法

治则：急则治其标，缓则治其本。发作期泻其有余，重在活血通络；缓解期补其不足，重在补益心气。虚实夹杂则通补兼施，脱证先兆则益气固脱。

治法：邓铁涛长于诊治心血管系统疾病，认为冠心病是标实本虚之证，以心阴心阳内虚为本，以痰、瘀为标。补法与通法是治疗冠心病不可分割的两大法则，临床使用先通后补或先补后通，通多补少或补多通少，或一通一补、通补兼施，均应根据冠心病的各个类型，视具体情况权衡而定。

四、胸痹心痛治疗

（一）分证治疗

1. 心阴亏虚

主证：胸痛、胸闷持续不解，伴气短，倦怠乏力，自汗或盗汗，咽干口燥，舌红少苔，脉细数无力。

治法：益气养阴，活血通络。

主方：一般选用生脉散（太子参18g、麦冬9g、五味子9g）。

本院制剂：益心活血丸（心脉Ⅰ号），每次6g，每日3次。

2. 心阳亏虚

主证：胸痛、胸闷持久，伴短气乏力，汗出心悸，舌体胖大，边有齿痕，舌质暗淡或有瘀点、瘀斑，舌苔薄白，脉沉无力、迟缓或结代。

治法：益气温阳，活血通络。

主方：温胆汤加党参［竹茹10g、枳壳10g、橘红5g、法半夏（或胆南星）10g、茯苓15g、党参15g、甘草5g］。

本院制剂：益气活血丸（心脉Ⅱ号），每次6g，每日3次。

3. 阴阳两虚

主证：胸痛、胸闷持久，胸痛、胸闷持续不解，伴气短，倦怠乏力，自汗或盗汗，咽干口燥，舌红少苔，脉细数无力。伴短气乏力，汗出心悸，舌体胖大，边有齿痕，舌质暗淡或有瘀点、瘀斑，舌苔薄白，脉沉无力、迟缓或结代。

治法：益气养阴，温阳活血。

主方：温胆汤合生脉散，或四君子汤合生脉散，不宜用炙甘草汤。

本院制剂：温胆片，每次4片，每日3次。或开心胶囊，每次2～4粒，每日3次。

4. 兼痰兼瘀

主证：胸痛（心前区痛或痛引肩背）或胸脘痞满，或头昏重，或咳嗽咳痰，纳呆，舌质暗淡，舌体胖嫩有齿痕，舌质紫黯或有瘀点、瘀斑，舌苔白腻，脉象弦滑。

治法：化痰泄浊，宣痹通络。

主方：温胆汤加参合血府逐瘀汤加减。

冠心病、心绞痛属痰浊内结者在岭南地区尤为常见，治疗时邓铁涛喜用温胆汤加参。参，是指党参或人参、太子参、丹参，依据病情而加入。舌苔厚浊或腻，脉弦滑或兼结代者，为痰阻；舌有瘀斑或全舌紫红而润，少苔，脉涩或促、结、代，为瘀闭；若两者兼有则为痰瘀闭阻。凡疼痛严重者，均应考虑到“痰”与“瘀”的问题。一般瘀的疼痛比痰的疼痛更甚。兼痰兼瘀用药：痰证为主的可于温胆汤中酌加胆南星、远志或瓜蒌、薤白之类，瘀证为主的可用蒲黄、五灵脂、川芎、丹参、三七之属为主。若血脂高者，可在上述辨证治疗基础上选加何首乌、决明子、山楂、布渣叶。何首乌益阴养血，适用于偏阴虚者；决明子能平肝，适用于兼高血压偏阳亢者；山楂、布渣叶能活血消导，适用于兼痰瘀者。若血压高者，加用决明子、代赭石、钩藤、牛膝等，气虚甚则重用黄芪。若并有糖尿病者，可加山茱萸、桑螵蛸、玉米须、山药等，山药用量要大，一般在60～90g。若偏痰热互结，心脉瘀阻者，当治以清热化痰，活血通络，主方以黄连温胆汤合血府逐瘀汤加减。基本处方：全瓜蒌15～20g，薤白15g，法半夏10g，枳壳12g，陈皮5g，茯苓15～20g，胆南星12g，川芎10g，赤芍15g，丹参20g，红花10g，降香10g。

（二）外治法

1. 膏药穴位敷贴

河间舒心膏（胸痛贴膏）敷心俞、厥阴俞或膻中，适用于胸痹之胸闷、胸痛者。

2. 推拿疗法

按摩上脘、中脘、下脘、神厥、关元、心俞、厥阴俞或华伦夹脊压痛点等治疗心痛有效。

3. 药浴（沐足）疗法

邓铁涛沐足方：中药药浴双足，每次20分钟，再疗5～10分钟，以20～25次为一个疗程。水温10℃左右，以无不适为佳，出浴休息10分钟。休息5～7天再进行下一个疗程，效果较为理想。

（三）其他中医特色治疗

1. 针灸

［主穴］心俞、原阴俞。

［配穴］内关、足三里、间使，每次取主穴一对、配穴一对或一侧，不留针。每日1次，12～15天为一个疗程。疗程间休息3～5天。

［手法］针刺向脊柱方向与皮肤呈45度，用力迅速刺入皮肤，然后慢慢进针。深度为2～3.5寸。在抵脊柱横突根部时，可提插，寻找敏感点，然后进行轻中度刺激或轻捻针柄1～3分钟，根据患者的耐受程度予以增减。注意切勿直角进针，以防止气胸。

2. 穴位注射

［主穴］心俞、厥阴俞。

［配穴］内关、间使，每日取两穴交替。每穴注射黄芪针（2mL）或丹参针（2mL）及参脉针（2mL）。

3. 耳针

取心、小肠、交感、皮质下为主，辅以脑点、肺、肝、胸、降压沟等穴位。每次选3～5穴，针入后接电脉冲治疗仪，留针1小时，隔天1次。

五、真心痛抢救治疗

本文所涉及的急性心肌梗死西医疾病诊断标准参照2010年中华医学会心血管病学分会《急性心肌梗死诊断和治疗指南》。急性心肌梗死临床表现为胸痛，急性循环功能障碍，反映心肌急性缺血、损伤和坏死一系列特征性心电图演变及血清心肌酶和心肌结构蛋白的变化。现代医学对于本病有明确的认识，给予规范化的ABCDE治疗；若在急性心肌梗死时间窗内，应积极给予再灌注治疗。

急性心肌梗死属于中医学“真心痛”范畴，其病机根本为“本虚标实”，标病上升为矛盾的主要方面，临床上一切治疗措施都应着眼于“通”，心脉得通，病才得愈。“通”，有芳香开窍、宣痹通阳、活血化瘀等法；“补”，有补气、温阳、养阴等法。急性心肌梗死多数病例都有较剧烈的心绞痛，故通脉止痛是抢救的首要步骤。一般可用冠心苏合丸1～2枚即嚼服；若阴虚或有内热者不宜用冠心苏合丸，可用人工牛黄、冰片各0.4g，麝香0.2g，同研末含服。若舌苔厚浊或兼痰盛者，应加祛痰之药，如瓜蒌、薤白、法半夏等。若神志模糊者，是痰迷心窍，宜加石菖蒲12g、远志6g，或安宫牛黄丸、至宝丹之类。若心源性休g，需加用吉林参或高丽参10～18g，另炖服，并根据阴虚、阳虚加减用药。偏阴虚者，可用西洋参10～18g，另炖服。

六、调护与康复

1. 注意坚持服药

冠心病（尤其是支架植入术后）患者，一般需长期服用以下几种药物（具体参考出院带药）：阿司匹林，氯吡格雷，血管紧张素转化酶抑制剂或血管紧张素受体阻滞剂，β受体阻滞剂，他汀类调脂药，其他降压药、降糖药等。

2. 注意合理饮食

冠心病患者应低盐低脂饮食，限糖限盐，可适当多食新鲜的蔬菜，注意保持大便通畅。戒烟限酒，作息规律，适度休息。

3. 注意定期复查

冠心病患者出院后有可能再次发生心肌梗死、心律失常、心功能不全和脑血管病等，应注意观察病情。同时应积极治疗高血压病、糖尿病、血脂异常、肝肾脏病等其他疾病。如有新出现的或又加重的心慌气短、胸闷胸痛、头晕乏力等症状，应立即就诊。

4. 注意气候变化，防治感染

冠心病患者应及时增减衣物，冬春季节注意保暖，夏秋季节避免中暑。如果出现感冒、发烧、腹泻等病症应立即治疗，以防诱发心功能不全或心律失常。

5. 注意运动适量，保持情绪舒畅

一般建议冠心病支架术后患者逐渐增加运动量，运动项目可选择散步、健身操、太极拳等。重病患者活动时家属应注意加强监护。

附：基于邓铁涛教授学术经验的胸痹心痛（冠心病）诊疗方案二

这是邓老2001—2007年在广东省中医院心脏中心查房时，由邓老学术继承人吴焕林教授、邹旭教授、张敏州教授、阮新民教授四位博士生导师依据邓老学术经验而形成的诊疗方案。现为广州中医药大学附属广东省中医院心血管病学科胸痹（心绞痛）中医诊疗方案（2009年版本）。现仅作个别文字（突出邓老学术经验部分）及标点符号修改，一并收录存案。

（一）诊断

1. 西医诊断标准

（1）稳定型心绞痛。

参照2006年欧洲心脏病学会《稳定型心绞痛诊治指南》制定。

①主要症状与体征：患者胸骨上中段部、心前区出现压榨样疼痛，疼痛常放射到肩背部，与活动、劳累有关，疼痛持续时间很少超过15分钟，含服硝酸甘油或休息后疼痛可在5～10分钟内缓解。本病一般无明显阳性体征。

②辅助检查：发作时心电图可见以R波为主导联ST段压低，T波平坦或倒置。动态心电图监测出现阳性变化或负荷试验诱致心绞痛发作亦有助于本病诊断。冠脉造影检查示冠状动脉狭窄≥50%有助于确诊。

（2）不稳定型心绞痛。

根据美国心脏协会/美国心脏病学会2002年《不稳定性心绞痛/非ST段抬高型心肌梗死诊疗指南》及2005年更新说明、不稳定性心绞痛Braunwald分级等制定。

①根据临床表现可分为以下亚型。

初发劳力型心绞痛：病程在2个月内新发生的心绞痛（从无心绞痛或有心绞痛病史但在近半年内未发作过心绞痛）。

恶化劳力型心绞痛：病情突然加重，表现为胸痛发作次数增加，持续时间延长，诱发心绞痛的活动阈值明显降低，按加拿大心脏病学会劳力型心绞痛分级（CCSC Ⅰ－Ⅳ）加重1级以上并至少达到Ⅲ级，硝酸甘油缓解症状的作用减弱，病程在2个月之内。

静息心绞痛：心绞痛发生在休息或安静状态，发作持续时间相对较长，含硝酸甘油效果欠佳，病程在1个月内。

梗死后心绞痛：确诊心肌梗死后2周内发生的心绞痛。

②辅助检查：心绞痛发作时心电图ST段抬高和压低的动态变化有诊断价值，发作时和症状缓解后的心电图动态ST段水平型或下斜型压低≥1mm或ST段抬高（肢体导联≥1mm，胸导联≥2mm）有诊断意义。冠脉造影检查示冠状动脉1支、2支、3支或左冠状动脉主干病变有助于确诊。

2. 中医病名诊断及辨证标准

胸痹心痛是由邪痹心络、气血不畅而致胸闷心痛，甚则心痛彻背，短气喘息不得卧等为主症的心脉疾病。

（1）心脾气虚、痰瘀阻络证。

主症：胸闷、胸痛。次症：疲倦乏力、形体肥胖、气短。舌脉象：苔浊腻，舌淡胖或有齿印，舌质紫黯、舌有瘀斑，脉弦滑，脉细弱。

（2）气阴两虚，痰瘀痹阻证。

主症：胸闷痛。次症：口干，乏力，气短，面色白两颧红。舌脉象：舌质暗红，苔少或无苔，脉细滑。

（3）气滞心胸，血瘀阻络证。

主症：胸痛胸闷，胸胁胀满。次症：心悸，唇紫暗。舌脉象：舌紫暗，脉涩。

（二）中医治疗

1. 稳定型心绞痛发作期治疗

稳定型心绞痛（Ⅰ、Ⅱ级）发作期指稳定型心绞痛患者症状发作时。心绞痛分级I级：一般日常活动（例如走路、登楼）不引起心绞痛发作，但可发生于强烈或长时间的劳动情况下（指工作或体力活动）。心绞痛分级Ⅱ级：日常体力活动轻度受限。心绞痛发生于快步行走或上楼、上坡、餐后步行或上楼及在寒冷环境中，顶风逆行时、情绪激动时或醒来时的最初几个小时内。平地走两个街区或常速情况下上相当于3楼以上的高度能诱发心绞痛。

治疗目标在于15分钟内缓解心绞痛症状。心绞痛症状缓解后，中药辨证治疗，控制危险因子，预防心绞痛复发。

中医治疗方案：稳定型心绞痛患者症状发作时需给予迅速起效的成药、针灸等治疗。中医药缓解心绞痛症状疗效明确，安全、副作用少，可作为临床首选，必要时与硝酸酯类等药物交替使用。

（1）内治法。

①舌下含服中成药。复方丹参滴丸：舌下含服，10粒，5分钟后无效可重复。若重复2次不能缓解心绞痛，可改用硝酸甘油。功能：活血化瘀，理气止痛，适用于心绞痛发作，辨证属气滞血瘀者。速效救心丸、益心丸等同类药可参考使用或与复方丹参滴丸交替使用。麝香保心丸：舌下含服，2粒，可重复使用。功能：芳香温通，益气强心，适用于心绞痛发作，辨证属寒凝血瘀者。冠心苏合丸、苏冰滴丸等同类药可参考使用或与麝香保心丸交替使用。速效救心丸：舌下含服，每次10～15粒。功能：行气活血，祛瘀止痛，适用于心痛有瘀者。苏冰滴丸：舌下含服，每次2～4粒。功能芳香开窍，理气止痛，适用于寒凝气滞者。冠心苏合香丸：舌下含服，每次1～2丸。功能理气，宽胸，止痛，适用于心痛有寒者。

②气雾剂。宽胸气雾剂：舌下喷，每次1～2下，可重复使用。功能散寒行气，活血开窍，适用于心绞痛发作属寒凝血瘀者。心痛舒喷雾剂：舌下喷，每次3下，10分钟重复1次，一般使用3次可起效。功能活血化瘀，凉血止痛，适用于心绞痛发作兼有热象表现者。寒性心痛气雾剂：每次舌下喷雾1～2次。功能温经散寒，理气止痛，适用于本病心痛有寒者。热性心痛气雾剂：每次舌下喷雾1～2次。功能凉血清热，活血止痛，适用于本病心痛有热者。复方丹参气雾剂等同类药，可参考使用。

（2）外治法。

①外用贴膏。心绞痛宁膏：每次2贴，贴敷心前区，每24小时更换一次，可发挥持续药效。功能活血化瘀，芳香开窍，适用于疼痛初缓解的维持治疗并预防复发尤其是预防夜间发作。疗效评价：以缓解心绞痛、预防心绞痛发作为目的，以使用后5分钟内心绞痛得以缓解，24小时内发作较前减少为有效。

②针灸治疗。体针疗法取穴：主穴为内关、心俞、巨阙、膻中，随证配穴。患者取卧位。进针得气后留针20分钟。疗效评价：以缓解心绞痛为目的，以使用后5分钟内心绞痛得以缓解为有效。耳针疗法取穴：双侧“心脏点”。针刺，并加以微弱电针刺激，刺激强度以患者感到微痛为度，可在2～5分钟内缓解疼痛。疗效评价：以缓解心绞痛、预防心绞痛发作为目的，以使用后5分钟内心绞痛得以缓解，24小时内发作较前减少为有效。

③穴位按压。按压至阳穴可以缓解心痛。患者取坐位或侧卧位，由肩胛骨下角下缘画一垂直于脊柱的直线，直线交于脊背正中线处即为至阳穴，将五分硬币边缘横放于穴位上，适当用力按压3～5分钟。亦可按摩上脘、中脘、下脘、神阙、关元、心俞、厥阴俞或华佗夹脊压痛点等。适用于本病各种类型心痛。疗效评价：以缓解心绞痛为目的，以使用后5分钟内心绞痛得以缓解为有效。

2. 心绞痛缓解期治疗

心绞痛缓解期指稳定型或不稳定型心绞痛患者的非症状发作期。

治疗目标：改善整体症状，控制危险因子，减少心绞痛发作，提高患者生活质量；预防猝死和心肌梗死的发生。

心绞痛缓解期多虚实并见，寒热错杂交相为患，可因虚致心脉痹阻，亦可因血瘀、气滞、痰阻、寒凝、热结心脉痹阻日久而致本虚。故当标本兼治，通中寓补，补中有通。心绞痛发作得到控制初期，以汤药治疗为主，中成药为辅；对病情较轻者或维持治疗者，以中成药治疗为主。

（1）内治法。

气血脏腑辨证论治。

①脾气虚，痰瘀阻络证：此型为最多见证型。

证候特点：主症为胸闷、胸痛；次症为疲倦乏力、形体肥胖、气短；舌脉象，苔浊腻，舌淡胖或有齿印，舌质紫黯、舌有瘀斑，脉弦滑，脉细弱。

治法：调脾护心法（益气除痰，活血通脉）。

代表方剂：邓老冠心方加减。

常用药物：益气以补气而不燥热的五指毛桃为君药，活血以活血而不破血耗气的三七为主药，化痰以法半夏为主药。

基本处方：法半夏15g、茯苓15g、甘草5g、枳壳15g、竹茹10g、橘红5g、大枣10g、三七15g、五指毛桃20g、党参20g。

加减法：若合并头晕头疼、脾气易怒、脸红口苦等肝阳上亢表现，可加用天麻、钩藤、牛膝；若合并口干多饮、夜尿频多、腰膝酸软等肾虚内热之象，可加用生地黄、麦冬、石斛等；若患者体型肥胖、咳嗽痰多，可加用薏苡仁、浙贝母等。

②气阴两虚，痰瘀痹阻证：此型多见于高龄、体型偏瘦患者。

证候特点：主症为胸闷痛；次症为口干、乏力，气短，面色白两颧红；舌脉象，舌质暗红，苔少或无苔，脉细滑。

治法：益气养阴，除痰化瘀。

代表方剂：生脉散合温胆汤加味。

常用药物：养阴以太子参、麦冬等养阴而不过分滋腻之品为主；化痰药，如法半夏等用量适当减少，以免加重阴伤。

基本处方：太子参25g、麦冬25g、五味子10g、法半夏10g、茯苓10g、甘草10g、三七10g、五指毛桃15g。

加减法：若患者口干明显，伴胃中嘈杂感，可加石斛、黄连养阴清热；若腰膝酸软、眠差梦多、口干苦，可加生地黄、泽泻、丹皮以养肾阴并清热；若合并头晕头疼、视物模糊等阳亢表现，可加用天麻、钩藤、牛膝之品。

③气滞心胸，血瘀阻络证：此型多见中年女性。

证候特点：主症为胸痛胸闷，胸胁胀满；次症为心悸，唇紫暗；舌脉象，舌紫暗，脉涩。

治法：行气活血，通络止痛。

代表方剂：柴胡疏肝散加减。

常用药物：行气之品，以柴胡为君药，佐以枳壳、香附；配以血中之气药川芎，使气血得行而脉络通。

基本处方：柴胡10g、赤芍15g、川芎15g、枳壳15g、陈皮10g、甘草10g、香附15g、三七10g。

加减法：若合并头晕头疼、脾气易怒、脸红口苦等肝阳上亢表现，可加用天麻、钩藤、栀子、牛膝；若合并情绪焦虑、月经不调、腰膝酸软，可加用熟地黄、杜仲、远志。

（2）中成药。

①静脉用药。黄芪注射液：10～20mL加入5%葡萄糖或0.9%生理盐水250mL中静脉滴注，每日1次。功能益气扶正。适用于心气虚损、血脉瘀阻患者。参附注射液：10～20mL加入5%葡萄糖或0.9%生理盐水250mL

中静脉滴注，每日1次。功能回阳救逆，益气固脱。适用于阳气暴脱的厥脱证。

②口服用药如下。

邓老冠心胶囊：每次1粒，每日3次。功能益气活血化痰。适用于心脾气虚、痰瘀阻络证。

通冠胶囊：每次 2 粒，每日3次。功能活血化瘀。适用于气虚血瘀型患者。

补心气口服液：1支，每日3次。功能补益心气，理气止痛。适用于心气虚损所致的心悸气短、头晕乏力等冠心病患者。

诺迪康胶囊：2粒，每日3次。功能益气活血。适用于气虚血瘀所致胸闷、心悸气短、神疲乏力、少气懒言、头晕目眩。

滋心阴口服液：1支，每日3次。功能滋养心阴、活血止痛。适用于心阴不足，胸痹心痛，心悸，失眠；五心烦热，舌红少苔，脉细数；冠心病、心绞痛见上述证候者。

生脉胶囊：2粒，每日3次。功能益气复脉，养阴生津。适用于气阴两亏、心悸气短、自汗。

脂必妥胶囊：3粒，每日3次。功能健脾消食，除湿祛痰，活血化瘀。适用于高脂血症及动脉粥样硬化引起的心脑血管疾病的辅助治疗。

复方丹参滴丸：10粒，每日3次。功能活血化瘀，理气止痛，芳香开窍。适用于胸中憋闷、心绞痛。

麝香保心丸：1次1～2丸，每日3次。功能芳香温通、健脾活血、理气止痛、益气强心。适用于冠心病心绞痛、无症状心肌缺血、心肌梗死和心功能不全。

活血化瘀类的中成药较多。心可舒、血塞通软胶囊等均可参考选用。

（3）外治法。

①针灸治疗。

体针取穴：主穴为内关、心俞、巨阙、膻中，随证配穴。患者取卧位，进针得气后留针20分钟。适用于气滞血瘀型心痛。

耳针取穴：双侧“心脏点”。针刺，并加以微弱电针刺激，刺激强度以患者感到微痛为度，可在2～5分钟内缓解疼痛。适用于本病各种类型心痛。

腹针疗法：冠心病患者出现胸闷胸痛、心慌心悸等症状。取穴如下：君（主穴），引气归元（即中脘，脐上4寸；下脘，脐上2寸；气海，脐下1.5寸；关元，脐下3寸）；臣（次穴），水分（脐上1寸）、商曲（下脘旁0.5寸，左侧）；佐，气旁（气海旁0.5寸，左侧）、气穴（关元旁0.5寸，双穴）。

疗效评价：以患者胸痛发作频率减少、发作时间缩短、疼痛程度减轻为有效。

②穴位按压。

按压至阳穴可以缓解心痛。患者取坐位或侧卧位，由肩胛骨下角下缘画一垂直于脊柱的直线，直线交于脊背正中线处即为至阳穴，将五分硬币边缘横放于穴位上，适当用力按压3～5分钟。亦可按摩上脘、中脘、下脘、神阙、关元、心俞、厥阴俞或华佗夹脊压痛点等。适用于本病各种类型心痛。

疗效评价：以患者胸痛发作频率减少、发作时间缩短、疼痛程度减轻为有效。

③外用制剂。

邓老冠心贴：每次1贴，贴敷心前区，每24小时更换一次。可持续发挥药效。功效：活血化瘀，芳香开窍。适用于疼痛初缓解的维持治疗，预防复发尤其是预防夜间发作。适用于本病各种类型心痛。

疗效评价：以患者胸痛发作频率减少、发作时间缩短、疼痛程度减轻为有效。

（三）冠心病介入术围手术期治疗

由于冠脉介入手术前后中医证候发生重要转变，因而中医药治疗应围绕再灌注治疗分阶段进行辨证治疗。再灌注治疗前，标实突出，治疗应以“通”法为主，“扶正”为辅；再灌注治疗后，本虚为主，则应以“扶正”为主，“通”法为辅。

治疗目标在于改善冠脉介入术后患者的生活质量，预防术后再狭窄。

1. 内治法

气血脏腑辨证论治。

①气虚血瘀。

证候特点：以胸闷或阵阵隐痛，气短，乏力，心中动悸，纳呆，舌体胖，边有齿痕，舌质黯淡或有瘀点、瘀斑，苔薄白，脉虚或结代为主症。

治法：益气活血，通脉止痛。

代表方剂：血府逐瘀汤加减。

常用药物：人参、党参、黄芪、白术、茯苓、五指毛桃、桃仁、红花、川芎、赤芍、牛膝、三七等。

基本处方：党参25g、茯苓15g、五指毛桃25g、当归15g、牛膝15g、柴胡10g、桃仁10g、红花10g、川芎15g、枳壳15g、三七10g。

加减法：若疲倦纳差明显，可加用黄芪、谷芽、麦芽等；若血瘀之象重，胸痛明显，可予加用水蛭。

②气虚痰瘀：该型为临床最多见证型。

证候特点：以胸闷，肥胖体沉，乏力，纳呆，口黏，痰多，舌苔厚腻，舌质黯淡或有瘀点、瘀斑，苔厚腻，脉沉或无力为主症。

治法：益气活血，化痰通络。

代表方剂：温胆汤加减。

常用药物：党参、黄芪、白术、茯苓、五指毛桃、桃仁、红花、赤芍、三七、陈皮、法半夏、枳壳、石菖蒲等。

基本处方：法半夏15g、茯苓15g、甘草5g、枳壳15g、竹茹10g、橘红5g、大枣10g、三七15g、五指毛桃20g、党参20g。

加减法：若合并头晕头疼、脾气易怒、脸红口苦等肝阳上亢表现，可加用天麻、钩藤、牛膝；若合并口干多饮、夜尿频多、腰膝酸软等肾虚内热之象，可加用生地黄、麦冬、石斛等；若患者体型肥胖、咳嗽痰多，可加用薏苡仁、浙贝母等。

③气阴两虚。

证候特点：症见心胸闷痛，心悸，倦怠乏力，自汗、盗汗，咽干口燥，舌红少苔，脉细数无力。

治法：益气养阴。

代表方剂：生脉散。

常用药物：西洋参、太子参、黄芪、麦门冬、沙参、石斛、五竹、柏子仁，敛肺止汗可选用五味子、浮小麦、糯稻根须等。

基本处方：太子参25g、麦冬25g、五味子10g、茯苓10g、甘草10g、三七10g、五指毛桃15g。

加减法：若患者口干明显，伴胃中嘈杂感，可加石斛、黄连养阴清热；若腰膝酸软、眠差梦多、口干苦，可加生地黄、泽泻、丹皮以养肾阴清热；若合并头晕头疼、视物模糊等阳亢表现，可加用天麻、钩藤、牛膝之品。

④心阳不振。

证候特点：以胸闷气短，自汗，动则更甚，神倦怯寒，面色㿠白，四肢欠温，舌质淡暗、苔白或腻，脉沉细迟为主症。

治法：补益阳气，温振心阳。

代表方剂：参附汤合右归丸加减。

常用药物：人参、熟附子、桂枝、甘草、桃仁、红花、川芎等。

基本处方：人参10g（另炖）、熟附子10g（先煎）、桂枝10g、甘草10g、桃仁10g、红花10g、川芎10g。

加减法：合并颜面、四肢浮肿的，加用泽泻、猪苓、茯苓。

2. 中成药

血府逐瘀浓缩丸：3粒，每日3次。功能活血祛瘀，行气止痛。适用于辨证兼有血瘀的患者。

3. 特色疗法同上。

（四）冠脉搭桥手术前后治疗

冠心病冠脉搭桥术前后指接受冠状动脉旁路移植术术前及术后两大阶段。时间范围较一般定义的围手术期有所扩大，包括术前1周及术后早期（术后2～3周）、术后中期（术后3～12周）和术后晚期（术后6个月以上）。

治疗目标：术前提高患者的手术适应能力，减少手术出血及术中并发症；术后早期（术后2～3周）中医治疗目的在于减少术后并发症，改善临床症状；术后中期（术后3～12周）中医治疗目的在于促进患者术后的康复，提高生存质量；术后晚期（术后6个月以上）中医治疗目的在于防治血管桥再狭窄，提高手术的远期疗效。

术前中医治疗以扶正为主，多用益气药提高患者对手术的耐受能力。可参照“心绞痛缓解期的中医治疗方案”进行治疗。应注意在术前一周应停用活血化瘀、破血逐瘀类药物（包括单味药及中成药），以减少术中出血及相关并发症。

1. 术后早期（术后2～3周）以辨证汤药口服为主，可配合中成药针剂使用。

（1）辨证治疗。

无严重并发症的患者，在术后拔除气管插管后，即可给予中药口服。

结合冠脉搭桥患者术后“心气不足，痰浊壅塞”的主要病机特点，在治疗上，可选用在基本方相对固定的基础上随证加减的方法。

①气虚痰阻。

证候特点：胸闷，肥胖体沉，乏力，纳呆，口黏，痰多，舌苔厚腻，脉沉或无力或弦滑。

治法：益气化痰。

代表方剂：温胆汤加减。

常用药物：党参、黄芪、白术、茯苓、五指毛桃、橘红、陈皮、法半夏、枳壳、石菖蒲等。

基本处方：法半夏15g、茯苓15g、甘草5g、枳壳15g、竹茹10g、橘红5g、大枣10g、三七15g、五指毛桃20g、党参20g。

加减法：若合并头晕头疼、脾气易怒、脸红口苦等肝阳上亢表现，可加用天麻、钩藤、牛膝；若合并口干多饮、夜尿频多、腰膝酸软等肾虚内热之象，可加用生地黄、麦冬、石斛等；若患者体型肥胖、咳嗽痰多，可加用薏苡仁、浙贝母等。

②其他证型加减治疗请参照“心绞痛缓解期的中医治疗方案”。

（2）中成药。

冠脉搭桥术（CABG）术后，患者均存在不同程度的“心气不足”和“气阴两虚”。常规可选用生脉注射液。在此基础上，合并心阳不足者，可选用参附注射液或参附芪注射液静脉滴注；合并心阳欲脱者，可用参附注射液或参附芪注射液静脉注射；合并瘀血阻滞者，可选用丹参注射液。

生脉注射液：40mL加入5%葡萄糖或0.9%生理盐水250mL中静脉滴注，每日1次。功能益气养阴，止渴固脱，敛汗生脉。适用于气虚津亏，气阴两伤之心胸绞痛，头晕、心悸，脉虚无力，汗多口渴，喘急欲脱，舌红少津，脉虚软或弦细数等症。

参附注射液：40mL加入5%葡萄糖或0.9%生理盐水250mL中静脉滴

注，每日1次。功能回阳救逆，益气固脱。适用于阳气暴脱的厥脱证，也可用于阳虚（气虚）所致的惊悸、怔忡等。

参附芪注射液：40mL加入5%葡萄糖或0.9%生理盐水250mL中静脉滴注，每日1次。功能回阳救逆，益气固脱。适用于中、重度心功能不全属阳气虚者。

丹参注射液：20mL加入5%葡萄糖或0.9%生理盐水250mL中静脉滴注，每日1次。功能活血化瘀，通脉养心。适用于冠心病胸闷，心绞痛。

川芎嗪注射液：4mL加入5%葡萄糖或0.9%生理盐水250mL中静脉滴注，每日1次。功能抗血小板聚集，扩张小动脉，改善微循环，活血化瘀，并对已聚集的血小板有解聚作用。适用于缺血性血管疾病，如冠心病等。

（3）针刺治疗。

电针疗法取穴：双侧足三里穴，电针15分钟，每日2次。治疗搭桥手术后腹胀、纳差、便秘者。

2. 术后中期（术后第3～12周）的中医药治疗可继续按术后早期的用药原则进行，可用成药或中药胶囊代替汤剂以利于长期服用，同时推荐心功能Ⅲ级及以上的患者均进行适量的运动康复。

（1）辨证论治。

应注意在“益气化痰”治疗法则的基础上，加强活血化瘀的治疗。口服中药可在上述治疗的基础上，加用丹参、三七、赤芍、川芎等活血化瘀药物。

（2）中成药。

生脉胶囊：每次2粒，每日3次。功能益气复脉，养阴生津。适用于辨证属气阴两虚患者。

田七胶囊及田七制剂：每次1～2粒，每日3次。功能活血化瘀。适用于辨证属血瘀的患者。

（3）体育锻炼。

所有冠心病搭桥术后恢复阶段、心功能Ⅲ级及以上的患者均适用。具体方法可参照“心绞痛缓解期中医治疗方案”中的体疗方法进行。

3．术后晚期（术后6个月以上）作为长期预防，此期治疗建议以口服中成药为主。血管桥再狭窄与“气虚”“痰浊”“瘀血”关系密切。中成药可选用：

血脂宁丸：每次2粒，每日3次。功能降低血脂，软化血管。适用于辨证属痰浊的患者。

银杏叶片：每次2粒，每日3次。功能活血化瘀，通络。适用于辨证属血瘀的患者。

（五）护理调摄

1．生活调理

（1）合理安排生活，劳逸结合。

运动量宜从小剂量开始，循序渐进，缓解期鼓励患者适当运动，如散步、做八段锦、打太极等，避免跑步等剧烈运动，避免餐后运动或运动后进餐。

（2）避免各诱发因素。

如过劳、激动、饱餐、寒冷、吸烟等。

（3）保持大便通畅。

平时要喝适量的水，吃些蔬菜、水果，多吸收纤维。

（4）按医嘱服药，并定时门诊复诊。

（5）备保健盒。

内有硝酸甘油片及消心痛、保心丸等，以防急用，若心绞痛发作时出现胸痛激烈或伴有大汗淋漓、面色苍白，经舌下含服硝酸甘油无效，可能已发展为心肌梗死，此时应躺下休息不动，叫家人拨打“120”求救。

2. 饮食调理

饮食有节，合理营养。厚腻、炙燥、辛辣、生冷食物都应慎食或节食，且不可过饥、过饱。同时，要做到合理营养，清淡、平衡饮食。膳食宜嫩、软、易消化，才能使合理营养发挥作用。食盐中的钠具有增高血压、加重心脏负担、引起水肿的作用，有的冠心病患者每天食盐的消耗量应限制在5g以内。烹调应选择植物油，用量应控制在每天25g以内，过量则不利于减轻体重，并能造成血管内皮损伤。动物性食品特别是畜禽类含有丰富的脂肪和胆固醇，患者不宜过多食用。鱼类含胆固醇少，且鱼油中含有丰富的不饱和脂肪酸，有防止动脉粥样硬化作用，适宜冠心病患者食用。

3. 心理调适

长期的精神情绪紧张是引发冠心病的因素之一。紧张、焦虑、敌意和抑郁等长期的精神状态对心脏的影响比突发事件要大得多。冠心病的心理调适主要有3个方面，即行为调适、心理干预和药物调适。行为调适是一种自觉行为，主要是依靠个人良好的精神心理状态和适应能力，面对困难和矛盾能够保持乐观豁达，不对小事斤斤计较，以使自己拥有平稳心态；心理干预主要是当情绪波动或焦虑、抑郁时，一方面要尽可能地转移不良情绪，如散步、钓鱼、打太极拳或参加文娱活动等，另一方面应寻求他人帮助，将自己的精神心理问题告诉亲朋好友，获得精神支持，必要时去看心理医生；如果抑郁症状明显，应在医生指导下规律服用抗抑郁药物，以有效缓解症状，避免心理障碍对躯体的长期负面影响。

疗效评价：以患者获得良好的精神心理状态、生存质量提高、社会回归良好、心绞痛发作少为有效。

（六）疗效评定标准

1. 心绞痛疗效

显效：心绞痛等主要症状消失或达到显效标准，心电图恢复至正常心电图或达到大致正常（即正常范围心电图）。

有效：心绞痛等主要症状减轻或达到有效标准，心电图改善达到有效标准。

无效：心绞痛等主要症状无改善，心电图基本与治疗前相同。

加重：心绞痛等主要症状与心电图较试验前加重。

在进行综合疗效判断时，若心绞痛等主要症状疗效与心电图疗效两者不一致时，应以疗效低的结果为综合疗效。

2. 生活质量疗效

以心绞痛SAQ量表及生活质量SF—36量表评价患者治疗前后生活质量的改善情况。

3. 远期疗效

观察患者心血管事件（心肌梗死、猝死）发生率与非治疗组比较的变化。

（七）中医治疗难点分析

1. 研究现状和难点

冠心病心绞痛一般的治疗原则主要包括立即休息和药物治疗。冠心病治疗的主要目的是提高生存率，降低心肌梗死（MI）风险及缓解心肌缺血症状。缓解期心绞痛的治疗原则主要是应避免各种已知的诱发因素并服用抗心绞痛药物，当情况较为严重时，可进行外科治疗或介入性治疗。目前药物治疗、冠状动脉旁路移植术（CABG）和经皮冠脉介入（PCI）各有优势和治疗靶时期。中医药在治疗该病方面积累了丰富的经验，然而仍存在以下难点。

（1）胸痹患者长期发展或失治、误治有可能发展成真心痛或猝死，如何在胸痹的长期治疗中，调其本虚而不滋腻，祛其痰瘀而不伤正，从而达到延年益寿，减少真心痛、猝死的发生率，降低死亡率，是其难点之一。

（2）冠脉血运重建术后（冠状动脉搭桥术）如何整体施治，健运脾胃，益肺化痰，减少腹胀、咳嗽等术后并发症的发生，促进患者的康复，是其难点之二。

（3）胸痹患者长期服用活血化瘀药物，如何加强顾护脾胃，减少呕血、便血、胃脘痛等胃肠道并发症的出现，是其难点之三。

2. 应对措施

难点之一。

（1）确定理由。胸痹（冠心病）号称"人类健康头号杀手"，其死亡率占人群死亡率的13%，是第一顺位疾病，在人群卫生工作中属重大疑难疾病，严重威胁着中老年人群的生命健康安全。从1998年至2008的十年间，中国男性冠心病发病率较以往同期增加26.1%，女性增加19.0%，并且每年死于各种冠心病的人数估计超过100万人。冠心病已经成为中国死亡率增长最快的一种疾病。

药物治疗、介入治疗及搭桥治疗是现代医学治疗冠心病的常用手段，同时，为了降低心肌梗死、猝死等心血管事件发生率，阿司匹林、波立维等抗血小板聚集药物及立普妥等降脂、稳定斑块药物得到了广泛应用。中医治疗上，活血化瘀药物的静滴和口服在心绞痛发作期得到广泛应用，祛痰法、益气法的疗效亦得到临床验证。然而，长期的治疗中，中西医治疗情况下，仍有部分患者发展成真心痛和猝死。如何发挥中医治病必求于本的特色与优势，有效地标本兼治，调其本虚而不滋腻，祛其痰瘀而不伤正，从而达到延年益寿，减少真心痛、猝死的发生率，降低死亡率，是目前胸痹（冠心病）治疗的新问题。

（2）解决思路。胸痹（冠心病）的中医治疗重视标本兼治，通补兼施，古人对胸痹的认识：本虚方面侧重胸阳不振，兼顾七情内伤；标实方面更多地重视风冷寒气等外邪内侵，痰浊痹阻，迨至明清，逐渐重视血瘀。我们通过继承、整理邓铁涛教授的学术思想及临证经验，在五脏相关论治疗胸痹经验的基础上，提出心脾相关理论及调脾护心治法，进行临床运用条件研究，明确临床运用的中医证候特征，形成了冠心病全程综合诊疗方案。调脾护心治法首重脾脏的调补并强调化痰法在痰瘀并治中的重要地位的学术和临床治疗特色，补充了血瘀、痰浊等气血津液病机、证治的不足，有利于对冠心病心绞痛患者心、脾脏腑功能的认识及诊治，从而对冠心病心绞痛发病过程中的始动脏腑——脾脏的功能进行诊治，从而达到预防、治疗冠心病心绞痛的目的。调脾护心治法治疗胸痹的创新性和学术特点体现在以下3个方面。①明确了调脾护心治法的客观临床运用条件：对调脾护心治法理论，应用内容分析法的文献调查、流行病学原则的横断面调查及专家咨询的序列化设计进行了系列研究，明确其临床运用的中医证候特征及证候诊断规范。②形成了包括冠心病非手术疗法、介入及搭桥术围术期全程的综合的诊疗方案：调脾护心法是针对冠心病的共性核心病机心脾相关、痰瘀互结形成的治法，作为基本治法作相应加减变化后应用于冠心病心绞痛、介入术后及搭桥术后围术期临床实践与科学研究，取得了预期疗效，形成了包括冠心病非手术疗法、介入及搭桥术围术期全程的综合的诊疗方案。③防治一体化诊疗方案的提出及推广应用：将调脾护心法作为针对冠心病的共性核心病机心脾相关、痰瘀互结的基本治法运用于临床，在治疗的同时，发挥二级预防作用，减少心血管事件发生率。

对于痰瘀相关，古人已认识到痰瘀均为津液停聚之病，可互为因果，但未强调先后轻重。调脾护心治法理论则强调了在胸痹的发病过程中，当以痰浊为先，其病机的发生、发展及演变顺序为“气虚→痰浊→血瘀”。

痰浊血瘀是导致胸痹的直接因素，而心脾气虚为本。痰浊在气虚与血瘀的发生中处于中间地位，脾虚而生痰，痰浊内阻，既可单独为患，又可变生血瘀，痰瘀阻络而病胸痹。以此认识为基础，提出了在冠心病的防治中重视益气化痰，佐以活血，早期治疗，治病于未发，而不能待见血瘀已成、胸痛症现才干预，如此为时过晚矣。

（3）具体措施。调脾护心治法理论站在脏腑辨证论治的高度上，更为重视脏腑相互间的作用，认为脾是冠心病发病的始动脏腑，痰湿是在冠心病病机的中间环节。同时，治法上重视心脾同治，以调脾护心为冠心病的基础治法，缓则注重调脾，急则加强通脉护心；分阶段论治，强调早期治疗，治病于未发，益气健脾，化痰佐以活血，而不能待见血瘀已成、胸痛症现才干预；分环节论治，对冠心病非手术治疗、介入及搭桥术围术期等不同环节的治疗各有特色，从而取得良好的疗效。

我们根据邓铁涛教授的治疗经验，采用了邓老冠心方作为胸痹的基本治疗处方，益气与活血祛痰同治，结合胸痹的不同阶段进行加减。通过形成规范化的中医治疗冠心病临床路径，进行推广应用，开展长期前瞻性队列研究及观察，有助于证实中医药减少胸痹患者心血管事件、降低死亡率的疗效。

难点之二。

（1）确定理由。冠脉血运重建术后（冠状动脉搭桥术）血瘀之实已去，而本虚凸显，同时因搭桥手术开胸而耗伤胸阳，心、肺、脾气虚而诸证丛生，因此出现了患者生活质量不升反降的情况。

（2）解决思路。为阐明胸痹患者搭桥术围术期的中医辨证规律，我们对161例拟行冠脉搭桥手术（CABG）的患者分别于术前和术后2周进行辨证分型，结果表明：CABG术前患者以气滞血瘀证多见，其次为痰浊闭塞证；而术后则阳气虚证多见，痰浊闭塞证次之。

我们还探讨冠脉搭桥术患者术前中医证型分布特点及与术后肺部并发

症的关系。通过整理196份冠脉搭桥术病历，搜集术前中医证型和肺部并发症方面的资料，并将病例按有无肺部并发症分为两组进行回顾性对照研究，比较两组间各因素有无差异。结果：冠脉搭桥术患者术前中医证型构成方面，基本证型包括心气虚、心阴虚、心阳虚、气滞、痰浊、血瘀，6个基本证型相互组合成为13个临床证型。血瘀89.79%，痰浊57.65%，心气虚仅47.45%，心阴虚仅29.59%。总体特点：以虚实夹杂，夹杂实邪多见，虚以心气虚、心阴虚为主，实以痰浊、血瘀为主。痰浊型，发生术后肺部感染的概率较大；心阳虚型，发生术后肺间质水肿可能性较大。

可见，CABG术后患者虚实兼见，在病理机制上仍属本虚标实，虚证以心气不足、心阳亏虚为主，痰浊为术后主要致病实邪。治疗上应根据"治病必求其本"的原则，以益气健脾、温补心阳为主，化痰为辅。我们在此原则指导下采用中药治疗术后患者，取得了良好的临床疗效。通过中医药治疗，可显著改善患者的临床症状，减少术后并发症，促进术后康复。

名老中医邓铁涛观察胸痹冠脉搭桥手术术后患者，结合长期对冠心病的治疗经验，总结出"五脏相关——心脾相关"理论，认为CABG为开胸手术，术中开胸动心，必致心胸阳气外泄，元气大伤；手术金刃损伤，失血伤阴，津液受损，津能化气，阴阳互根，阴津不足则加重心气虚、心阳虚；手术损伤，心阳受挫，致脾失健运，水湿内停，聚湿成痰，加之术中麻醉及气管插管等对气道的刺激，致肺之气机不畅，津液输布失常，使水饮内停或痰湿内阻。因此，心气不足、痰浊壅塞是CABG术后的主要病机。益气健脾化痰应是贯穿CABG围手术期的重要治则。

同时，CABG术前的中医证型反映了手术前患者的原始病机状态，也是术后发生肺部并发症与否的基础，是术后中医证型演变的基础。在原有冠心病的病机基础上，CABG术后由于手术等治疗手段的干预，病机相应发生变化。一方面手术创伤、体外循环、麻醉、输血、术中胸膜破损对正气的损伤，对五脏六腑的影响；另一方面冠脉旁路形成，瘀血阻络已得以改善。因此，通过针对患者术前不同的证型制定相应的治法，有助于预防术后并发症的发生。

（3）具体措施。对胸痹血运重建术后患者，若患者术前就属痰浊型，素体已有痰浊，术后痰浊更易停于肺，正所谓“肺为储痰之器”，从而发生肺部感染。故针对此型患者，术前宜益气健脾化痰，方取温胆汤化裁，可以降低术后肺部感染的发生率。

术前有心阳虚者，术后发生肺间质水肿的风险就大于其他证型。这与中医认识到肺间质水肿病机之一乃阳虚水泛是一致的。心阳虚衰，水湿不化，水停于肺，发为肺水。治当温阳化气，方取王肯堂《证治准绳》养心汤或桂枝加附子汤。

难点之三。

（1）确定理由。胸痹患者长期服用活血化瘀药物，呕血、便血、胃脘痛等胃肠道并发症时有出现。两联抗血小板药物治疗改善心肌梗死患者预后并减少PCI术后支架内血栓的形成，但使更多的患者面临消化道损伤和出血的危险。在开始使用阿司匹林和氯吡格雷的30天内显性出血的风险达到13%。阿司匹林导致黏膜前列腺素合成抑制，促使黏膜糜烂形成。氯吡格雷导致黏膜损伤，出血的风险尚不清楚。在随机对照试验中，急性冠状动脉综合征患者合用氯吡格雷及阿司匹林使出血事件发生相对风险增加50%。值得提醒的是，这些患者同时使用了血小板糖蛋白Ⅱb／Ⅲa受体拮抗剂和肝素。在阿司匹林基础上加用氯吡格雷使主要出血事件绝对风险增加1%左右。研究显示，患急性冠状动脉综合征患者任何形式的出血均与不良预后相关。主要出血事件与继发性心肌梗死、卒中及死亡密切相关。大约10%出血达需要输血指标，需要输血超过2U患者于30天内死亡。显性出血患者的治疗通常需要中断抗栓治疗并输血，这些治疗可能是必须的，但却使再发缺血及支架血栓形成风险确实增加。

（2）解决思路。我们采用调脾护心法治疗胸痹患者，并进行了随访，共电话随访自2004—2008年广东省中医院心脏中心行胸痹患者52例。剔除脑卒中死亡3例，其余按照暴露因素（即是否接受调脾护心法治疗）分为两组。暴露组28例：接受调脾护心法中医药治疗加常规西医治疗，男20例，女8例；非暴露组21例：未接受调脾护心法中医药治疗，只接受常规西医治疗或（且）非调脾护心法中医药治疗，男17例，女4例。结果暴露组出现胃脘部不适的比率低于非暴露组（$P<0.05$）。结论认为调脾护心中医药疗法能减少胃脘部不适的并发症状。

血症的出现与活血太过、气虚不摄血均有关系，因此治法上当重视活血而不破血，益气健脾顾护脾胃。在药物的选择上，应选择具有兼具益气与活血之功的药物作为主药，而不过多使用丹参、桃仁、红花等单纯活血化瘀药物，更不能使用破血药物。并且，注意益气健脾药物的配伍，使脾胃健运，气可行血、摄血。同时，开展前瞻性队列研究，坚持对患者的追踪随访，观察配合益气活血化痰治法顾护脾胃后患者消化道出血并发症发生率的变化。

（3）具体措施。对胸痹长期使用活血化瘀药物的患者，中医治疗以益气健脾、活血化痰为法。在药物的选择上，选择具有益气活血之功的田七作为活血化瘀的主药，而不过多使用丹参、桃仁、红花等单纯活血化瘀药物，更不能使用破血药物。并且，注意益气健脾药物的配伍，选用益气而不燥热的五指毛桃作为补气的君药长期服用，配以四君子汤，使脾胃健运，气可行血、摄血。

（八）期望结果

1. 形成规范化的胸痹中医治疗方案。
2. 证实中医药减少胸痹患者心血管事件、降低死亡率的疗效。
3. 形成规范化的胸痹患者血运重建术后中医治疗方案。

4. 获得中医治法减少胸痹（冠心病）患者消化道出血并发症的临床证据。

第三节　基于邓铁涛教授学术经验的高血压病诊疗方案

一、诊断

高血压是西医病名，以体循环动脉压增高为主要表现的临床综合征，是最常见的心血管疾病。长期高血压，还是多种心血管疾病的重要危险因素，并可引起心、脑、肾等靶器官功能损害。目前我国采用的诊断标准，即收缩压大于或等于140mmHg和（或）舒张压大于或等于90mmHg，即诊断为高血压。目前正在用抗高血压药，血压虽然低于140/90mmHg，亦应该诊断为高血压。

高血压病分级。Ⅰ级高血压：（轻度）收缩压140～159mmHg或舒张压90～99mmHg。Ⅱ级高血压：（中度）收缩压160～179mmHg或舒张压100～109mmHg。Ⅲ级高血压：（重度）收缩压≥180mmHg或舒张压≥110mmHg。

高血压病患者心血管危险分层（级）标准。无其他危险因素者分为低、中、高；1～2个危险因素者分为中、中、极高危；≥3个危险因素或糖尿病或靶器官损害分为高、高、极高危；有并发症即靶器官损害称为极高危，所谓并发症是指心脏疾病（冠心病、心绞痛、心肌梗死、冠状动脉血运重建术后、心力衰竭）、脑血管疾病（脑出血、缺血性脑卒中、短暂性脑缺血发作）、肾脏疾病（糖尿病肾病、慢性肾炎、肾囊肿或结石等）、血管疾病（主动脉夹层、周围动脉疾病）、高血压视网膜严重病变（出血或渗出，视乳头水肿）。

二、邓铁涛教授诊治高血压病的思路与方法

防治高血压病一直是临床研究的重要课题。103岁高龄的国医大师邓铁涛教授研究高血压病已有半个多世纪，曾发表《高血压病辨证论治的体会》一文。基于邓铁涛诊治高血压病的思路与方法，拟定以下诊疗方案。

（一）明病位，肝为核心，五脏相关

明确病位是临床诊疗的第一步，其意义重要。不明病位则不知病之所处，治疗不能有的放矢，则难望收效。故邓铁涛说“辨证首先要辨明病位”。从高血压病的证候表现来看，其受病之脏主要属于肝的病变。高血压病以眩晕、头痛为两大主症，中医文献也多把高血压病归宿于眩晕病的范畴，高血压病的脏腑病位主要在肝的观点有其理论依据，现已成为主流共识。

高血压病以肝为核心，其病多具有肝风之性，其形成又与肝郁、肝阳、肝火、肝虚有关。七情失调是导致高血压和血压波动的主要原因。由于精神紧张，忧思焦虑，悲忿恼怒等，导致肝气郁结，气郁化火，肝火上炎；或气机逆乱，肝阳暴涨，肝风旋动；或气郁痰结，风痰上扰；或肝郁气滞，气不行血，血瘀风动；久病体虚之人，肝肾不足，阴不敛阳，阳亢风动，构成高血压病的基本病机。临床则见血压升高与波动、头项胀痛、晕眩昏蒙、行走漂浮、面红目赤、口苦口干、烦躁易怒等症。在中青年高血压病患者中，以肝郁、肝阳、肝火等实证为多见。近年来由于中青年人生活工作精神压力增大，高血压患病人群也出现年轻化趋势。在老年人

中，因情志致病亦属常见，同时又与年老体虚久病失养有关，病以虚证为多或虚实夹杂，如肝肾阴虚、阴虚阳亢、风痰夹瘀等。老年高血压病患者血压变异性大与年老体虚、肝风易动不无关系。

本病与肝的关系至为密切，调肝为治疗高血压病的重要一环。调肝之法包括平肝、柔肝、养肝、疏肝、清肝、泻肝、镇肝、潜肝等。平肝潜阳以息风为基本治法，邓铁涛常用药物有白芍、钩藤、石决明、代赭石、牡蛎等。同时，针对肝风形成之因，分别配合养肝（女贞子、旱莲草、桑椹子）、柔肝（白芍、何首乌）、镇肝（石决明、代赭石、牡蛎、磁石、珍珠母）、疏肝（川芎、柴胡）、清肝（菊花、牡丹皮）、泻肝（大黄、龙胆草、泽泻）、潜肝（龟板、鳖甲、牛膝）。

调肝虽为治疗高血压病的重要一环，“但治肝不一定限于肝经之药”。以五脏相关理论指导高血压病的治疗是邓铁涛的特点，也是其基本临证思路。在《高血压病辨证论治的体会》一文中邓铁涛曾引用《临证指南医案·肝风》中“肝为风木之脏，因有相火内寄，体阴用阳。其性刚，主动主升，全赖肾水以涵之，血液以濡之，肺金清肃下降之令以平之，中宫敦阜之土气以培之。则刚劲之质，得柔和之体，遂其条达畅茂之性，何病之有？”说明高血压病肝脏阴阳失调是关键，而肝脏的阴阳平衡又与其他各脏有密切的关系。

在五脏之中，“肝与肾的关系最为密切，前人用母（肾）与子（肝）形容两者的关系”。高血压病的阳亢风动基本病机与肾阴不足不能涵木密切相关，尤其是年老体虚的患者大多存在肝肾亏虚，故头晕眼花、耳鸣耳聋、腰膝酸软、行走无力、漂浮不稳是常见之症。高血压病以肝肾阴虚和阴虚阳亢为多，其发展亦可引起阴阳俱虚的高血压病。故临证时，邓铁涛每在治肝的同时配合治肾之法。如平肝潜阳的石决牡蛎汤中用莲须10g，其意就在益肾固精为佐。用莲须治疗高血压是邓铁涛的用药特点，在石决牡蛎汤中为佐药、在滋养肝肾的莲椹汤中为主药，在治疗肾阳虚为主者的附桂十味汤中也有用到，足见邓铁涛对莲须的重视。查阅古籍与当今研究文献，莲须入心、肾二经，有清心固肾涩精止血的作用，多用于心肾不交、遗精滑精、崩漏带下之症。今用于高血压的治疗，其意就在于通过固肾精、益肾阴达潜肝阳、息肝风之效。至于莲须是否本身具有平肝降压的作用则有待进一步研究。

除肝肾外，心脾受损也是高血压病常见病机。“忧思劳倦伤脾或劳心过度伤心”，以致心脾受损。在心可以出现心肝火旺、心肾不交、心神不宁，临床表现心烦心悸、失眠多梦，同时伴有血压升高波动。治疗必须清肝配合清心，滋补肝肾配合养心安神。如邓铁涛石决牡蛎汤中用莲心，肝肾双补汤中用磁石、龙骨，莲椹汤中加酸枣仁、柏子仁。在脾“一方面可因痰浊上扰，土壅木郁，肝失条达而成高血压；一方面脾阴不足，血失濡养，肺失肃降，肝气横逆而成高血压”。不论肝郁横逆犯脾，还是土壅郁滞肝气，均致肝脾同病，风痰相搏，而成高血压病一大类型。邓铁涛名之为气虚痰浊证，临床表现为眩晕、头脑欠清醒、胸闷、食少、怠倦乏力或恶心、吐痰、舌胖嫩、舌边齿印、苔白厚污浊、脉弦滑或虚大而滑。治疗当肝脾同治，用赭决九味汤。

总之，高血压病的病位主要在肝，治肝为基础的、重要的治疗方法。同时五脏相关，尤其肾、脾、心在本病发病学上占有重要地位，治肝应因证配合治肾、治脾与治心。

（二）析病机，阴阳失调，风挟痰瘀

高血压病的发病与先天不足、后天失养、七情失调、饮食不节、起居失常等诸多因素有关，而其病机则可用“阴阳失调，风挟痰瘀”来概括。邓铁涛宗王旭高、叶天士之说，认为“高血压病是一个阴阳平衡失调的病证”，以肝肾阴虚、肝阳上亢、肝风内动最为常见。一般而言，初发高血压及中青年高血压偏于肝阳肝火者多；若“肝阳过亢不已，可以伤阴伤

肾”，故至中期，肝肾阴虚、阴虚阳亢、虚风内动、虚实错杂等成为病机的主要特点；而后期久病不愈、老年体虚及顽固性高血压病患者，则多以虚损为主，阴虚阳亢虽仍是多数患者的主要病机，但由于阴损及阳，五脏相关，疾病最终阴阳两虚，气血同病，五脏受损，痰瘀互结。《景岳全书·传忠录》曾说：“凡诊病施治，必须先审阴阳，乃为医道之纲领。阴阳无谬，治焉不差，医道虽繁，而可以一言蔽之者，曰阴阳而已。”高血压病辨治何尝不是如此。

高血压病以阴虚阳亢为之常，阳气亏虚为之变。肝肾阴虚者表现为眩晕、精神不振、记忆力减退、耳鸣、失眠、心悸、腰膝无力或盗汗、舌质红嫩、苔少、脉弦细或细数。肝阳上亢者表现为头痛、头晕、易怒、夜睡不宁、口苦或干、舌边尖红（或如常）、苔白或黄、脉弦有力。若见阳痿、遗精、夜尿、自汗盗汗、脉沉细尺弱，说明阴损及阳，而致阴阳两虚。严重者出现面浮肢肿、小便不利、心悸气喘、不得卧、面色晦暗、形寒肢冷，说明心肾两虚，阳气衰惫，多见于久病重症高血压病患者。相对而言，阳虚患者是少数，但病情危重复杂，治疗也更为棘手。

高血压病治疗总以滋补肝肾、平肝潜阳为正治之法。邓铁涛借用叶天士辨治肝风的思路，将叶氏“缓肝之急以息风，滋肾之液以驱热……介以潜之，酸以收之，厚味以填之，或用清上实下之法”应用于高血压病的治疗。如治疗肝阳上亢证之石决牡蛎汤，用石决明、牡蛎介以潜之为主药，钩藤、白芍酸以收之，缓肝之急，平肝息风为辅药，莲子心清上，清心平肝，莲须实下，益肾固精为佐，牛膝下行为使药。上实者尚可加天麻、黄芩、大黄。治疗肝肾阴虚证之莲椹汤，以莲须、桑椹、女贞子、旱莲草、山药实下，滋养肝肾为主药，龟板、生牡蛎为辅药，所谓介以潜之，厚味以填之，也用下行牛膝为使药。阴虚较甚，舌光无苔则加麦冬、生地黄以强化滋肾之液。另外，邓铁涛还常用桑寄生、何首乌补益肝肾，磁石、生龙骨镇心平肝。至于阴损及阳，出现肾阳虚证者，邓铁涛每在补肝肾基础上加用二仙丹、杜仲等，阳虚甚者则加用制附子、肉桂，气虚者可用参芪。邓铁涛制有肝肾双补汤与附桂十味汤分别用于阴阳两虚者中不同阳虚程度的患者。

除阴阳失调外，痰瘀病机在高血压病发病学上占有重要地位。自古以来，中医认为眩晕病与痰饮关系密切，如张仲景治“头眩”“冒眩”“身为振振摇”“眩悸”“振振欲擗地”的苓桂术甘汤、真武汤、五苓散、小半夏加茯苓汤、泽泻汤等均属温化痰饮之法。朱丹溪更是提出“无痰不作眩”的观点。邓铁涛认为，高血压病归属于中医眩晕病范畴，脾气不足、痰浊内蕴、风痰上扰是高血压病的常见病机之一，尤其在岭南地区，气候潮湿，其人多痰，若因情志失调、劳倦过度，阳气鸱张、肝风内动，极易挟痰浊上扰清空，导致眩晕、头痛、中风等病。我们曾对本院近年400余例高血压病住院患者的临床资料进行分析，发现其中超过50%的患者存在不同程度的痰浊证候，由此可见痰浊在高血压病中的重要性。当然，痰浊内伏并不一定直接导致高血压，但却可以使本病变得复杂难治，并参与并发症的形成过程，中医有“怪病多痰”“缠绵难愈”之说。针对此类患者，邓铁涛自拟赭决九味汤治之。方中重用黄芪合六君子汤补气以除痰浊，配以代赭石、决明子以降逆平肝。头晕甚加明天麻，内寓东垣半夏白术天麻汤之意。若兼血瘀者加川芎、丹参之属。痰浊阻滞，血脉不行，以致血瘀，这在高血压病极为常见，此时可视血瘀之部位、程度伍用活血化瘀药，不限于川芎、丹参二味。血瘀的形成除与痰浊有关外，与脏腑虚损、阴阳失调、肝郁气滞、阳亢动风等不无关系，故在高血压病患者中血瘀并不鲜见，尤其是久病体虚，伴有中风、冠心病、血脂异常等病之人。就此而言，血瘀是疾病发展的病理产物，并参与了并发症的形成过程，活血化瘀的意义在于对高血压并发症的预防性干预。近年来用活血化瘀或痰瘀同治法治疗高血压病的报道日渐增多，活血化瘀在降压方面也显示出一定疗效。

总之，高血压病属于本虚标实，以脏腑损伤、阴阳失调、气血不和为之本，以肝阳上亢、虚风内动、痰瘀阻滞为之标。临床标急多见，本虚难察。治标可缓急，见效相对较快，血压下降明显，但难以维持巩固，终要加强治本，益脏腑、调阴阳、和气血，使阴平阳秘、气血调和，血压才可望长期稳定。

（三）论治法，针药结合，内外协同

邓铁涛作为国医大师，擅长综合运用中医的治疗方法，如治疗高血压病，其针灸与药物结合，内服外治协同，充分利用中医各种治疗方法的特长，提高临床疗效，治病救人，同时突出了中医治病简便验廉的优势。这一点，很值得现在的中青年中医师们学习仿效。

高血压病除应注意饮食起居等生活方式外，药物治疗是基础，内服更是主要治疗措施。邓铁涛基于对高血压病因病机的认识，拟定了一套辨证论治的方法。①肝阳上亢型，宜平肝潜阳，用石决牡蛎汤。石决明（先煎）30g，生牡蛎（先煎）30g、白芍15g、牛膝15g、钩藤15g、莲子心6g、莲须10g。②肝肾阴虚型，宜滋肾养肝，用莲椹汤。莲须12g、桑椹12g、女贞子12g、旱莲草12g、山药15g、龟板（先煎）30g、牛膝15g。③阴阳两虚型，宜补肝肾潜阳，用肝肾双补汤。桑寄生30g、何首乌24g、川芎9g、淫羊藿9g、玉米须30g、杜仲9g、磁石（先煎）30g、生龙骨（先煎）30g。若以肾阳虚为主者，用附桂十味汤。肉桂3g、熟附子10g、黄精20g、桑椹10g、丹皮9g、云苓10g、泽泻10g、莲须12g、玉米须30g、牛膝9g。④气虚痰浊型，宜健脾益气，用赭决九味汤。黄芪30g、党参15g、陈皮6g、法半夏12g、茯苓15g、代赭石（先煎）30g、决明子24g、白术9g、甘草2g。

除内服法外，中医还有一些特殊的外用给药方法，如外敷、熏蒸、浸浴等。不同的途径，不同的效果，分别适用于不同的疾病与证候，临证当

视具体情况选用。邓铁涛在高血压病的治疗上不仅善用汤药内服，还特别针对高血压病肝阳上亢、肝风上扰、上实下虚的病机特点，使用中药浴足，上病下治，以收到益肾平肝、引火归元之效。邓铁涛浴足方组成：怀牛膝30g、川芎30g、天麻10g、钩藤（后下）10g、夏枯草10g、吴茱萸10g、肉桂10g。上方加水2 000mL煎煮，水沸后再煮20分钟，取汁倒进浴足盆内，调温至40℃左右，浴足30分钟，每日1次。广东省中医院曾用此法治疗高血压病，并进行了数年的疗效观察。其方法是在基础降压药治疗同时配合浴足，治疗2周。从其先后发表的对30例、60例、120例的总结报道来看，此浴足法在降压与改善临床症状方面均有明显的疗效。目前该浴足方法已在多家医院推广使用。

“外治之理即内治之理”。邓铁涛浴足方的组方原则与其内服法基本相同。方中怀牛膝、川芎、天麻、钩藤、夏枯草滋肾潜阳，平肝息风。不同的是吴茱萸、肉桂二味，辛热之品，如是内服，非肝肾虚寒者绝不可用，而在邓铁涛浴足方中，其作用在于引火归元。除此二味外，也有伍用附子者，其理相同。因此，该方法较适合用于肝阳上亢、下虚上实的高血压病患者。但是，广东省中医院的数篇报道的结论有所不同，吴氏、黄氏认为该方法对肝火亢盛型、阴虚阳亢型效果尤佳，而张氏认为该方法对高血压病的气虚痰瘀型、痰湿壅盛型的降压效果显著，对肝火亢盛型的降压效果反不明显。显然，目前的研究尚属于小样本的初步观察，进一步的深入研究仍属必要。

缓则用药，急则用针，针药结合是邓铁涛治疗高血压病的又一特色。辨证用药，结合浴足，长期治疗，以保持血压正常稳定。但是，血压常因各种原因而出现波动，尤其是老年人，血压变异性更大。当血压升高出现高血压急症或危象时，汤药、浴足均难救急，此时邓铁涛多用针刺治疗，常可降低血压30mmHg左右。其方法是，让患者取坐位或仰卧位，选取1寸或1.5寸之毫针，直刺患者双侧太冲穴（“太冲”穴：足大趾关节后

2寸，即第1、第2跖骨结合部之前凹陷中），深度以取得针感为度，约0.8寸，用轻插重提之泻法行针，可连续行针1～3分钟，留针20～30分钟。留针期间可每隔5～8分钟行针1次。出针时可运用开合补泻手法之泻法，即出针时摇大针孔，不加揉按，出一点血更妙。除太冲穴外，临证可根据辨证配合取穴，如配内关、三阴交等。邓铁涛自己也患有高血压病，时常因工作繁忙、外感等原因出现血压骤然升高，甚至几次眩晕倒地，血压多高达230/130mmHg。每当此时，邓铁涛嘱其子邓中光教授使用上述针刺法救治，一般10分钟后血压降至200/100mmHg，再行针半小时，血压降到170/90mmHg。

邓中光教授认为：血压骤然升高或出现高血压危象，从中医的辨证角度观察，多为肝阳上亢所致。太冲穴是足厥阴之脉所注为输，本穴为肝经之原穴。《灵枢》有云“五脏有疾，取之十二原”，原穴与三焦有密切关系，三焦是元气之别使，它源于脐下肾间动气，而输布于全身，和内调外，宣上导下，关系着整个人体的气化功能，特别是能促进五脏六腑的生理活动。针刺原穴，能通达三焦元气，调整内脏功能。可见针刺太冲穴，运用行针泻法能起到条达肝气、平肝潜阳之效。若再配合三阴交（本穴为足太阴脾经、足少阴肾经、足厥阴肝经之交会穴）、内关（本穴为手厥阴心包经之络穴，系于心包络，别走络于手少阳三焦经，亦是八脉交会穴之一，通于阴维脉）两穴，更能起到滋水涵木、通调血脉的作用，迅速改变高血压肝阳上亢的病理变化，从而收到降压之疗效。

针药结合，内外协同，综合治疗，这是中医的传统，也是中医的优势，应当得到传承与发扬。

（四）评疗效，既看血压，不唯血压

西医认为高血压病的治疗“降压才是硬道理”。的确，治疗高血压病不能使血压下降似乎说不过去。但是，降压并不是高血压病治疗的最终目

的。邓铁涛在评价高血压病治疗效果时就持“既看血压，不唯血压”的观点。

血压高既是高血压病的主要临床表现，又是导致靶器官损伤的主要病理生理因素。不论中医西医均把降压摆在非常重要的地位，以血压下降为疗效指标。但是，高血压病显然不仅仅是血压问题，局限于血压似乎把问题过于简单化了。根据上述邓铁涛对本病病因病机的认识，血压只是疾病的表象之一，患者还会表现出因脏腑损伤、阴阳失调、气血不和、肝阳上亢、虚风内动、痰瘀阻滞等相应的临床症状体征。由于患者个体、环境、时间的差异，临床症候各有不同。症候与血压之间的关系可能是直接的，也可能是间接的，可能是因果的，也可能是平行的。但二者都是疾病本质的反映，并且与患者的生活质量、疾病预后密切相关。邓铁涛在治疗本病时虽然注意观测血压，但更注重患者综合状况的改善。邓铁涛常说：“我们不单要治病，更要治患病的人。”人是一个有机的整体，我们不能脱离了人去认识病。在高血压病的治疗上，若只是血压下降，而症状得不到改善，患者仍然生活在痛苦之中，或仍不能改变心血管事件的高危处境，治疗则不能言有效。相反，若患者经过治疗能消除症状，改善脏腑功能，身心相对健康，生活质量良好，则即使血压尚未达标，也是可以接受的。这种医案临床并不鲜见，邓铁涛就是一个很好的例子，邓铁涛97岁高龄之际，仍然神采奕奕、思维敏捷、生活自理，还能出席会议发表演讲，但其血压却一直未能达标，平时收缩压都在160～180mmHg。

临床实践证明，中医的整体观念、天人相应、形神合一、五脏相关、辨证论治、因时因地因人制宜等理论对高血压病的治疗都具有指导意义。邓铁涛提出“既看血压，不唯血压”以强调治疗不能局限于单一指标的变化，而应着眼于整体，重点在于平衡阴阳、调理脏腑、补虚泻实、求本而治，如此终能达到降压之目的。事实上，近年来西医治疗高血压病理念也在变化。在较长一段时间内西医认为血压在正常区间内越低越好，强化降压被反复强调。而近年来，研究发现在血压与预后间存在J型曲线，血压下降超过一定值反而使心血管事件增多。因此，西医开始倡导优化降压，个体化的策略被广泛接受。在疗效评价方面也更多地注意心血管事件发生率、靶器官功能的保护、远期预后与生活质量。西医的这些变化似乎与中医的观点渐趋接近。

（五）治未病，体动心静，居常食淡

自古中医强调治未病。《素问·四气调神大论》就指出："圣人不治已病治未病，不治已乱治未乱，此之谓也。夫病已成而后药之，乱已成而后治之，譬犹渴而穿井，斗而铸锥，不亦晚乎？"邓铁涛说："上工治未病乃医之策略。"其内容包括未病先防、既病防变、病后防复，其方法以非药物措施为主，药物干预为辅。随着人口老龄化，心脑血管病已经成为人类因病死亡的头号疾病，并严重影响患者的生活质量。高血压病是导致心脑血管病的主要危险因素，而且我国患病人数已达2亿。故把治未病的理念引入高血压的防治已迫在眉睫。邓铁涛在与高血压病斗争的数十年中，不仅是治未病思想的倡导者，也是践行者。其方法简要概括为体动心静，居常食淡。具体如下。

1. 体动

常言道"生命在于运动""运动有益健康"。汉代华佗在论五禽戏时就指出："人体欲得劳动，但不当使极耳。动摇则谷气销，血脉流通，病不得生。"适度运动一直是养生家们所倡导的，是中医的传统。运动能健身强体、预防疾病、延年益寿，也有益于一些疾病康复。但运动一定要适度，不妄作劳，劳则无益，反而有害。所谓适度，并无一定的量化标准，而应根据时令、气候、环境、个人体质、疾病状况等因素灵活把握，并做到持之以恒，常年不懈。邓铁涛热爱运动，善于运动，并坚持了一辈子，至今仍然按时做其喜欢的八段锦等气功，雷打不动。邓铁涛九十七岁高龄

之际，并患有高血压、心脑血管病，但仍能有良好的生活质量，这与其坚持运动不无关系。

运动形式可根据个人喜好选择。邓铁涛比较推荐五禽戏、八段锦、太极拳等。此类运动动作徐缓、内刚外柔，用意运气，练在内功，不但运动了筋骨，而且起到了调理阴阳气血脏腑功能的作用，老年高血压病患者尤为适宜。运动可以直接降压，又可通过减轻体重间接减压，既有益于高血压病的康复，又有助于高血压病并发症的预防。运动具有重要的治未病意义。

2. 心静

邓铁涛强调“养生必先养心”，高血压病也不例外。高血压病属于身心疾病，其发病与精神因素（如工作紧张）关系较大，长期从事高度精神紧张工作的人群高血压病患病率增加。导致紧张的压力既来自外部环境，又取决于患者自身对待压力的态度，存在病态心理的人可能将压力放大，本是良性的压力也可能转化为致病因素，而引起高血压病或使血压急剧升高。因此，调节情志、纠正病态心理、劳逸结合、舒缓精神压力、保持一颗宁静的心对于高血压病的防治格外重要。心主神明，调神以养心，心静则神安。做到心静，远可以预防高血压病，降低高血压病的患病概率，近可以即时降低血压，治疗高血压病急症，使一时的血压升高得到一定程度的缓解。

心静的方法有多种，自我修养，情志调控是其一。《素问》保精全神之法可为参考，即“志闲而少欲，心安而不惧”“美其食，任其服，乐其俗，高下不相慕”“嗜欲不能劳其目，淫邪不能惑其心”“无恚嗔之心”“无思想之患”。如此“恬憺虚无”“以恬愉为务”，从而“精神内守”“德全不危”。这是一种理想的境界，若能做到，必有裨益。但是在现实社会，人们很难完全做到。其实邓铁涛认为，古人的方法偏于消极，人不能没有思想，也不可能没有思想，只是应该避免五志过激这种不良的情志刺激、不切实际的欲望希求和背负过度的环境压力。当外部压力、刺激不可回避时，应积极地自我调控，内因总是决定因素。

借助运动，静心宁神。邓铁涛推荐五禽戏、八段锦、太极拳，还有气功。其中静功对血压控制最有帮助，长期练习有助于稳定血压，当血压升高时则能即时降压。静功的关键在“松”“静”二字，全身放松，心无杂念。方法是：双腿交叉盘坐，头正闭目，舌尖轻抵上腭，两手置于腹前相互轻握，或自然垂放于两腿上，全身放松，自然呼吸，不加意念或意守丹田。练功时间初期先短，以后可逐渐延长。练功时不要专注于血压，否则难以收到静心降压的效果。高血压病患者常常会因为各种原因出现血压波动，平时较稳定的血压突然升高，不少患者因此紧张惊慌，反而使血压更高。此时最简单的治疗是做一段静功，或凝神静坐亦有帮助。

3. 居常

居常指起居有常，其内容涵盖甚广，涉及日常生活的诸多方面。起居有常的核心是科学健康的生活方式，它不仅具有养生学意义，而且是防治高血压病的基石之一。

起居有常要注意三点，即顺天、有节、有常。顺应自然，“和于阴阳，调于四时”“处天地之和，从八风之理”，实时调节生活起居；生活要有节制，要有规律，不要“以妄为常”“逆于生乐”。

邓铁涛精于养生之术，平时生活很有规律，其生活方式堪为高血压病患者学习的榜样。邓铁涛认为，对于高血压病患者而言，起居有常有着更为严格的要求。因为此基石不牢，则血压不稳，居高难降，长期稳定达标更无从谈起。因此，高血压病患者要特别注意起居有常，要避免过度劳累或少动体胖、作息无常、熬夜少寐、醉以入房、恣情纵欲、嗜烟酗酒、暴饮暴食、“失四时之从，逆寒暑之宜”，各种可能导致高血压的不健康的生活方式都在被禁之列。

邓铁涛也非常重视健康教育，方式有临证指导、媒体发文和电视访谈。在临床实践中，由于患者依从性差及其他原因，单纯依靠患者的自律自控不良行为的纠正率较低，此时医务人员强化健康教育和行为督导则非常必要。

4. 食淡

邓铁涛强调高血压病患者的饮食宜清淡。古人云“咸伤血”“多食咸，则脉凝泣而变色”“咸走血，血病无多食咸”“心病禁咸”。高血压病患者的饮食应该低盐，故曰“食淡”。清淡还有另一含义，即少食膏粱厚味。与高血压病相关的疾病如中风、心痛等都与过食肥甘厚味有关。如《素问·通评虚实论》曰：“凡治消瘅、仆击、偏枯、痿厥，气满发逆，甘肥贵人，则高梁之疾也。”喻嘉言所说“白饭青菜，养生妙法”可为高血压病患者参考。

食疗是中医传统治未病方法之一，在高血压病防治方面有广阔的应用前景。除饮食清淡外，药膳、药粥、药茶都可用于高血压病。邓老对此类方法持肯定态度，临床多根据具体情况，因时因地因人制宜，选择应用。

三、高血压病的五脏病机

高血压病是以动脉血压升高为主要特点的一种综合征。祖国医学中未诉有高血压病这一概念，多根据临床症状与高血压病相似，多属“眩晕”“头痛”“肝阳”“肝风”等范畴。高血压病与脏腑功能失调密切相关，其与五脏的相关病机浅述于下。

（一）高血压病与肝的关系

肝具有主疏泄、主藏血两大生理功能，高血压病中肝主疏泄主要体现在促进血液运行、津液代谢及调畅情志活动两方面。《临证指南医案·肝风》中“肝为风木之脏，有相火内寄，体阴用阳，其性刚，主动主升”即指出了肝为刚脏主升主动的生理特性。血液的运行和津液的代谢有赖于气的推动作用和气机的调畅，而肝具有升发一身之阳气的作用，全身脏腑之气的生理活动亦要靠肝气的疏通作用。故肝主疏泄功能正常，气机调畅，全身血液运行不休及津液代谢正常。正常的情志活动有赖于气机的调畅，肝能疏通气机，故肝具有调畅情志的功能。

情志致病是导致高血压病中病理变化的主要原因之一，突然、强烈、长期持久的情志刺激，影响肝的疏泄。肝为刚脏，喜条达而恶抑郁，若超过肝生理活动的调节范围，肝疏泄异常则表现为肝气不遂，肝郁气滞则有情志抑郁，情志抑郁，善太细，胸胁胀满不适。《临证指南医案》指出“郁则气滞，气滞久必化热”，恼怒抑郁日久，气郁化火则有肝火炽盛、肝阳上亢，临床表现可见头晕胀痛、面红目赤、口苦口干、急躁易怒；肝阳化风或过度恼怒肝气上逆，血随气逆，并走于上导致头痛、眩晕欲扑、面红目赤、甚至昏厥，正如《素问·生气通天论》所论“大怒则刑气绝，而血菀于上，使人薄厥”，临床既有中风表现，现代医学称之为脑血管病变。另外气滞则运化失司，则水湿、痰浊、瘀血内生阻于脉络则亦表现为头痛、眩晕。

肝主藏血，是指肝具有贮藏血液和调节血量的功能，人在安静时体内各部分的血量相对恒定，随着机体活动增减、情绪变化及外界环境变化，肝通过疏泄作用将所贮藏的血液向外周分布，故人体各部分血量相应变化，以保证人正常的生理机能。若人体安静时或情绪稳定时抑或夜间睡眠时，人体外周所需血量相对减少，此时血液又归藏于肝。高血压病中，肝主藏血主疏泄异常，调节血量功能异常，机体随着外界或自身变化，不能相应调节血量，表现于外周血脉，则血压波动，表现为血压时高时低。又或素体阴虚，肝血亏虚，贮藏不足，无以濡养头目四肢，故高血压病临床表现可见眩晕眼花、视力减退、肢麻震颤等。

根据以上肝在高血压病中的病因病机，治疗上酌情考虑以疏肝解郁、清肝泻火、平肝潜阳、息风潜阳为法。名老中医欧之洋认为治疗高血压病以肝为病变核心，涉及心、脾、肾，分肝阳上亢、肝火上炎、肝肾阴虚、肾阳不足四个证型，分别处方以天麻钩藤饮加减、龙胆泻肝汤加减、镇肝息风汤、右归丸、金匮肾气丸，并根据兼夹症随证加减。欧之洋认为处方用药应做到“降不伤气，补不燥肝，滋不碍脾”，用药宜柔不宜刚，宜滋不宜燥，宜和不宜伐，处以甘柔平和为贵。

（二）高血压病与肾的关系

肾为先天之本，肾藏精有主生长发育与脏腑气化之功。肾精所分化为肾阴肾阳，肾阳为一身阳气之本，肾阴为一身阴气之源，故有“五脏之阳气，非此不能发”“五脏之阴气，非此不能滋”之说。肾主水，调节全身水液代谢，肾主纳气调节全身气机正常运行，故有“肾为气之根”的说法。故肾的精、气、阴、阳亏虚或不平衡均可引起全身脏腑的病理变化，引起血压的变化。

肾主骨生髓，脑为髓海，先天禀赋不足或年老体虚，肾精亏虚，髓海空虚，脑失所养而发为头晕、头痛。正如《灵枢·海论》云：“髓海不足，则脑转耳鸣，胫酸眩冒、目无所见、懈怠安卧。”《灵枢·口问》云：“上气不足，脑为之不满，耳为之苦鸣，头为之苦倾，目为之眩。”

若劳欲过度、过食辛辣燥热之品伤阴，又或熬夜晚睡，失于调摄等均可致肾阴亏损，阴虚日久可致阴阳两虚，病情发展变化终致肾阳亏虚。肾阴虚则有腰膝酸软、头晕、耳鸣等症。肝肾同源，肾阴亏虚可致肝肾阴虚，水不涵木，可有肝肾阴虚、肝阳上亢。心肾相交，水火互济，肾阴亏损，肾水亏于下，心阳亢于上，心肾不交，水火不济，临床表现可有心烦失眠、耳鸣、腰膝酸软等。

肾阳虚则温煦失职，气化失责，津液不得布达，泛溢肌肤，故可见四肢水肿，病情继续发展，水邪上凌心肺可见咳嗽痰涎、胸闷气喘；肾阳虚损及脾阳，可致脾胃运化失职，湿痰内生。

（三）高血压病与脾的关系

脾为先天之本，主运化，主统血。脾运化之功主要是指运化精微及水液，饮食经脾胃运化，化生水谷精微，经脾运化，转输至心肺而达全身。水谷精微是气血化身的基础物质，故有脾胃为气血化生之源之说。脾运化水液，则脏腑全身得以濡润，气血津液周转于全身。脾又主统血，故血液在脉管中流行不息，不至于溢出脉外。

若脾运化失司，脾不能吸收水谷精微，气血化生不足，脉道不能充盈，脉道艰涩；而脾不能运化水液，水湿停聚，溢于肌肤则见水肿，水聚成痰，痰浊阻塞脉道，气血运行不畅。脾不能统血，血溢脉外，瘀血阻滞脉道。以上均可致脉道不利，机体进行功能代偿性调节，表现于外则有血压升高，以及相关脏腑功能异常或损害。

《金匮要略》曰："见肝之病，知肝传脾，当先实脾。"张锡纯又有"见肝之病，当先实脾，从来解者，皆肝病当传脾，实之所以防其相传，而不知实脾所以理肝也"之论，指出了肝脾在病理上相互影响。

邓铁涛认为脾脏功能异常，一方面可因痰浊上扰，土壅木郁，肝失条达而成高血压；另一方面脾阴不足，血失濡养，肺失肃降，肝气横逆，而成高血压。自拟赭决七味汤以重用黄芪合六君子汤补气祛痰，配以代赭石、决明子降肝平肝，以契病机。梁慕筠认为病理产物痰主要与脾密切相关，治疗过程中常以半夏白术天麻汤为主方，并且常根据患者的不同证候辨证加减，常加味如健脾消脂化痰又能活血通脉的山楂，化痰消滞的鸡内金、谷芽、麦芽，升清降浊兼有清热的葛根等。

（四）高血压病与肺的关系

肺主气司呼吸、主行血，朝百脉，主治节等调节气血水的生理功能，气血水相互转化运行正常，则脉道通利。气机的调畅有赖于肝的疏泄、肺的调节，故有“肝主左升，肺主右降”之说。若肺调节气机的功能异常，则肝气不降，横逆于上，则发为高血压病。正如金代刘完素在《素问玄机原病式·五运主病篇》所诉：“所谓风气甚，而头目眩运者，由风木旺，必是金衰不能制木，而木复生火，风火皆属阳，多为兼化，阳主乎动，两动相搏，则为之旋转。”

肺主水，肺的宣发肃降能够推动和调节全身水液的运输和排泄。生理状态下，肺转输水液及水谷精微，布散全身，脏腑则得以濡养，浊液得以排泄。肺金受伤，他脏不得濡养，津液不布，浊液流注于脉道，亦可引起高血压。

肺主朝百脉，主治节，全身血液通过经脉会聚于肺，在肺体内外清气、浊气交换，通过气的调节，升降出入，助心行血。《普济方》说：“心肺在上，主脉气也。”气体交换功能异常，肺不能助心行血脉，则血液停滞或在脉道中运行缓慢，血脉压力增高，则血压升高。何立人则根据肺主气理论与肝的相互关系创立了佐金平木法治疗高血压。佐金平木法主要是指宣降肺气，清肝泻火及清肺润肺，平肝养肝。用药常以炙瓜蒌皮、枇杷叶等宣降肺气；桑叶、菊花、牡丹皮、栀子等清肝泻火；桑白皮、地骨皮、黄芩、南沙参、天冬、麦冬、沙参、百合等清肺润肺；天麻、钩藤、女贞子、旱莲草、沙苑子等平肝养肝。曹玉山临证经验中发现某一阶段血压居高不下或波动，往往与此前呼吸系统病史有关。治疗上曹玉山注意润肺、祛风，酌用麦冬、玄参、紫菀、款冬花、白芷、荆芥、防风、蔓荆子之类，且尤好蔓荆子，谓其“主头面诸风疾之药也”“为肝经胜药”。

（五）高血压病与心的关系

心主血脉，心气推动和调控血液在脉管中运行，流注全身，发挥营养和滋润作用。心气充沛，心阴心阳协调，搏动有力，节律一致，血液才能正常输布全身。心主血脉不利，血液难以保证其正常流速，易于凝泣，形成血瘀之证。

心主神志，心主司精神、意识、思维、情志等心理活动，心有“五脏六腑之大主”之称。高血压病中见情志抑郁、紧张不安、失眠、心慌心悸等症。

高血压的根本在肝，病久涉及肾、心、脾、肺，病理因素多为风、火、痰、瘀。故治法上多从肝肾入手，治肝多以清肝、平肝、养肝、柔肝为主，治肾则多以滋阴、填精及温补肾阳为主，兼以益气健脾化痰，益心养血安神，宣降肺气，清肺润肺，辅以息风、清火、化痰、活血、利水、益气、填精等，除此之外还应多注意生活起居、饮食、运动等调护。

四、高血压病常用方药

广州中医药大学第一附属医院心血管病区根据邓铁涛“五脏相关”理论，对高血压病采取分期诊治方法。

1. 早期高血压初发病患者，多风火相煽，心肝肾同病，处方为：黄芩10g，桑寄生30g，女贞子10g，墨旱莲20g，淫羊藿15g，仙茅10g，豨莶草15g，益母草15g，地骨皮30g，泽泻10g，车前子10g，珍珠母30g（先煎），大黄3g。失眠，加茯神20g，五味子10g，琥珀末1.5g（冲服）。

2. 中期高血压（发病半年以上），心脾肾同病，处方为邓氏温胆加参汤。处方为：竹茹10g，枳壳6g，橘红6g，法半夏或胆南星10g，茯苓15g，甘草6g，党参30g（或太子参30g，或人参10g，或丹参15g）。邓氏温胆汤必加参（或党参，或太子参，或人参另炖，或丹参），故又名“温胆加参汤”。功效益气除痰，主治气虚痰浊证。南方人气（阴）虚湿热者加太子参20g，石斛15g，薏苡仁30g，益气养阴祛湿；心血管疾病加五指毛桃30g（入气分），鸡血藤30g（入血分）；血脂高加山楂30g，玄参10g，丹参15g；尿酸高加薏苡仁30g，玉米须30g，白茅根30g；血糖高加山药30～60g，玉米须30g，黄芪30g，白术15g；舌质黯加入丹参15g，生三七10g，路路通20g；舌苔腻加入川萆薢15g，白术15g，薏苡仁20g；有外感加豨莶草15g，千层纸10g，玄参10g等。

3．长期高血压患者，宜益肾养心调肝。处方为：桑寄生30g，女贞子15g，墨旱莲15g，仙茅10g，淫羊藿15g，地骨皮30g，益母草20g，丹参20g，白茅根30g，酸枣仁15g，五味子10g，合欢皮20g，珍珠母30g（先煎），大枣15g，浮小麦30g。

如有肌酐升高慢性肾功能不全者，处方为：桑寄生30g，仙茅10g，淫羊藿15g，山药15g，茯苓15g，牡丹皮15g，泽泻10g，山萸肉15g，生地黄15g，女贞子15g，墨旱莲15g，槐花15g，积雪草15g，白茅根15g，益母草15g，大黄3g（视病情而用）。

五、高血压病并中风诊治

风、劳、臌、膈，古称四大证，而中风居其首。脑血管意外属中医“中风”病范围，中医的中风病包括现代医学多种疾病，但主要还是指脑血管意外的疾病，可以分为出血性中风与缺血性中风两类。邓铁涛认为中风的病因病机，应以内因为主，内虚为本，加以七情、饮食、劳倦等因素，以致肝风、肝火内动，或湿痰、瘀血内阻，或虚阳浮越而发病。内因为主，内虚为本，而外风外寒亦往往为本病之诱发原因。

（一）辨证分型：中脏、中腑、中经络

1．中脏：以突然昏倒，不省人事，或发热或不发热为主要表现。分阳闭证、阴闭证、脱证。

（1）阳闭证：至宝丹及清肝降火、滋阴潜阳之剂。

（2）阴闭证：苏合香丸及息风豁痰之剂。

（3）脱证：参附汤、地黄饮子。

2．中腑：以神清或神情默默、善悲而哭、半身不遂或但臂（腿）不遂、失语或语言不利、口眼歪斜、大小便失禁、关格等为主要表现。本型多经中脏转轻而出腑，或中经络转重而入腑。

（1）肝阳亢盛：羚羊角骨汤（自拟），羚羊角骨（现已禁用）25g、钩藤15g、白芍12g、地龙12g、石决明30g、天竺黄10g、云苓10g、杜仲12g、牛膝15g。兼热盛者，可加黄芩、莲子心、石膏；兼痰可加胆南星、全蝎、僵蚕；兼失语者加全蝎、菖蒲，或合至宝丹。

（2）气虚血瘀：补阳还五汤或黄芪桂枝五物汤。若兼失语则加全蝎、菖蒲、远志，或合猴枣散（成药）。若以血瘀为主，气虚不甚者，可用王清任通窍活血汤加减。

（3）阴亏血虚：用地黄饮子。若兼失语，加天竺黄、菖蒲、生葱。

3．中经络：以口眼歪斜、语言不利、肌肤不仁、手足麻木为主要表现。本型可以由中腑转轻而出或转重而入腑，也可以不传变，无手足肢体之偏废，仅口眼歪斜。

（1）风痰阻络：秦艽牵正汤（自拟），秦艽18g、川芎10g、当归10g、白芍15g、生地黄20g、云苓15g、白附子10g、僵蚕10g、全蝎10g、羌活10g、防风6g、白术12g。兼热者加石膏、黄芩；痰多者，去生地黄加胆南星；血虚者，加熟地黄、鸡血藤。

（2）阴亏阳亢：钩藤饮加减（自拟），双钩藤12g、牡蛎30g、牛膝15g、天竺黄12g、全蝎10g、石决明30g、天麻10g、何首乌20g、杜仲12g。

（二）中药制剂

健脑片。主要药物：黄芪、川芎、当归、赤芍、桃仁、红花、胆南星、九节菖蒲、生地黄、豨莶草、竹茹等。功能：补气养血，生精充髓，活血通络，除痰醒脑。适用于老年人精血亏耗，气虚神疲，脑髓空虚，痰瘀阻滞清窍之呆病虚眩，中风后遗症半身不遂等；亦适用于现代医学之阿尔茨海默病、脑动脉供血不足、脑萎缩及脑血管意外后遗症属上述中医辨证患者。

第五章

岭南中医邓氏学术流派学术成果与展望

一、研究成果

1. 梳理岭南中医邓氏学术流派传承谱系

国医大师邓铁涛出生于中医药世家，是我国当代中医学术界著名人物，一代名医一代名师，“求医者治无虚日，求学者踵门如市”（岭南近代中西汇通医家陈珍阁语），学术辐射影响深远，因此也成为当代中国社会公众人物。在邓铁涛教授周围逐渐形成一个“名医圈”即名医群体，把邓氏学术经验服务于广大社会民众，学术流派传承研究的学术魅力在于此。梳理以邓铁涛为核心的中医学学术谱系共计有四代（见传承图），学术谱系的建构对于学派形成、学术研究的延续、学术人才的培养及当今名医工作室建设具有重要的意义与示范作用。

2. 深入研究岭南中医邓氏学术流派传承模式（范式）

包括嫡系家传（祖父邓响潮、父亲邓梦觉、邓氏学派创始人邓铁涛、儿子邓中光与邓中炎）；合作传承（如靳士英、劳绍贤等）；学术师承（国家颁发证书代表性继承人如邓中光、邱仕君等）；师资培养（经邓铁涛同意人事部门报省厅局级批准，如代表性传承人刘小斌等）；入室弟子（邓铁涛认可并颁发证书者，如主要传承人吴伟、刘凤斌、陈瑞芳等）；后备传承人（代表性传承人与主要传承人培养的研究生或名医师承带徒）；私淑传承（如彭炜、乞国艳等）；文献传承。并对每一种传承模式进行诠释。如代表性传承人、主要传承人、后备传承人（此处按照国家中医药管理局发布《关于开展中医学术流派传承工作室建设项目申报工作的通知》（国中医药办人教函〔2012〕170号文要求而定，代表性传承人条件为：具有丰富的临床经验和独特的技能技艺，以家传或师承等形式全面、系统地掌握并传承、应用和推广本流派学术思想、诊疗技艺、特色用药达15年以上。主要传承人条件为：通过家传或师承学习本流派学术思想和临床技术达5年以上），以及私淑传承与文献传承等。中医传承，除了祖传带徒入室拜师，以及院校研究生导师制模式外，同时应该包括私淑遥承，即通过文献传播，文献是学术传承的重要载体，北京师范大学周少川《文献传承与史学研究》反映有关文献传承在理论方面的思考及历史地位，历代名医学术经验实际上多是以文献传承即传世之作方式体现，所以文献传承是中医学术传承的重要载体。它能够穿越时空，持续几代人乃至数十代人，延续跨越几个乃至数十个时代，如岭南名医葛洪《肘后备急方》就是中医文献传承典范。本项目应用文本数据挖掘技术对岭南中医邓氏学术流派传承模式进行比较：认为用“直接传承人”“间接传承人”表述，相对于代表性传承人、主要传承人、后备传承人更准确。

3. 系统整理总结岭南中医邓氏学术流派传承内涵即学术经验体系传承

包括：五脏相关理论学说、脾胃学说继承与发扬、心血管病诊治、神经肌肉病诊治、中医诊断学科教材建设、寒温融合的中医热病学理论、岭南地域医学研究开拓、医史各家学说教研、康寿之道治未病等9个领域的学术经验的传承发展。以论文著述为载体，重点是学术研究的传承演变与学术人物的师承关系或非师承关系的私淑传承，体现传承孕育着创新和学术流派传承辐射面广、影响深远等特点。9个领域的学术经验整理总结分三个层次进行。一是国医大师邓铁涛代表性论文精选，如五脏相关学说研究，收录邓铁涛自1961年以来先后发表的《如何研究整理祖国医学遗产》《中医五行学说的辩证法因素》《中医理论的核心》《再论中医五行学说的辩证法因素》《略论五脏相关取代五行学说》《中医五脏相关学说研究——从五行到五脏相关》《中医五脏相关理论继承与创新研究》7篇论文。二是邓铁涛代表性学术传承人及主要传承人对五脏相关理论的诠释发挥，如刘小斌等《邓铁涛五脏相关理论学说临床基础调研——附1 200例病案资料分析》、邱仕君《在基础医学与临床医学之间——对邓铁涛五脏相关学说的理论思考》等。三是后备传承人即代表性学术传承人及主要传承人的学生关于五脏相关理论的系列学位论文或学术著述，如陈凯佳博士学位论文《中医五脏相关理论探讨及补脾益肾法对大鼠MSCs增殖和分化的影响》、陈坚雄博士学位论文《中医五脏相关学说的理论研究》、饶媛博士论文《基于数据挖掘技术的重症肌无力疾病五脏相关性研究》等。

再如神经肌肉疾病重症肌无力诊治，邓铁涛学术经验整理总结也分三个层次进行：一是国医大师邓铁涛20世纪70年代诊治重症肌无力医案，如《眼肌型重症肌无力的中医治疗与体会》、指导儿子邓中光《中医对重症肌无力的认识（附47例病案）》、主持国家科委“七五”攻关课题《强肌健力饮（胶囊）治疗重症肌无力的理论、临床与药理》。二是邓铁涛代表性学术传承人及主要传承人对重症肌无力研究著述，如邓中光《邓铁涛教授临证中脾胃学说的运用——补脾益损治疗重症肌无力》、刘小斌等《邓铁涛教授救治重症肌无力危象的方法与思路》、刘小斌和邓中光《强肌健力口服液治疗脾胃气虚型重症肌无力的临床观察》、刘凤斌等承担国家科技部“十一五”科技支撑计划项目《中医药治疗重症肌无力的临床评价研究》等。三是后备传承人即代表性学术传承人及主要传承人的学生对重症肌无力研究的系列学位论文与著述，如董秀娟《基于随机森林法的重症肌无力中医症候规律的研究》、郭丽《重症肌无力患者PRO量表的研制与考核》、林海雄《基于数据挖掘的国医大师邓铁涛治疗重症肌无力辨治规律探究》等。

学术传承主要体现为师承嫡系亲属子女相传及入室弟子（代表性传承人、主要传承人、后备传承人）相传如上所述。但不能忽视的是私淑门人文献传承，即虽未能当面拜国医大师邓铁涛为师，但读名医之著述弘扬其师学说理论主张、指导实践传承其师诊疗技艺。私淑弟子著述是学术流派传承的重要素材。王永炎对中医学派的师承关系作以下论述：“鉴于中医学派的师承关系和学术观点相关联，我以为学派应具备三个条件。其一体现在独特的学说观点及与其相应的临床优势特色上，具有一定的创新性和说服力。其二这种学说观点必须有师承的关系，学生势必沿着老师的思路加以发展。值得提出的是，这种师承关系也可能是穿越时空的私淑，即未经学派的代表人物的躬亲指点，只是自学其著作而追随弘扬其学说主张。如果一种学说观点得不到后人的追随、唱和与发挥，也不能称为学派。中医学派师承相传的发展关系，往往可以持续几代人，甚至延续跨越几个时代。其三要有相应的影响与研究队伍，学派的活动由信奉支持相同学说观点的医家群体通过发挥其临床特色，或著书立说而体现出来。若一种学说过于阳春白雪，父子相传，缺少了理解者与支持者则可能只能称为中医世家而难以称为学派。”

如何体现师承关系也可能是穿越时空的私淑？这一难题需要借助文本数据挖掘技术。仅以邓铁涛“五脏相关”理论为例，本项目利用LDA语义主题模型分析文本内容，通过识别不同科研主题探究“五脏相关”理论传承发展方向。方法以“五脏相关”为主题词，以布尔逻辑“OR”连接，进行题名、摘要、关键词的联合、精确检索，时间限定为1961—2015 年。共收集相关文献910篇，共涉及作者1 514位，其中：1 239位作者发文频数为1，占总作者数的81.83%；721人以第一作者身份发文，发文频次为1的作者614位，占第一作者总数的85.2%，作者发文频次符合幂率分布。按照普赖斯定律，确定核心作者最低发文篇数为2.72篇，因此为降低收集数据时可能产生的噪声，剔除发文频数为1的作者，以合作发文为关联项构建无向权值网络，其中节点为论文作者，边为合著关系，边权值为作者合作发文频次。合著网共有230个节点2 118条边；总节点度为892，平均节点度为3.87，边平均权值为2.73，意即以“五脏相关”为主题的科研合著网包含230位作者的2 118次合著合作；平均每位作者有3.88位合作者，平均与每位合作者进行过2.73次合作。

4．探讨文本挖掘技术在岭南邓氏中医学术流派传承应用

何谓“文本挖掘”？这是专家们在项目立项答辩时反复提出的问题。

我们参考原中国中医研究院中医基础理论研究所所长、现香港浸会大学中医药学院院长吕爱平“采用文本挖掘技术，溯源朱良春学术思想及传承脉络”讲座内容，采用现代“文本挖掘”技术方法，探讨岭南邓氏中医学术流派传承应用的可能性与效用性。

邓铁涛著作等身，以第一作者公开发表论文合计248篇，著作24部。仅邓铁涛编著《邓铁涛医学文集》就有3 464千字，2001年人民卫生出版社出版。本项目首先建立“岭南中医邓氏学术流派数据库”，分为“邓老风采”“论文著作”“学术传承”“理论学说”“诊疗经验”“文本数据”6个部分。文本数据挖掘放在最后，它是在前面大量原始数据基础上提取形成的，文本挖掘是数据挖掘的一个分支。

文本挖掘指的是从文本数据中获取有价值的信息和知识，它是数据挖掘中的一种方法。文本挖掘中最重要最基本的应用是实现文本的分类和聚类，信息检索抽取及数据可视化。源自权威著作以色列费尔德曼、美国桑格合著《文本挖掘》，作者是以色列Bar-liarl大学数学与计算机科学系高级讲师、数据挖掘实验室主任，2009年8月人民邮电出版社将《文本挖掘》出版。 文本挖掘传统商业方面的应用主要有企业竞争情报、电子商务网站、搜索引擎，现已经扩展到医疗、保险和咨询行业。该书涵盖了核心文本挖掘操作、文本挖掘预处理技术、分类、聚类、信息提取、信息提取的概率模型、预处理应用、可视化方法、链接分析、文本挖掘应用等内容，成为文本挖掘领域名著。

5. 项目滚动式向前发展，初步实现产学研结合

项目组成员在本项目基础上先后获得12项课题立项，分别如下。

本项目主持人刘小斌，第二主持人主持“岭南医学文化研究团队”（编号：广中医社〔2018〕6号），广州中医药大学首批人文社科跨学科创新团队项目，经费20万元。

本项目第二完成人饶媛，主持“民国时期广州医学文献调查及学术研究”（编号：GD16XTS02），广东省哲学社会科学“十三五”规划2016年度学科共建项目，经费4万元；主持“民国时期广州地区医师群体研究”（编号：201804），广州中医药历史文化研究基地项目，经费0.5万元。

本项目第四完成人陈坚雄，主持“国医大师邓铁涛中医教育改革学术思想的整理与研究”（编号：20171085），2017年广东省中医药局科研项目，经费1万元。

本项目第五完成人陈凯佳，主持“引入文本挖掘技术的岭南中医骨伤流派手法传承与特色方药研究”（编号：2014A020221086），2014年广东省科技厅–广东省中医药科学院联合专项，经费10万元；主持“岭南中医骨伤科学术流派研究与病证诊治方药分析平台建设”（编号：XH20140101），2014年广州中医药大学薪火计划项目，经费5万元。

本项目第六完成人刘成丽，接手完成郑洪（2016年调任浙江中医药大学）广东省教育厅“研究生示范课程《中医理论探讨与临证》”（原名《中医学说探讨与临证》），基于对全国名老中医邓铁涛1981年出版的《中医学说探讨与临证》学术经验的传承。

本项目第八完成人黄子天，主持“引入文本挖掘技术的历代岭南中医医案证治方药特色研究”（编号：2016KQNCX025），2017年广东省教育厅青年创新人才类项目（自然科学类），经费5万元；主持“岭南温病学术源流研究”（编号：201807），广州中医药历史文化研究基地项目，经费0.5万元；主持“国医大师邓铁涛医学人文思想研究”（编号：SK1702），2017年度广州中医药大学人文社会科学研究项目，经费0.3万元；主持“以医学人文教育为导向的《医学史》教学实践研究”（编号：广中医教〔2018〕74号），2018年广州中医药大学高等教育教学改革项目，经费1万元。

更重要的是本项目第七完成人邱仕君教授（邓铁涛代表性传承人），争取广东新南方集团支持，经报广东省中医药管理局同意、广东省民政厅备案，成立“广东新南方中医研究院”，2018年1月15日经研究决定成立邓铁涛学术传承研究中心，项目名称为“国医大师邓铁涛师承团队建设”，立项经费200万元。

二、创新点

本报告采用传统方法与现代方法相结合、个性经验的总结和规律性的探索相结合的方法，定性研究与定量研究相结合的研究方法对岭南中医邓氏学术流派传承脉络谱系、传承模式、传承学术内涵即学术思想体系包括理论学说及临床诊疗经验、传承辐射影响等进行系统研究，其中4个重点内容如传承模式、五脏相关理论、冠心病诊治、重症肌无力诊治借助了文本挖掘技术。

三、作用影响

本报告采用传统文献研究与合著网及社会网络技术分析梳理邓铁涛教授学术传承谱系、传承内容，体现其岭南邓氏内科学术流派的学术成就。

这种研究模式对于名老中医的传承研究能起到示范性的效应，广东省中医院、广州中医药大学第一附属医院均以此研究模式立项研究邓氏内科学术流派传承，立项经费均为30万元。

项目负责人所在单位开展多学科融合的中医药文献临床与应用研究，建设中医药文献现代信息技术实验室。

课题负责人受邀参加全国性学术会议9次，报告本课题研究成果，分别是2015年9月26日石家庄“首届重症肌无力多学科诊疗进展国际学术研讨会”、2015年10月10日广州“第十一届南方中医心血管病学术研讨会暨国医大师邓铁涛心血管学术传承学习班”、2015年10月16日合肥市“全国中医内科流派高层论坛暨高级研修班”、2015年11月14日广州“全国第八次民间传统诊疗技术与验方整理研究学术研讨会”、2016年5月21日广州“首届岭南中西医结合心脏康复论坛暨国医大师邓铁涛教授心脏康复学术思想高级研修班”、2016年11月5日广州“国医大师邓铁涛教授治未病思想与技术研修班”、2016年11月26日广州“第十二届南方中医心血管病研讨会暨国医大师邓铁涛心血管学术传承学习班”、2017年5月13日广州“第二届岭南中西医结合心脏康复论坛暨国医大师邓铁涛教授心脏康复学术思想高级研修班”、2018年6月23日河北“全国中西医肿瘤高峰论坛”主题报告传承邓铁涛教授应用中医药诊治胸腺瘤点滴经验。

课题负责人是国家级非物质文化遗产项目邓铁涛“中医诊法”任务书起草者，广州市及广东省非物质文化遗产保护工作专家委员会委员，提出学术流派传承与非物质文化遗产申报工作结合，辅导至少3个学术流派传承工作室进入地市级、省级非物质文化遗产项目。

四、应用前景

采用传统文献研究与合著网及社会网络技术分析梳理邓铁涛学术传承谱系、传承内容，体现其岭南邓氏内科学术流派的学术成就。这种研究模式对于名老中医的传承研究能起到示范性的效应。

参考文献

[1] 邓铁涛. 略论五脏相关学说代替五行学说［J］. 广州中医学院学报，1988，5（2）：62.
[2] 佚名. 什么是祖国医学理论的核心——祖国医学理论核心问题座谈纪要［J］. 广东中医，1963（2）：5-6.
[3] 邓铁涛. 再论中医五行学说的辩证法因素［M］//邓铁涛. 学说探讨与临证. 广州：广东科技出版社，1981：8-15.
[4] 邓铁涛. 中医五脏相关理论继承与创新研究［M］//陈安琳，邓中光，邱仕君，等. 国医大师邓铁涛墨迹. 广州：花城出版社，2012：4.
[5] 邓铁涛，郑洪. 中医五脏相关学说研究——从五行到五脏相关［M］. 广州：广东科技出版社，2008.
[6] 刘小斌. 邓铁涛教授“五脏相关”学术源流探讨［J］. 广州中医药大学学报，2006，23（5）：424-427.
[7] 邱仕君，吴玉生. 在基础理论与临床医学之间——对邓铁涛教授五脏相关学说的理论思考［J］. 湖北民族学院学报（医学版），2005，22（2）：36-39.
[8] 邓铁涛，吴弥漫. 中医基本理论［M］. 2版. 北京：科学出版社，2015：147.
[9] 邱仕君，陈坚雄，程宾. 对中医五脏相关学说的理论探讨［J］. 湖北民族学院学报（医学版），2007，24（1）：1-5.
[10] 徐志伟，刘小斌，邱仕君，等. 中医“五脏相关”理论继承与创新的初步研究［J］. 广州中医药大学学报，2008，25（6）：475-479.
[11] 余洁英，邱仕君，肖莹. 《临证指南医案》之“肝—胃”相关理论探析［J］. 广州中医药大学学报，2008，25（2）：169-172.
[12] 刘小斌，刘友章，王清海，等. 邓铁涛五脏相关理论学说临床基础调研——附1200例病案资料分析［J］. 中医药学刊，2004，22（2）：211-213.
[13] 广州中医药大学. 中医五脏相关理论继承与创新研究课题结题总结报告［G］. 广州：广州中医药大学，2010.
[14] 邓铁涛. 万里云天万里路［J］. 山东中医杂志，1982（6）：357-359.
[15] 邓铁涛. 脾胃学说在临床应用上的体会［J］. 新中医，1973（1）：11-15.
[16] 邓铁涛. 脾胃学说对消化系统疾病的应用初探［J］. 新医药学杂志，1979（3）：7-9.
[17] 邓铁涛. 浅论脾胃学说［J］. 上海中医药杂志，1980（5）：22-23，29.
[18] 邓铁涛. 关于脾胃学说的体会［J］. 云南中医杂志，1981（1）：7-13.
[19] 靳士英. 对邓铁涛教授学术成就的认识［M］//徐志伟，彭炜，张孝娟. 邓铁涛学

术思想研究：第2辑. 北京：华夏出版社，2004：30–37.
[20] 邓铁涛. 李东垣的科研成果、方法与启示［J］. 新中医，1999，31（6）：8–9.
[21] 邓中光. 邓铁涛教授临证中脾胃学说的运用［G］. 广州：广州中医学院，1994.
[22] 劳绍贤. 学习邓铁涛教授运用补中益气汤经验的心得［M］//徐志伟，彭炜，张孝娟. 邓铁涛学术思想研究：第2辑. 北京：华夏出版社，2004.
[23] 劳绍贤. 脾虚证研究思路和方法研究［M］//胡玲，黄志新. 劳绍贤医学文选. 广州：广东科技出版社，2005：49.
[24] 胡玲，黄志新. 劳绍贤医学文选［M］. 广州：广东科技出版社，2005.
[25] 劳绍贤. 传承、创新、弘扬中医事业——师承邓老学术思想体会［C］//冼绍祥，邓中光. 国医大师邓铁涛学术思想暨中医五脏相关理论研讨会文集. 广州：广州中医药大学第一附属医院，2014：66.
[26] 邓铁涛. 如何研究整理祖国医学遗产——与崔宏同志商榷［J］. 广东中医，1961，6（4）：165 –169.
[27] 邓铁涛. 关于《近代中西医论争史》的意见［G］//邓铁涛，刘小斌. 中医近代史论文集. 广州：广州中医药大学，2000：155–163.
[28] 李金嫦. 我国三人士考获中国中医硕士学位，是亚细安国家中首批中医硕士［N］. 联合早报，1992–10–2.
[29] 邓铁涛. 对近代中国医学史研究的几点意见［J］. 中华医史杂志，1992，22（2）：65–67.
[30] 邓铁涛. 中医近代史［M］. 广州：广东高等教育出版社，1999.
[31] 和中浚. 评邓铁涛主编的《中医近代史》［J］. 中华医史杂志，1990，20（4）：254–255.
[32] 靳士英. 韩国昌德宫针灸铜人考［J］. 广州中医学院学报，1994，11（3）：165–168.
[33] 靳士英. 韩国昌德宫所藏古铜人［J］. 中国科技史料，2000，21（3）：268–269.
[34] 靳士英，靳朴. 海外针灸铜人考（待续）［J］. 第一军医大学分校学报，2001，24（1）：40–44.
[35] 靳士英，靳朴. 海外针灸铜人考（续完）［J］. 第一军医大学分校学报，2001，24（2）：123–126.
[36] 靳士英，靳朴. 海外两具古铜人的考证［J］. 中华医史杂志，2002，24（1）：55–57.
[37] 靳士英. 疾病史研究60年［J］. 中华医史杂志，1996，26（3）：152–161.
[38] 靳士英. 葡萄疫与青腿牙疳［J］. 广州中医药大学学报，1996，13（3、4）：92–93，96.
[39] 靳士英，靳朴.《五十二病方》“疕”病考［J］. 中华医史杂志，1997，27（3）：165–166.
[40] 靳士英，靳朴，刘淑婷. 尰、癞与丝虫病之史的探索［C］//广东省医学会. 广东省医学会第十次医学历史学术会议暨第六届岭南医学研讨会论文集. 广州：广州医科大学，2014：84–92.

[41] 靳士英，靳朴.《清明上河图》与北宋医药文化［J］. 中华医史杂志，2003，33（4）：55–57.
[42] 靳士英，靳朴，刘淑婷. 赏析李唐《村医图》探索我国走方郎中史［C］//广东省医学会. 广东省医学会第十一次医学历史学术会议暨第七届岭南医学研讨会论文集. 广州：广州中医药大学，2015：1–6.
[43] 靳士英.《本草纲目》传日及其影响［J］. 中华医史杂志，1981，11（2）：102–105.
[44] 靳士英. 李朱医学传日及其影响［J］. 中华医史杂志，1983，13（2）：100–103.
[45] 靳士英.《伤寒论》传日及中日《伤寒论》之异同［J］. 中华医史杂志，1983，13（4）：250–254.
[46] 靳士英. 我国的痘科传日及其影响［J］. 中华医史杂志，1985，15（2）：109–111.
[47] 靳士英. 明代六部综合性医书传日及其影响［J］. 中华医史杂志，1999，29（4）：131–134.
[48] 靳士英. 日本反废止汉方医与中国反废止中医之斗争及其比较［J］. 中华医史杂志，1993，23（1）：45–51.
[49] 靳士英. 近代中日两国医学的交流［J］. 中华医史杂志，1992，22（2）：106–112.
[50] 刘小斌. 广东中医教育史（清代至解放初期）［D］. 广州：广州中医学院，1982.
[51] 刘小斌，邓铁涛. 广东近代的中医教育（提要）［J］. 中华医史杂志，1982，12（3）：133–138.
[52] 刘小斌，陈沛坚. 广东近代的西医教育［J］. 中华医史杂志，1986，16（3）：148–151.
[53] 刘小斌，邓铁涛. 广东中医育英才［G］. 广州：广东省卫生厅，1988.
[54] 刘小斌. 第三章：近代中医教育［M］//邓铁涛. 中医近代史. 广州：广东高等教育出版社，1999：108–227.
[55] 刘小斌. 第六章：近代中医教育［M］//邓铁涛，程之范. 中国医学通史：近代卷. 北京：人民卫生出版社，2000：195–244.
[56] 刘小斌，邱仕君. 第七章：中医学继续发展［M］//邓铁涛. 中医近代史. 广州：广东高等教育出版社，1999：407–440.
[57] 刘小斌. 创办医史博物馆提高医史教研水平［J］. 中华医史杂志，1998，28（1）：57–58.
[58] 刘小斌，罗英，郑洪. 广州中医药大学医史博物馆展览说明（近代医学部分）［G］//邓铁涛，刘小斌. 中医近代史论文集. 广州：广州中医药大学，2000：276–306.
[59] 郭桃美. 余云岫主废中医史实［J］. 新中医，1991，23（8）：43–45.
[60] 郭桃美. 余云岫“医学革命”思想研究［G］//邓铁涛，刘小斌. 中医近代史论文集. 广州：广州中医药大学，2000：18–49.

［61］郭桃美．余云岫“医学革命”思想研究［D］．广州：广州中医学院，1988.
［62］李剑．近代中国医学史研究的回顾与探索［D］．广州：广州中医学院，1989.
［63］李剑，邓铁涛．民国时期四个医史学会的比较［J］．广州中医学院学报，1989，6（2）：94–96.
［64］李剑．中央国医馆的成立及其历史作用［J］．广州中医学院学报，1992，9（2）：116–120.
［65］李剑．民国时期的医史学术团体［J］．中华医史杂志，1992，22（2）：68–72.
［66］李剑．全国医药团体总联合会的创立、活动及其历史地位［J］．中国科技史料，1993，14（3）：67–75.
［67］李剑．第四章：中西医论争与维护中医药的抗争运动；第五章：近代中医药社团与中医药期刊；第六章：近代中医人物志［M］//邓铁涛．中医近代史．广州：广东高等教育出版社，1999：228–406.
［68］李剑．第五章：中医药界的抗争与革新运动：第一节：中西医论争；第二节：维护中医药的抗争运动［M］//邓铁涛，程之范．中国医学通史・近代卷．北京：人民卫生出版社，2000：129–176.
［69］李剑．“团结中西医”方针的演变和确立［J］．中华医史杂志，2014，44（6）：341–347.
［70］李剑，刘迪成．献方与采风［C］//广东省医学会．广东省医学会第十一次医学历史学学术会议暨第七届岭南医学研讨会论文集．广州：广州中医药大学，2015：17–30.
［71］朱晓光．国民党中央内部围绕“中医条例”的中医废存之争［J］．南京中医药大学学报，1995，11（6）：52–54.
［72］朱晓光．民国时期的中医救亡抗争运动［G］//邓铁涛，刘小斌．中医近代史论文集．广州：广州中医药大学，2000：81–118.
［73］朱晓光．民国中医抗争运动初探［D］．广州：广州中医学院，1990.
［74］李金龙．亚细安中医发展史［D］．广州：广州中医学院，1992.
［75］陈鸿能．新加坡中医学先驱人物与医药事业发展［D］．广州：广州中医学院，1992.
［76］王平．新加坡、马来西亚战前中医药期刊的研究［D］．广州：广州中医学院，1992.
［77］李金龙．印度尼西亚中医药发展史略［M］．新加坡：新加坡中医药出版社，1995.
［78］李金龙．马来西亚中医药发展史略［M］．新加坡：新加坡中医药出版社，1996.
［79］王平．新加坡、马来西亚中医与近代维护中医运动［G］//邓铁涛，刘小斌．中医近代史论文集．广州：广州中医药大学，2000：148–154.
［80］李金龙．新加坡与中国中医药学术交流汇集（1978—2006）［M］．新加坡：新加坡中医药出版社，2006.
［81］李金龙．新加坡与各国中医药学术交流汇集（1971—2006）［M］．新加坡：新加坡中医药出版社，2006.
［82］陈鸿能．华人与新加坡中西医学——从开埠1819年到建国1965年［M］．新加坡：

新加坡中华医学会，2007.
[83] 王平. 杏林行知录——亚细安（东盟）中医药与国际传统医药文集（1867—2011）[M]. 新加坡：新加坡中医学院毕业医师协会，2012.
[84] 郑洪. 广东罗浮山冲虚观 [J]. 中国民间疗法，2008（4）：64.
[85] 郑洪，刘小斌. 广州三元宫鲍姑殿 [J]. 中国民间疗法，2008（6）：63.
[86] 郑洪，蓝韶清. 广州金花庙及金花娘娘 [J]. 岭南文史，2009（1）：44–45.
[87] 郑洪，刘小斌，罗英.《越秀山练功碑》图像解 [J]. 气功杂志，1999，20（12）：546–548.
[88] 郑洪，刘小斌，罗英.《越秀山练功碑》图像解 [J]. 气功杂志，2000，21（1）：16–18.
[89] 和中浚，吴鸿洲. 中华医学文物图集 [M]. 成都：四川人民出版社，2001.
[90] 郑洪.《名医叶天士遗像》鉴辨暨题跋抄评 [J]. 医古文知识，2002（1）：14–16.
[91] 郑洪. 危机与生机：民国时期中医发展新评 [J]. 中华医史杂志，2015，45（3）：150–156.
[92] 郑洪，陆金国. 国医之殇：百年中医沉浮录 [M]. 广州：广东科技出版社，2010.
[93] 邓铁涛. 中国防疫史 [M]. 南宁：广西科学技术出版社，2006.
[94] 郑洪. 南宋时期有关防疫的伦理争议 [J]. 医学与哲学（人文社会医学版），2006，27（4）：36–37.
[95] 郑洪. 元代的太医科举考试 [J]. 中医教育，2003，22（5）：45–47.
[96] 郑洪. 第六章：两宋时期的医学教育与考试；第七章：元代的医学教育与考试 [M] // 王振国. 中国古代医学教育与考试制度研究. 济南：齐鲁书社，2006：195–368.
[97] 郑洪. 北宋太医学考述 [J]. 中华医史杂志，2009，39（2）：82–86.
[98] 郑洪，李华明. 民国广州中医执业考试的实施及其影响 [J]. 中华医史杂志，2011，41（5）：271–274.
[99] 郑洪. 北宋后期科举殿试中的《黄帝内经》试题 [J]. 中医文献杂志，2012（3）：48–49.
[100] 郑洪，罗倩. 20世纪香港中医药发展特点 [J]. 中华医史杂志，2013，43（5）：285–288.
[101] 郑洪. 近现代穗港中医药交流概况 [C] // 中华中医药学会. 中华中医药学会第十四次中医医史文献学术年会论文集. 南京：南京中医药大学，2012：37–42.
[102] 郑洪. 近代中医史上的香港东华医院 [C] // 广东省医学会. 广东省医学会第九次医学历史学学术会议暨第五届岭南医学研讨会论文集. 广州：南方医科大学，2013：43–51.
[103] 郑洪，邹荣. 香港回归以前的中医药刊物考察 [J]. 中医文献杂志，2014，（4）：17–20.
[104] 郑洪，罗倩. 回归以前香港中医药学术著作概述 [C] // 广东省医学会. 广东省医学会第十次医学历史学术会议暨第六届岭南医学研讨会论文集. 广州：广州医

科大学，2014：97-105.

［105］邓铁涛．试论陈修园［J］．新中医，1979（3）：20-23.

［106］邓铁涛．《伤寒论》叙例辨［J］．中医杂志，1982（8）：4-6.

［107］邓铁涛．温病学说的发生与成长［J］．中医杂志，1955（5）：6-10.

［108］邓铁涛．《砭石集·著名中医学家经验传薪》第三集序［M］//邓中光，刘小斌，邱仕君，等．邓铁涛新医话．北京：中国医药科技出版社，2014：274-279.

［109］邓铁涛．谈古籍整理工作［M］//邓中光，刘小斌，邱仕君，等．邓铁涛新医话．北京：中国医药科技出版社，2014：213.

［110］邓铁涛．从科研角度看中医药学之发展——为1997年广州中医药大学大学生科技文化节所作的讲座［C］//广东省第五届医史学术会议暨第三次岭南医学研讨会论文集．广州：中华医学会广东分会，1998：3-9.

［111］邓铁涛．对近代中国医学史研究的几点意见［J］．中华医史杂志，1992，22（2）：65-67.

［112］邓铁涛．漫谈中医近代史［J］．新中医，2000，32（4）：7-8.

［113］邓铁涛．寄语21世纪青年中医（续）［J］．新中医，2003，35（9）：12-13.

［114］郑洪．邓铁涛教授中医学史研究中的“临床史观”［M］//徐志伟，李俊德．邓铁涛学术思想研究．北京：华夏出版社，2001：140-144.

［115］郑洪．红色中医［M］//徐志伟，彭炜，张孝娟．邓铁涛学术思想研究：第2辑．北京：华夏出版社，2004：49-52.

［116］靳士英．“临床史观”实践的体会［M］//徐志伟，彭炜，张孝娟．邓铁涛学术思想研究：第2辑．北京：华夏出版社，2004：90-93.

［117］罗浩、陆冠儒．博士研究生导师系列学术讲座第9场顺利开讲［EB/OL］．2014［2015-11-8］．http：//www1．gzucm．edu．cn/bumen1/jcyxy/?p=3346.

［118］邓铁涛，靳士英．略谈岭南医学之特点［C］//广东医史分会成立大会论文选编．广州：中华医学会广东分会，1986：47-54.

［119］邱仕君，邓中光．邓铁涛医话集［M］．广州：广东高等教育出版社，1991：64-67.

［120］邓铁涛．岭南医学［J］．新中医，1999，31（8）：8-9.

［121］刘小斌，杨权生．广东草药学医家医著简介［J］．新中医，1987（10）：52-53.

［122］刘小斌．本世纪广东著名中医简介［J］．中医文献杂志，1998（4）：36-38.

［123］刘小斌，陈忠烈，梁川．岭南中医药名家［M］．广州：广东科技出版社．2010.

［124］郑洪，陈朝晖，何岚．“瘴气”病因学特点源流考［J］．中医药学刊，2004（11）：2035-2036.

［125］郑洪．略论古代瘴病文献对岭南医学理论研究的价值［J］．广州中医药大学学报，2013（5）：761-763.

［126］郑中光．邓铁涛教授临证中脾胃学说的运用（一）［J］．新中医，2000（2）：13-15.

[127] 郑洪. 第四章：岭南瘴气的医学考察 [M] //岭南医学与文化. 广州：广东科技出版社，2009：179-238.
[128] 唐世平. 理论化的层次：一个说明 [N]. 中国社会科学报，2013-10-16（B03）.
[129] 刘小斌，郑洪，靳士英. 岭南医学史（上）[M]. 广州：广东科技出版社. 2010.
[130] 刘小斌，郑洪. 岭南医学史（中）[M]. 广州：广东科技出版社. 2012.
[131] 郑洪，罗启盛. 岭南医学的瘴气病因和瘴湿病机理论 [J]. 中医杂志，2014（12）：995-998.
[132] 邓中光，刘小斌，邱仕君，等. 邓铁涛新医话 [M]. 北京：中国医药科技出版社，2014.
[133] 邓铁涛，靳士英. 略谈四诊 [J]. 新医药学杂志，1978（6）：25-26.
[134] 邓铁涛. 八纲 [C] //全国名老中医学术报告汇编. 长沙：中华全国中医学会湖南分会，1984：7-15.
[135] 邓铁涛. 中医辩证法漫谈（摘要）[J]. 国医论坛，1986（1）：16-18.
[136] 邓铁涛. 八纲——中医诊断之辩证法 [M] //刘汝琛，邓平修，陈武光，等. 中医学辩证法专辑. 广州：广东科技出版社，1986：73-81.
[137] 邓铁涛. 治则治法谈 [J]. 中药药理与临床，1997，19（1）：47-48.
[138] 邓铁涛，毛海云. 住院病案（历）格式刍议 [J]. 广东医学（祖国医学版），1965（4）：36-37.
[139] 邓铁涛. 耕云医话：十八、论治 [J]. 新中医，1987（8）：42.
[140] 邓铁涛. 耕云医话：三十五、辨证 [J]. 新中医，1989（2）：41-42.
[141] 邓铁涛. 辨证论治 [J]. 新中医，1999，31（2）：8-9.
[142] 邓铁涛. 再论辨证论治 [J]. 新中医，1999，31（4）：8-9.
[143] 邓铁涛. 辨证论治 [J]. 中国中医药信息杂志，2000，7（9）：1-2.
[144] 邓铁涛. 辨证论治是中医临床医学的灵魂 [J]. 中医药学刊，2002，20（4）：394-395.
[145] 邓铁涛. 中医药学的辨证论治 [J]. 中国医药指南，2003（10）：38-39.
[146] 邓铁涛. 辨证论治是中医学的精髓 [J]. 中医药通报，2005，4（1）：1-4.
[147] 邓铁涛. 辨证论治是中医临床学的灵魂 [J]. 中国保健食品，2007（6）：30-31.
[148] 靳士英，陈素云. 新编中医诊断学 [M]. 北京：人民军医出版社，1997.
[149] 靳士英. 《诸病源候论》和中医的腹诊 [J]. 云南中医杂志，1982（6）：5-9.
[150] 靳士英. 谈谈中医古代的一些诊法 [J]. 中医杂志，1984（6）：63-65.
[151] 靳士英. 舌脉诊法考 [J]. 中华医史杂志，1995（4）：199-203.
[152] 靳士英. 舌脉诊法传统理论的探索 [J]. 中医杂志，1995（1）：9-11.
[153] 靳士英，周侠君，马尉斯，等. 187例肿瘤舌脉诊与甲诊对照观察 [J]. 医校学报，1994（Z1）：11-17.
[154] 靳士英. 甲诊的源流与理论探索 [J]. 广州中医学院学报，1995（4）：51-53.
[155] 靳士英，周侠君，王甦，等. 恶性肿瘤甲象特点的观察研究 [J]. 解放军广州医

高专学报，1996（2）：141-143.
[156] 靳士英，王甦，马泽声．恶性肿瘤甲诊的观察研究［J］．解放军广州医高专学报，1997（2）：90-92.
[157] 靳士英，周侠君，何尚宽，等．恶性肿瘤患者甲床紫晕与舌下络脉变化的对比观察［J］．中医杂志，1997（7）：388，426-428.
[158] 靳士英．舌下望诊法及其临床应用［J］．人民军医，1990（12）：75-76，97.
[159] 靳士英．舌下络脉诊法的形态学基础［J］．广东解剖学通报，1990（2）：180-183.
[160] 靳士英，司兆学，曾庆瑞，等．瘀证舌下望诊的病理组织学观察［J］．广后医学，1991（2）：27-30.
[161] 靳士英，司兆学，曾庆瑞，等．瘀证舌下络脉的病理组织学研究［J］．中医杂志，1992（3）：42-43.
[162] 靳士英，司兆学，曾庆瑞．舌脉诊法的临床与病理组织学研究［J］．医校学报，1994（Z1）：8-11.
[163] 靳士英，司兆学，曾庆瑞．舌脉诊临床与病理组织学对照研究［J］．中国医药学报，1996（5）：21-23，64.
[164] 靳士英，薛红仙．慢性严重肝病舌脉诊临床意义的探讨［J］．实用医学杂志，1997（9）：622-623.
[165] 靳士英，何尚宽，司兆学，等．舌下络脉显现类型及其实质的研究［J］．广州中医药大学学报，1998（1）：2-6.
[166] 靳士英．舌下络脉诊法的基础与临床研究［M］．广州：广东科技出版社，1998.
[167] 吴伟，王创畅，邓铁涛．"五诊十纲"中医临床新思维探讨［J］．中医杂志，2014，55（6）：455-457.
[168] 邓铁涛．实用中医诊断学［M］．北京：人民卫生出版社，2004.
[169] 广东中医学院．中医临床参考丛书·中医诊断学［M］．松本克彦译．东京：燎原书店，1976：273.
[170] 邓铁涛．高等医药院校教材：中医诊断学［M］．上海：上海科学技术出版社，1984.
[171] 邓铁涛．高等中医院校教学参考丛书·中医诊断学［M］．北京：人民卫生出版社，1987.
[172] 邓铁涛．实用中医诊断学［M］．上海：上海科学技术出版社，1988.
[173] 靳士英．邓铁涛教授育人治学、振兴中医思想的体会［M］//徐志伟，李俊德．邓铁涛学术思想研究．北京：华夏出版社，2001：199-205.
[174] DENG TIE TAO. translated by Marnae Ergil，Yi Sumei. Practical Diagnosis in Traditional Chinese Medicine［M］. Edinburgh：Churehill Livingstone Press，1999.
[175] 邓铁涛，靳士英．略谈四诊［J］．新医药学杂志，1978（6）：25-26.
[176] 邓铁涛．继承整理中医学术经验培养造就更高层次中医人才［J］．中医药学刊，2002，20（3）：262-264.

[177] 邓铁涛. 中医证候规范 [M]. 广州：广东科技出版社，1990.
[178] 邓铁涛. 高等医药院校教材：中医诊断学 [M]. 2版. 上海：上海科学技术出版社，2006.
[179] 邓铁涛. 高等医药院校教材：中医诊断学 [M]. 3版. 上海：上海科学技术出版社，2013.
[180] 邓铁涛. 高等中医院校教学参考丛书：中医诊断学 [M]. 2版. 北京：人民卫生出版社，2008.
[181] 邓铁涛. 高等中医院校教学参考丛书：中医诊断学 [M]. 北京：人民卫生出版社，1987.
[182] 邓铁涛. 硬皮病治验 [J]. 新中医，1977（6）：19–20.
[183] 邓铁涛，赵立诚，李贵芬. 眼肌型重症肌无力的中医治疗与体会 [J]. 新医药学杂志，1977（7）：32–34.
[184] 邓铁涛，李任先，李顺民，等. 强肌健力胶囊随机双盲自身交叉对照治疗重症肌无力疗效观察 [J]. 广州中医学院学报，1992，9（1）：7–9.
[185] 邓铁涛. 肺脾肾相关辨治硬皮病 [J]. 中国中医药现代远程教育，2004，2（6）：15–16.
[186] 邓铁涛. 中西医结合抢救26例重症肌无力危象 [J]. 广州中医药大学学报，2004，21（5）：344–348.
[187] 邱仕君. 邓铁涛医案与研究 [M]. 北京：人民卫生出版社，2004.
[188] 广州中医学院. “重症肌无力”疾病脾虚证型的临床和实验研究，探讨其辨证论治规律及发生机理——主要研究实验报告 [G]. 广州：广州中医学院，1990.
[189] 邓铁涛. 邓铁涛临床经验辑要 [M]. 北京：中国医药科技出版社，1998.
[190] 邓铁涛. 冠心病的辨证论治 [J]. 中华内科杂志，1977，2（1）：40–42.
[191] 邓铁涛，赵立诚，李贵芬. 略谈心悸的辨证论治 [J]. 新医药资料，1978（4）：47–48，50.
[192] 邓铁涛. 高血压病辨证论治的体会 [J]. 新中医，1980（3）：10–12.
[193] 邓铁涛. 冠心病辨证论治的认识与体会 [J]. 浙江中医杂志，1981，16（2）：57–59.
[194] 邓铁涛. 对冠心病的认识与辨证论治的体会 [G] //中医学术文稿. 广州：广东省中医研究所，1986：1–5.
[195] 邓铁涛. 耕云医话：三十二、降压 [J]. 新中医，1988（10）：42–43.
[196] 邹旭，施卿卿，王侠. 邓铁涛教授调脾法治疗急性冠脉综合征验案 [J]. 新中医，2003（7）：17–18.
[197] 张敏州，王磊，程康林，等. 邓铁涛教授以温阳益气法救治急性心肌梗死并心源性休克1例报告 [J]. 新中医，2005（5）：85.
[198] 张敏州，王磊. 邓铁涛教授论治冠心病介入术后病证的学术思想探析 [J]. 中医药管理杂志，2006（1）：32–33.
[199] 张敏州，王磊. 邓铁涛对冠心病介入术后患者的辨证论治 [J]. 中医杂志，2006（7）：486–487.
[200] 刘小斌. 邓氏温胆汤治疗“痰证”临床解读 [J]. 湖北民族学院学报（医学

版），2011（4）：46–48.
[201] 刘小斌，黄子天. 邓氏温胆汤治疗气虚痰浊证的学术传承及临床应用［J］. 广州中医药大学学报，2015，32（4）：755–758.
[202] 阮新民，吴焕林. 实用中医痰证学研究［M］. 北京：中国中医药出版社，2009.
[203] 陈立典. 邓铁涛教授学术思想对中风病康复的指导［C］//古展群. 国医大师邓铁涛教授学术经验研究班讲义. 广州：广州中医药大学第一附属医院，2012：86–90.
[204] 谭勇，郭洪涛，郑光，等. 利用文本挖掘技术探索中医药治疗疾病的用药规律［J］. 世界科学技术（中医药现代化），2010（05）：823–827.
[205] 王静. 基于结构方程模型分析的中医五脏相关理论研究［D］. 广州中医药大学，2009.
[206] 钟维. 进行性肌营养不良症的病情分级及中医证候研究［D］. 广州中医药大学，2014.

附　录

附录A：邓铁涛第一作者论文题录

作者	篇名	刊名	刊期信息
邓铁涛	评所谓“改造中医方案”——上海改造中医座谈会记录的分析与批判	广东中医药	1950
邓铁涛	新中国需要新中医	广东中医药	1950
邓铁涛	阑尾炎盲肠炎的中药疗法	广东中医药	1950
邓铁涛	中医怎样提高一步	星群医药月刊	1950
邓铁涛	中央中南卫生部徐左处长莅穗召开中医学校中医界教育座谈会	广东中医药	1950
邓铁涛	中医当前的任务	星群医药月刊	1950
邓铁涛	齐副部长召开广州市中医界座谈会记录	星群医药月刊	1950（9）：11–17
邓铁涛	对中医进修的意见	广东中医药	1950（4）：6–9
邓铁涛	温病学说的发生与成长	中医杂志	1955（5）：6–10
邓铁涛	试论温病的卫气营血和三焦	江西中医药	1955（8）：11–18

续表

作者	篇名	刊名	刊期信息
邓铁涛，黎文献	用中药、针灸治疗晚期血吸虫病的经过	江西中医药	1956（4）：11–14
邓铁涛	试论中医治疗阑尾炎	中医杂志	1956（11）：561–567
邓铁涛	吴鞠通温病条辨书后	广东中医	1957，2（3）：7–9
邓铁涛	中药治愈一例胆绞痛	江西中医药	1958（1）：26–27
邓铁涛	治疗神经衰弱症候群、植物性神经能力不全一例纪实	广东中医	1958，3（5）：1–3
邓铁涛	清代王清任在临床医学上的贡献	中医杂志	1958（7）：450–452
邓铁涛	酸枣仁的生熟异治	浙江中医杂志	1958（8）：34
邓铁涛，何霭谦	乙型脑炎治例小记	广东中医	1958，3（10）：11–14
邓铁涛，杨志仁，周子容，蔡荣	试论中医治疗烫伤的理论与方法	中医杂志	1959（11）：39–42
邓铁涛	如何研究整理祖国医学遗产——与崔宏同志商榷	广东中医	1961，6（4）：165–170
邓铁涛	中医五行学说的辩证法因素	光明日报	1962–11–16（4）
邓铁涛	什么是祖国医学理论的核心——祖国医学理论核心问题座谈纪要	广东中医	1963（2）：4–6
邓铁涛，李皓平	指导教学实习的一些体会	广东中医	1963（2）：封3，封4

续表

作者	篇名	刊名	刊期信息
邓铁涛	祝全国中医学院教材第二版出版——继承发扬祖国医学的重大成就	广东医学（祖国医学版）	1964（1）：1–2
邓铁涛，毛海云	住院病案（历）格式刍议	广东医学（祖国医学版）	1965（4）：36–37
邓铁涛，劳绍贤	癃闭治验2例	广东医学（祖国医学版）	1965（6）：20
邓铁涛	脾胃学说在临床应用上的体会	新中医	1973（1）：11–15
邓铁涛	祛瘀法及其应用	新中医	1975（3）：25–29
邓铁涛	眶上神经痛	新中医	1975（5）：21–22
邓铁涛	略论王冰整理《黄帝内经》	新医药资料	1976（2）：44–46
邓铁涛	胃小弯溃疡并发幽门梗阻	新中医	1976（3）：21–22
邓铁涛	冠心病的辨证论治	中华内科杂志	1977，2（1）：40–42
邓铁涛	汗证（植物神经功能紊乱）	新中医	1977（5）：26–27
邓铁涛	硬皮病治验	新中医	1977（6）：19–20
邓铁涛，赵立诚，李贵芬	眼肌型重症肌无力的中医治疗与体会	新医药学杂志	1977（7）：32–34
邓铁涛，赵立诚，李贵芬	略谈心悸的辨证论治	新医药资料	1978（4）：47–48，50

续表

作者	篇名	刊名	刊期信息
邓铁涛，靳士英	略谈四诊	新医药学杂志	1978（6）：25–26
邓铁涛	试论陈修园	新中医	1979（3）：20–23
邓铁涛	脾胃学说对消化系统疾病的应用初探	新医药学杂志	1979（3）：7–9
邓铁涛	甘麦大枣汤的应用体会	浙江中医杂志	1979，5（6）：215–217
邓铁涛	高血压病辨证论治的体会	新中医	1980（3）：10–12
邓铁涛	浅论脾胃学说	上海中医药杂志	1980（5）：22–23，29
邓铁涛	久病肾阳虚肿胀（甲状腺机能减退症）	浙江中医杂志	1979，15（8）：363
邓铁涛	关于脾胃学说的体会	云南中医杂志	1981（1）：7–13
邓铁涛	中西医结合的回顾与展望	广东医学	1981（1）：34–36
邓铁涛	冠心病辨证论治的认识与体会	浙江中医杂志	1981，16（2）：57–59
邓铁涛，余瀛鳌	脱疽治验	新中医	1981（3）：22，38
邓铁涛	清代的宫廷医学	紫禁城	1981（4）：10
邓铁涛	传染性单核细胞增多症医案一则	黑龙江中医药	1981（2）：21–22
邓铁涛	积精全神长葆青春	浙江中医杂志	1982，17（2）：49

续表

作者	篇名	刊名	刊期信息
邓铁涛	补气法之应用举例	中西医结合杂志	1982，2（3）：136
邓铁涛	万里云天万里路	山东中医杂志	1982（6）：357–359
邓铁涛	我对《温病条辨》的评价	浙江中医杂志	1982，17（6）：281–282
邓铁涛	《伤寒论》叙例辨	中医杂志	1982（8）：4–6
邓铁涛，张发荣，钟嘉熙	中医外感热病辨证法应不应统一起来	新中医	1982（8）：46–51
邓铁涛	中医急诊术必须抢救	中医杂志	1983（2）：78–79
邓铁涛	外感病辨证统一小议	北京中医学院学报	1983（3）：6–7
邓铁涛	《中医学辩证法概论》读后	新中医	1984（3）：55
邓铁涛	中医学之前途	大自然探索	1984（2）：8–12
邓铁涛	试论中医学之发展	中医药学报	1984（6）：1–7
邓铁涛	八纲	全国名老中医学术报告汇编（长沙：中华全国中医学会湖南分会、中华全国中医学会湖南分会内妇儿科学会）	1984：7–15
邓铁涛	新技术革命与中医	新中医	1985（10）：1–4

续表

作者	篇名	刊名	刊期信息
邓铁涛	耕云医话·一、祝愿	新中医	1986（1）：41
邓铁涛	中医辩证法漫谈（摘要）	国医论坛	1986（1）：16–18
邓铁涛	耕云医话·二、止血	新中医	1986（2）：45
邓铁涛	耕云医话·三、点舌	新中医	1986（3）：41
邓铁涛	中医五行学说的辩证法	中医学辩证法专辑（刘汝琛、邓平修、陈武光等）	1986：65–67
邓铁涛	再论中医五行学说的辩证法	中医学辩证法专辑（刘汝琛、邓平修、陈武光等）	1986：68–72
邓铁涛	八纲——中医诊断之辩证法	中医学辩证法专辑（刘汝琛、邓平修、陈武光等）	1986：73–81
邓铁涛	耕云医话·四、剂型	新中医	1986（4）：46
邓铁涛	中风证治	中医杂志	1986（4）：7–12
邓铁涛	耕云医话·五、传脾	新中医	1986（5）：46
邓铁涛，靳士英	略谈岭南医学之特点	广东医史分会成立大会论文选编	1986：47–54
邓铁涛	耕云医话·六、痢疾	新中医	1986（6）：7，43
邓铁涛	心主神明论	湖南中医杂志	1986（5）：35–36
邓铁涛	耕云医话·七、临床	新中医	1986（7）：42
邓铁涛	耕云医话·八、珍凤	新中医	1986（8）：40

续表

作者	篇名	刊名	刊期信息
邓铁涛	祛瘀法及其应用	名老中医经验讲授与学术研究班讲义（大连：沈阳军区后勤部卫生部）	1986：44-50
邓铁涛	耕云医话·九、灯火	新中医	1986（10）：31
邓铁涛	耕云医话·十、咳嗽	新中医	1986（11）：43
邓铁涛	耕云医话·十一、黄芪（一）	新中医	1986（12）：31，47
邓铁涛	对冠心病的认识与辨证论治的体会	中医学术文稿（广州：广东省中医研究所）	1986：1-5
邓铁涛	耕云医话·十一、黄芪（二）	新中医	1987（1）：41
邓铁涛	耕云医话·十三、读书	新中医	1987（2）：38
邓铁涛	耕云医话·十四、头痛	新中医	1987（3）：39
邓铁涛	耕云医话·十五、蛔虫	新中医	1987（4）：38
邓铁涛	耕云医话·十六、甘草	新中医	1987（5）：41
邓铁涛	耕云医话·十七、吞钉	新中医	1987（6）：38
邓铁涛	中医发展的现状与问题——在全国中医战略会议上的发言	新中医	1987（7）：3-5
邓铁涛	耕云医话·十八、论治	新中医	1987（8）：42
邓铁涛	耕云医话·十九、黄疸	新中医	1987（9）：40
邓铁涛	耕云医话·二十、经典	新中医	1987（10）：40
邓铁涛	耕云医话·二十一、六味（一）	新中医	1987（11）：41

续表

作者	篇名	刊名	刊期信息
邓铁涛	耕云医话·二十二、六味（二）	新中医	1987（12）：37
邓铁涛	研究生必须加强实践，从严治学	广州中医学院学报	1987，4（4）：13–14
邓铁涛	耕云医话·二十三、希望	新中医	1988（1）：46
邓铁涛	耕云医话·二十四、中风	新中医	1988（2）：44，53
邓铁涛	略论五脏相关取代五行学说	广州中医学院学报	1988，5（2）：65–68
邓铁涛	耕云医话·二十五、眩晕	新中医	1988（3）：21，44
邓铁涛	耕云医话·二十六、咳血	新中医	1988（4）：41，42
邓铁涛	耕云医话·二十七、薪传	新中医	1988（5）：42–43
邓铁涛	耕云医话·二十八、肠痈	新中医	1988（6）：21，43
邓铁涛	耕云医话·二十九、曹公	新中医	1988（7）：44
邓铁涛，刘纪莎	何梦瑶《医编》点校后记	中医学术文稿（广州：中华医学会广东分会、中华全国中医学会广东分会）	1988：6–9
邓铁涛	耕云医话·三十、小儿（一）	新中医	1988（8）：34，36
邓铁涛	耕云医话·三十一、小儿（二）	新中医	1988（9）：24，41
邓铁涛	耕云医话·三十二、降压	新中医	1988（10）：42–43

续表

作者	篇名	刊名	刊期信息
邓铁涛	耕云医话·三十三、不孕	新中医	1988（11）：37
邓铁涛	温病专题讲座·第一讲、温病学说的发生与发展	新中医	1989（1）：42–43
邓铁涛	耕云医话·三十五、辨证	新中医	1989（2）：41–42
邓铁涛	温病专题讲座·第二讲、伤寒与温病	新中医	1989（3）：40，44–45
邓铁涛	耕云医话·三十六、臌胀（一）	新中医	1989（4）：45
邓铁涛	温病专题讲座·第三讲、《温病条辨》与《温热经纬》	新中医	1989（5）：44–46
邓铁涛	延缓衰老中药药理研究之思路与方法小议	中药药理与临床	1989，5（5）：1–3
邓铁涛	耕云医话·三十七、臌胀（二）	新中医	1989（6）：37，39
邓铁涛	温病专题讲座·第四讲、外感与伏气，卫气营血与三焦	新中医	1989（7）：41–43，45
邓铁涛	耕云医话·三十八、咽喉	新中医	1989（8）：39，41
邓铁涛	温病专题讲座·第五讲、风温（春温、冬温）	新中医	1989（9）：41–43
邓铁涛	耕云医话·三十九、说汗	新中医	1989（10）：44–45
邓铁涛	温病专题讲座·第六讲、湿温	新中医	1989（11）：18，41–42
邓铁涛	耕云医话·四十、砂糖	新中医	1989（12）：33
邓铁涛	温病专题讲座·第七讲、暑温	新中医	1990（1）：33，39–40

续表

作者	篇名	刊名	刊期信息
邓铁涛	耕云医话·四十一、两岸	新中医	1990（2）：39–40
邓铁涛	温病专题讲座·第八讲、秋燥	新中医	1990（3）：41–42
邓铁涛，邱鸿钟	中医五行学说的哲学、改造与未来	中医杂志	1990，3（1）：1，7–10
邓铁涛	耕云医话·四十二、九零	新中医	1990（4）：42–44
邓铁涛	温病专题讲座·第九讲、叶天士先生问题三则	新中医	1990（5）：40–41
邓铁涛	耕云医话·四十三、尿闭	新中医	1990（6）：38–39
邓铁涛	温病专题讲座·第十讲、《温病条辨》痹、疸论（一）	新中医	1990（7）：41–42
邓铁涛	耕云医话·四十四、尿频	新中医	1990（8）：41，43
邓铁涛	温病专题讲座·第十一讲、《温病条辨》痹、疸论（二）	新中医	1990（9）：41–43
邓铁涛	耕云医话·四十五、腰痛	新中医	1990（10）：42
邓铁涛	温病专题讲座·第十二讲、展望	新中医	1990（11）：41–42
邓铁涛	耕云医话·四十六、甘温除大热	新中医	1990（12）：42–44
邓铁涛	《临证实用伤寒学》读后	中医函授通讯	1991（1）：12–13
邓铁涛	中药新药评审浅议	中药新药临床及临床药理通讯	1991，2（1）：1

续表

作者	篇名	刊名	刊期信息
邓铁涛，李任先，李顺民，张世平，刘小斌，杨文辉，邓中光	强肌健力胶囊随机双盲自身交叉对照治疗重症肌无力疗效观察	广州中医学院学报	1992，9（1）：7-9
邓铁涛	对近代中国医学史研究的几点意见	中华医史杂志	1992，22（2）：65-67
邓铁涛	新校《伤寒六书》评述	广西中医药	1992，15（1）：34-35
邓铁涛	中药研究必须走自己的路	中药药理与临床	1993（1）：41
邓铁涛	喜读《中药方剂的药理与临床研究进展》	新中医	1993（2）：47-48
邓铁涛，赖畴	张子和医著内容形成及《儒门事亲》版本源流的探讨	广州中医学院学报	1993，10（4）：227-230
邓铁涛，赖畴	张子和著作考	新中医	1994（5）：48-49
邓铁涛，赖畴	《俞慎初论医集》读后	福建中医药	1994，25（5）：39
邓铁涛	喜读《中药药理与临床研究进展》（第一、二册）	中药药理与临床	1995（5）：45-46
邓铁涛	治则治法谈	中药药理与临床	1997，19（1）：47-48
邓铁涛，靳士英	日本汉方医对异位性皮炎研究的进展	新中医	1998，30（1）：61-62
邓铁涛	努力发扬中医之特色，以实际行动悼念崔月犁同志	光明中医	1998，13（3）：3

续表

作者	篇名	刊名	刊期信息
邓铁涛	试论吴鞠通病原说的科学性	中国中医基础医学杂志	1998，4（5）：3-4
邓铁涛	从科研角度看中医药学之发展——为1997年广州中医药大学大学生科技文化节所作的讲座	广东省第五届医史学术会议暨第三次岭南医学研讨会论文集	1998：3-9
邓铁涛	希望	新中医	1999，31（1）：10
邓铁涛	辨证论治	新中医	1999，31（2）：8-9
邓铁涛	《中国名老中医药专家学术经验集》读后	贵阳中医学院学报	1999，21（3）：1
邓铁涛	血证	新中医	1999，31（3）：7
邓铁涛	再论辨证论治	新中医	1999，31（4）：8-9
邓铁涛	《中医脏象文献与临床》序	新中医	1999，31（5）：10-11
邓铁涛	李东垣的科研成果、方法与启示	新中医	1999，31（6）：8-9
邓铁涛	在中国中医药学会建会20周年学术年会上的发言	光明中医	1999，14（6）：59
邓铁涛	李东垣学说的临证体会	新中医	1999，31（7）：9-10
邓铁涛	岭南医学	新中医	1999，31（8）：8-9
邓铁涛	回归中医以振兴中医	新中医	1999，31（9）：10-11

续表

作者	篇名	刊名	刊期信息
邓铁涛	祝《新中医》而立之庆	新中医	1999，31（10）：16
邓铁涛	对抗生素的思考	新中医	1999，31（11）：8-9
邓铁涛	忆黄耀燊教授	新中医	1999，31（12）：9-10
邓铁涛，刘小斌	读李经纬教授《中国医学之辉煌》	中华医史杂志	2000，30（1）：55-56
邓铁涛	寄语青年中医	新中医	2000，32（1）：8-9
邓铁涛	人类不能没有中医	新中医	2000，32（2）：8-9
邓铁涛	碎石、排石与溶石	新中医	2000，32（3）：8
邓铁涛	漫谈中医近代史	新中医	2000，32（4）：7-8
邓铁涛	读什么书	新中医	2000，32（5）：8
邓铁涛	继承不泥古，发扬不离宗——读《黄帝内经临证指要》	新中医	2000，32（6）：8-9
邓铁涛	闲话“伟哥”	新中医	2000，32（7）：13
邓铁涛	中医现代化问题	新中医	2000，32（8）：13
邓铁涛	辨证论治	中国中医药信息杂志	2000，7（9）：1-2
邓铁涛	读书杂谈	新中医	2000，32（9）：10-11

续表

作者	篇名	刊名	刊期信息
邓铁涛	肺结核之治	新中医	2000，32（10）：11–12
邓铁涛	中医成才之道	新中医	2000，32（11）：11–12
邓铁涛	《中医现代化科技发展战略研究》读后	新中医	2000，32（12）：8–9
邓铁涛	医案	新中医	2001，33（1）：18
邓铁涛	怎样正确认识中医——对98、99级中西医结合7年制硕士班同学的讲话	上海中医药杂志	2001（1）：4–8
邓铁涛，雷立屏	脾肾阳虚证	新中医	2001，33（2）：18
邓铁涛	谈中药发展之路	新中医	2001，33（3）：15–16
邓铁涛	万里云天万里路	广西中医学院学报	2001，4（4）：6–7
邓铁涛	医案2则	新中医	2001，33（4）：13–14
邓铁涛	寄语21世纪青年中医	新中医	2002，34（1）：15–16
邓铁涛	继承整理中医学术经验培养造就更高层次中医人才	中医药学刊	2002，20（3）：262–264
邓铁涛	辨证论治是中医临床医学的灵魂	中医药学刊	2002，20（4）：394–395
邓铁涛	中医院的改革与发展路在何方	新中医	2002，34（4）：14–15

续表

作者	篇名	刊名	刊期信息
邓铁涛	纪念衡阳会议忆崔月犁部长	新中医	2002，34（6）：15–16
邓铁涛	《中医优势病种专家调查及其理论探源》读后	新中医	2002，34（10）：14–15
邓铁涛	《砭石集》第三集·序	新中医	2003，35（1）：17–18
邓铁涛，邓中光	弄舌身摇验案	新中医	2003，35（2）：15–16
邓铁涛	正确认识中医	中国中医药报	2003–2–17（5）
邓铁涛	论中医诊治非典	天津中医药	2003，20（3）：4–8
邓铁涛，邱仕君，邹旭	论中医诊治非典型肺炎	世界科学技术——中医药现代化	2003，5（3）：17–22
邓铁涛	心主神明论的科学性	新中医	2003，35（3）：15–16
邓铁涛	论中医诊治非典型肺炎	新中医	2003，35（6）：3–5
邓铁涛	中医药必须深化改革	新中医	2003，35（6）：18–19
邓铁涛	寄语21世纪青年中医（续）	新中医	2003，35（9）：12–13
邓铁涛	中医药学的辨证论治	中国医药指南	2003（10）：38–39
邓铁涛	论中医诊治非典	中国社区医师	2003，18（11）：9–12
邓铁涛	21世纪——中医药学走向世界之契机	中国基础科学	2004（2）：22–26

续表

作者	篇名	刊名	刊期信息
邓铁涛	为中医药之发展架设高速路	天津中医药	2004，21（2）：177-181
邓铁涛	中医药必须深化改革	中华养生保健	2004（4）：6-8
邓铁涛	肺脾肾相关辨治硬皮病	中国中医药现代远程教育	2004，2（6）：15-16
邓铁涛	为中医药之发展架设高速路（未完待续）	中国中医药报	2004-2-2（5）
邓铁涛	为中医药之发展架设高速路（未完待续）	中国中医药报	2004-2-5（5）
邓铁涛	为中医药之发展架设高速路（全文完）	中国中医药报	2004-2-9（5）
邓铁涛	中医药大发展必须走自己的路	中华养生保健	2004（6）：8-10
邓铁涛	非医攻博的教育问题	中国中医药报	2004-9-9（5）
邓铁涛	治疗SARS：中医药无可取代	科技中国	2004（10）：84-85
邓铁涛	中西医结合抢救26例重症肌无力危象	广州中医药大学学报	2004，21（5）：344-348
邓铁涛	“邓铁涛学术思想国际研讨会”上的特别演讲——中医与未来医学	中国中医药报	2004-11-22（5）
邓铁涛	为大型电视纪录片《黄帝内经》再版序	中国中医药报	2005-1-6（7）
邓铁涛	辨证论治是中医学的精髓	中医药通报	2005，4（1）：1-4
邓铁涛	中医与未来医学	中医药通报	2005，4（2）：1-3

续表

作者	篇名	刊名	刊期信息
邓铁涛	关于“非医攻博”的教育问题	中国中医药现代远程教育	2005，3（4）：3-5
邓铁涛	弥足珍贵的一步——《整体自洽理论在医疗实践中的应用探索》读后	科技中国	2005（4）：29
邓铁涛	继往开来，开创中医学发展新局面	中国软科学	2005（5）：6-9
邓铁涛	正确认识中医	中医药通报	2005，4（4）：1-4
邓铁涛	论中西医结合发展方向	中国中医药报	2005-8-19（3）
邓铁涛	中西医结合的方向	科学中国人	2005（8）：24-25
邓铁涛	正确认识中医	湖北民族学院（医学版）	2005，22（4）：1-3
邓铁涛	21世纪中医药必将腾飞	中国中医药报	2005-11-14（3）
邓铁涛	中西医结合的方向	香山科学会议第253次：中西医结合发展与现代科技交叉论文集	2005：12-15
邓铁涛	中医与未来医学	香山科学会议第253次：中西医结合发展与现代科技交叉论文集	2005：16-19
邓铁涛	再论中医药必须深化改革	香山科学会议第253次：中西医结合发展与现代科技交叉论文集	2005：27-33
邓铁涛	论中医诊治传染病	河南中医	2006，26（1）：1-3

续表

作者	篇名	刊名	刊期信息
邓铁涛	谈古医籍整理工作	中医文献杂志	2006（1）：1
邓铁涛	中西医结合的方向	世界中西医结合杂志	2006（1）：2
邓铁涛	有感于戴爱莲论现代化——读书随笔	中国中医药报	2006-6-1（3）
邓铁涛	《中医战略》序	中国中医药报	2006-11-29（3）
邓铁涛	群众需要了解中医	羊城晚报	2007-1-5（A20）
邓铁涛	上工“治未病”	人民日报海外版	2007-1-11（7）
邓铁涛	辨证论治是中医临床学的灵魂	中国保健食品	2007（6）：30-31
邓铁涛	钩玄经义，阐释疑难——《内经答问》评介	中国中医药报	2007-10-31（8）
邓铁涛	医史研究，老树新花——评李经纬《中医史》	中国中医药报	2008-1-16（8）
邓铁涛	沉痛悼念焦树德教授	中国中医药报	2008-8-1（3）
邓铁涛，郑洪	中医五脏相关学说研究——从五行到五脏相关	中国工程科学	2008，10（2）：7-13
邓铁涛，郑洪	五脏相关学说可否替代五行学说	中国中医药报	2009-9-16（4）
邓铁涛	养生必先养心	祝您健康	2010（2）：12
邓铁涛，李俊德	养生四要	中华养生保健	2010（4）：19-20
邓铁涛	序《名老中医之路续编》	山东中医药	2010，29（6）：423

续表

作者	篇名	刊名	刊期信息
邓铁涛	我的“四养”之道	癌症康复	2011（2）：65–69
邓铁涛	学我者须超过我	中国中医药报	2011–2–28（1）
邓铁涛	中医发展要学以色列，莫学吉普赛	中国中医药报	2012–5–2（5）
邓铁涛	中医发展应“改革开放”	南方日报	2012–6–18（3）
邓铁涛	21世纪是中医药腾飞的世纪	中国中医药报	2014–3–14（3）
邓铁涛口述，陈坚雄、方一静整理	邓铁涛：中医“简验便廉”不能丢	中国中医药报	2016–8–17（3）

附录B：邓铁涛著作（截至2018-06-10）

作者	书名	版本	参编者
邓铁涛	学说探讨与临证	广州：广东科技出版社，1981	赵立诚，李贵芬，邓中炎
邓铁涛	中医基础理论	广州：广东科技出版社，1982	
何梦瑶辑，邓铁涛、徐复霖整理	医碥	上海：上海科学技术出版社，1982	
邓铁涛	高等医药院校教材·中医诊断学	上海：上海科学技术出版社，1984	
邓铁涛	中医名言录	广州：广东科技出版社，1986	赵立诚
程康圃、杨鹤龄著，邓铁涛等点校	岭南儿科双璧	广州：广东高等教育出版社，1987	刘小斌，肖衍初，邱仕君
邓铁涛	高等中医院校教学参考丛书·中医诊断学	北京：人民卫生出版社，1987	
邓铁涛	实用中医诊断学	上海：上海科学技术出版社，1988	靳士英，邓中炎
邓铁涛	耕耘集	上海：上海中医学院出版社，1988	
邓铁涛	中医证候规范	广州：广东科技出版社，1990	邓中炎，邱仕君
邓铁涛	中医学新编	上海：上海科学技术出版社，1991	
邓铁涛	高等医药院校教材·中医诊断学	上海：上海科学技术出版社，1992	

续表

作者	书名	版本	参编者
张从正撰，邓铁涛等编校	中医古籍整理丛书·子和医集	北京：人民卫生出版社，1994	邱仕君
何梦瑶撰，邓铁涛、刘纪莎点校	中医古籍整理丛书·医碥	北京：人民卫生出版社，1994	
邓铁涛	邓铁涛医集	北京：人民卫生出版社，1995	邓中炎，邱仕君，邓中光，刘小斌
邓铁涛	邓铁涛临床经验辑要	北京：中国医药科技出版社，1998	邓中光，邱仕君
邓铁涛	中医近代史	广州：广东高等教育出版社，1999	刘小斌，李剑，郑洪，邱仕君，朱晓光
Marnae Ergil，Yi Sumei译，邓铁涛	实用中医诊断学	英国伦敦：Churchill Livingstone出版社，1999	
邓铁涛，程之范	中国医学通史·近代卷	北京：人民卫生出版社，2000	刘小斌，李剑
邓铁涛	中国百年百名中医临床家丛书·邓铁涛	北京：中国中医药出版社，2001	刘小斌，邓中光，邱仕君，邓中炎
邓铁涛	邓铁涛医学文集	北京：人民卫生出版社，2001	
程康圃、杨鹤龄著，邓铁涛等点校	岭南儿科双璧	广州：广东高等教育出版社，2002	邱仕君，刘小斌，肖衍初
邓铁涛，白家祯，曾一玲	八段锦：邓铁涛健康长寿之道	广州：广东科技出版社，2004	
邓铁涛	实用中医诊断学（2版）	北京：人民卫生出版社，2004	靳士英，陈群，徐志伟，邓中光，邱仕君
张子和撰，邓铁涛等整理	儒门事亲	北京：人民卫生出版社，2005	
邓铁涛	中国防疫史	南宁：广西科学技术出版社，2006	郑洪，刘小斌

续表

作者	书名	版本	参编者
邓铁涛	高等医药院校教材·中医诊断学（2版）	上海：上海科学技术出版社，2006	陈群，徐志伟，邓中光
邓铁涛	名师与高徒：第二届著名中医药学家学术传承高层论坛选粹	北京：中国中医药出版社，2007	
邓铁涛，郑洪	中医五脏相关学说研究——从五行到五脏相关	广州：广东科技出版社，2008	郑洪，刘小斌，邱仕君，邓中光
邓铁涛	名师与高徒：第三届著名中医药学家学术传承高层论坛选粹	北京：中国中医药出版社，2008	
邓铁涛	名师与高徒：第四届著名中医药学家学术传承高层论坛选粹	北京：中国中医药出版社，2009	
邓铁涛	跟名师学临床系列丛书·邓铁涛	北京：中国医药科技出版社，2010	邱仕君，邓中光
邓铁涛，徐志伟，陈芝喜	中医五脏相关学说研究——实验研究	广州：广东科技出版社，2011	徐志伟，刘小斌，邱仕君
邓铁涛	名师与高徒：第五届著名中医药学家学术传承高层论坛选粹	北京：中国中医药出版社，2011	
邓铁涛，吴弥漫	中医基本理论	北京：科学出版社，2012	邱仕君，邓中光，刘小斌，郑洪
邓铁涛	中国百年百名中医临床家丛书·国医大师卷·邓铁涛	北京：中国中医药出版社，2013	刘小斌，邓中光，邱仕君，邓中炎
邓铁涛	高等中医院校教学参考丛书·中医诊断学（2版）	北京：人民卫生出版社，2013	陈群，邓中光，徐志伟
邓铁涛	邓铁涛医话集	北京：中国医药科技出版社，2014	邱仕君，邓中光，刘小斌

续表

作者	书名	版本	参编者
邓铁涛，吴弥漫	中医基本理论（2版）	北京：科学出版社，2015	刘小斌，邱仕君，邓中光，郑洪
邓铁涛	高等医药院校教材·中医诊断学（3版）	上海：上海科学技术出版社，2015	陈群，徐志伟，邓中光
张从正撰，邓铁涛主编	中医古籍整理丛书重刊·子和医集	北京：人民卫生出版社，2015	邱仕君
何梦瑶撰，邓铁涛、刘纪莎、郑洪点校	中医古籍整理丛书重刊·医碥	北京：人民卫生出版社，2015	郑洪
邓铁涛，陈群	实用中医诊断学（3版）	北京：科学出版社，2015	陈群，靳士英，徐志伟，邓中光，刘小斌，邱仕君
张子和撰，邓铁涛等整理	儒门事亲	北京：人民卫生出版社，2017	吴伟
邓铁涛	中国养生史	南宁：广西科学技术出版社，2017	郑洪，刘小斌，陈瑞芳

附录C：国医大师邓铁涛教授年谱大事记

1916年农历十月十一日，出生于广东省开平县钱岗乡石蛟村。

1932年9月至1937年8月，就读于广东中医药专门学校，为第九届毕业生。

1938年至1941年，在香港办南国新中医学院（夜校），并于九龙芝兰堂药店任坐堂医师。

1941年至1949年，辗转于广州、香港、武汉等地行医。

1950年1月，受聘于广东中医药专科（门）学校。

1950年5月，在《广东中医药》创刊号上发表文章《评所谓“改造中医方案”》，批评上海余云岫等炮制的所谓“改造中医方案”。

1950年，在《星群医药月刊》第五期上发表文章《中医怎样提高一步》。

1950年7月，任广东中医药专科学校教务主任。

1950年8月，在《广东中医药》季刊第二期上发表文章《新中国需要新中医》，反对“勿需培养新中医”错误观点。

1950年12月，执笔整理《广州中医教育界座谈会纪要》，载《广东中医药》1950年第三期。

1951年1月，执笔整理《广州中医界座谈会纪要》，载《现代医药杂志》1951年第一期。（注：两次座谈会均有卫生部中层干部参加）

1951年，在《星群医药月刊》第一期上发表文章《中医当前的任务》。

1952年6月，在《广东中医药》（季刊）第二期上发表论文《阑尾炎的中医疗法》。

1953年8月，任广东省中医进修学校教务主任。

1954年，编写广东省中医进修学校《中国医学史》教材。

1955年，在《中医杂志》第五期上发表论文《温病学说的发生与成长》。

1955年，在《江西中医药》第八期上发表论文《试论温病的卫气营血与三焦》。

1956年1月，获广东省卫生厅授予“先进工作者”荣誉奖章。

1956年3月，编写《中医内科学》教材。

1956年9月，参加新成立的“广州中医学院”教学医疗科研工作。

1956年，在《中医杂志》第11期上发表论文《试论中医治疗阑尾炎》。

1957年1月，与罗元恺合编《常用的中药》《中医妇科常见病》，由广东人民出版社出版。

1957年，在《广东中医》第3期上发表论文《吴鞠通〈温病条辨〉读后》。

1957年7月，在广东省科学馆进行学术讲座“宋代以后祖国传染病学的成就”。

1958年，在《中医杂志》第7期上发表论文《清代王清任在临床医学上的贡献》。

1958年，在《浙江中医杂志》第8期上发表论文《酸枣仁的生熟异治》。

1958年8月，获广州市人民委员会授予“先进生产工作者”奖章。

1958年，在《广东中医》第10期上发表论文《乙型脑炎治验小记》。

1959年12月，加入中国共产党。

1959年，开始对中医脾胃学说进行探讨，带领五九届高研西学中班学员到解放军157医院开展脾胃学说的临床研究。

1959年，在《中医杂志》第11期上发表论文《论中医治疗烫伤的理论与方法》。

1961年，在《广东中医》第4期发表文章《如何研究整理祖国医学遗产》。

1961年7月，主编《脾旺不易受病》，参加广东省中西医结合经验交流会议。

1962年1月至1964年，历任《广东中医》《广东医学》杂志副主编。

1962年，在《广东中医》第1期上发表论著《祖国医学的脾胃学说提要》。

1962年5月，编写《中医学简明教程》，由广东人民出版社出版。

1962年，在《广东中医》第5期上用笔名发表论文《梁翰芬医案》。

1962年9月，出席“广东省名老中医”座谈会，成为第一批由省政府授予荣誉称号的广东省名老中医，并接收广州中医学院第一届毕业生劳绍贤为徒。

1962年11月16日，在《光明日报》上发表文章《中医五行学说的辩证法因素》。

1963年，在《广东中医》第3、第4、第5期连载，发表论文《脾旺不易受病》。

1963年3月，参加“什么是祖国医学理论的核心”问题讨论，发言稿刊载于当年《广东中医》第3期。

1963年5月，参加全国中医二版教材编写会议，承担《中医诊断学》主编工作，并参与《内科学》《各家学说》《中国医学史》编写讨论。

1964年8月，主编《中医诊断学讲义》，由上海科技出版社出版。

1964年，在《广东中医》第8期上发表文章《祝全国中医学院二版教材出版，继承发扬祖国医学的重大成就》。

1965年，在《广东中医》第3期上发表论文《住院病案（历）格式刍议》。

1965年，在《广东中医》第6期上撰写医案《癃闭治验两例》。

1966年5月“文化大革命”开始，经常下乡巡回医疗。

1971年6月，参加主编《中医学新编》，由上海人民出版社出版。

1971年10月，参加主编《中医学基础》，在广州中医学院作为教材使用。

1972年7月，参加主编《新编中医学概要》，由人民卫生出版社出版。

1973年1月，在《新中医》第1期发表论文《脾胃学说在临床上的应用》。

1973年9月，任广州中医学院教务处副处长。

1974年1月，开始对冠心病进行临床研究。

1975年，在《新中医》第二期上发表论文《祛瘀法及其应用》。

1975年，在《新中医》第五期上发表论文《眶上神经痛治验》。

1976年，在《新医药资料》第二期发表论文《略论王冰整理〈黄帝内经〉》。

1977年，在《中华内科杂志》第一期上发表论文《冠心病的辨证论治》，同年11月，日本《汉方研究》第十一期将该文翻译转载。

1977年，在《新中医》第二期上发表论文《下法治疗急性阑尾炎》。

1977年，在《新中医》第六期上发表医案《硬皮病治验》。

1977年，在《新中医》第七期上发表论文《汗证》。

1977年，在《新医药杂志》第七期上发表论文《眼肌型重症肌无力的中医治疗》。

1977年11月，任中国人民政治协商会议广东省第四届委员会委员，连任至1988年第五届委员会委员。

1978年，被国家教委批准为首批有权授予中医硕士学位研究生导师，同年5月招收研究生。

1978年，参加主编的《新编中医学概要》获全国科学大会奖。

1978年，在《新医药资料》第四期上发表论文《略谈心悸的辨证论治》。

1978年，在《新医药杂志》第六期上发表论文《略谈四诊》。

1978年12月，被广东省人民政府授予“广东省名老中医”称号；评为“广州中医学院教授”。分别颁发广东省名老中医嘉奖证书及广东省高等院校教师职称任命书。

1979年，任中华全国中医学会常务理事，中华医史学会委员。

1979年，参加主编的《中医学新编》获1979年广东省科学大会奖。

1979年，在《新中医》第二期上发表论文《试论陈修园》。

1979年4月至1984年6月，任广州中医学院副院长。

1979年5月，参与主编《简明中医辞典》，由人民卫生出版社出版。

1979年，在《浙江中医药》第六期发表论文《甘麦大枣汤的应用体会》。

1979年6月，应香港新华中医中药促进会邀请，出访香港、澳门进行学术交流。

1979年9月，在北京就“中西医结合”问题发表讲话，认为关键是如何结合？把中医放在什么位置上？是否唯一正确道路？

1980年，任中华全国中医学会中医理论整理委员会副主任委员。

1980年，在《新中医》第二期上发表论文《高血压病的辨证论治》。

1980年12月，参与主编的《简明中医辞典》获广东省高教局科技成果二等奖。

1981年，在《广东医学》第一期上发表论文《中西医结合的回顾与展望》。

1981年，在《浙江中医杂志》第二期上发表论文《冠心病辨证论治的认识与体会》。

1981年，在《广东医学》第六期上发表论文《治疗脑血管意外经验》。

1981年11月，应日本中医学会邀请，出访日本参加第十四届汉方学术交流会。

1981年12月，论著《学说探讨与临证》由广东科技出版社出版，收集自1955年至1981年学术论文54篇共26万字。该书1983年获广东省卫生厅、高教局科技成果三等奖。

1982年，在《新中医》第二期上发表文章《怎样理解中医现代化》。

1982年，在《上海中医杂志》第二期上发表文章《建立中基新学科，提高教学质量》。

1982年，在《浙江中医杂志》第二期上发表论文《积精全神常葆青春》。

1982年1月，开始对"五灵止痛散"进行临床研究。

1982年2月，写信给中华全国中医学会，提出"不同意用中西医结合来代替中医"等六点意见。

1982年3月，任广州市科学技术委员会顾问。

1982年，在《新中医》第六期上发表书评《读日本〈中医学入门〉》。

1982年，在《山东中医杂志》第六期上发表自传体文章《万里云天万里路》。

1982年，在《中医杂志》第八期上发表论《〈伤寒论〉叙例辨》。

1982年10月，参加张仲景医圣祠修复落成典礼，并在南阳召开的中华全国中医学会仲景学说研讨会上作"《伤寒论》叙例辨"的大会发言。

1982年10月19日，任国家卫生部高等医药院校中医专业教材编审委员会委员。

1982年12月，任广州中医学院学位评定委员会委员。

1983年1月，任人民卫生出版社《中医年鉴》编委会委员。

1983年，在《中医杂志》第二期上发表文章《中医急诊术必须抢救》。

1983年，在《北京中医学院学报》第三期上发表论文《外感病辩证统一小议》。

1983年4月，在《新加坡中医学院第十八届毕业纪念特刊》上发表论文《心主神明论》。

1983年12月，参与主编的《中医大辞典（基础理论分册）》获广东省高等教育局二等奖。

1984年1月，撰写《中医古籍整理工作意见》，载于《中医年鉴》1984年卷。

1984年，在《新中医》第二期上发表书评《〈中医学辩证法概论〉读后》。

1984中，在《大自然探索》第二期上发表重要医政论著《中医学之前途》。

1984年3月18日，以一个“中共党员中医”的名义写信给徐向前元帅，反映中医药工作的意见。3月24日，中央领导同志做了“要认真解决好中医问题”的批示，邓铁涛教授的信与中央领导同志的批示作为《中央政治局会议参阅文件〔1984〕5号》印发。

1984年6月，应邀写信给北京中医研究院领导，就关于《近代中医论争史》一文发表自己的看法，使分歧意见达成共识。

1984年，在《中医药学报》第六期上发表论文《试论中医学之发展》。

1984年8月，五灵止痛散通过广州卫生局主持技术鉴定，获1985年广州市科技进步四等奖。

1984年11月，任中华医学会医史学会第二届委员会委员。

1985年至1989年，任中国中西医结合研究会第二、第三届理事会名誉理事。

1985年2月，在北京发起成立振兴中医基金委员会筹委会，并把研制五灵止痛散技术转让费五万元全部捐献给该委员会。

1985年4月，任中华人民共和国卫生部药品评审委员会委员，广东省卫生厅药品评审委员会副主任委员。

1985年6月，参与主编《实用中医内科学》，由上海科技出版社出版。

1985年，在《新中医》第七期上发表论文《治疗慢性肝炎经验》。

1985年，在《新中医》第十期上发表论文《新技术革命与中医》，认为：中医之振兴，有赖于新技术革命；中医之飞跃发展，又将推动世界新技术革命。

1985年11月，写信给广东省委、省政府领导同志，呼吁加强对中医工作的领导及管理，并在广东省振兴中医工作会议上发言，提出五点建议。

1986年1月，开始撰写《耕耘医话》，谈几十年之医学见解及临床心得，在《新中医》第一期起连续刊登至1990年第十二期，共计发表医话46篇。包括：《祝愿》《止血》《点舌》《剂型》《传脾》《痫疾》《临床》《珍凤》《灯火》《咳嗽》《黄芪（一）》《黄芪（二）》《读书》《头痛》《蛔虫》《甘草》《吞钉》《论治》《黄疸》《经典》《六味（一）》《六味（二）》《希望》《中风》《眩晕》《咳血》《薪传》《肠痈》《曹公》《小儿（一）》《小儿（二）》《降压》《不孕》《岭南》《辨证》《臌胀（一）》《臌胀（二）》《咽喉》《说汗》《砂糖》《两岸》《九零》《尿闭》《尿频》《腰痛》《甘温除大热》等。

1986年，在《古籍整理简报》第四期上发表文章《正确对待古籍整理》。

1986年4月23日，受聘中山医学院中医学科评审组成员。

1986年5月5日，任国家卫生部《汉英、汉法、汉德、汉日、汉俄医学大词典》编纂委员会委员。

1986年6月，任中华医学会广东分会医史学会主任委员。

1986年7月28日，应邀出席在吉隆坡举办的“第二届亚细安中医药学术大会”，在大会上作专题报告《冠心病的辨证论治》。

1986年9月，应邀出席在日本举行的“东洋医学研究会第四次日中中医学研究会学术会议”。

1986年9月，经国务院学位评定委员会批准，为中医内科学博士研究生导师。

1987年3月，开始带中医内科博士研究生。

1987年5月，点校中医古籍《岭南儿科双璧》，由广东高等教育出版社出版。

1986年10月，开始进行重症肌无力临床研究与实验研究的科研工作。

1987年，任中国中医研究院客座教授和辽宁中医学院荣誉教授。

1987年，在《新中医》第七期上发表论文《中医发展的现状与问题——在全国中医战略会议大会发言》。

1987年10月，撰写“金元四家”条目，载《中国医学百科全书·医学史》。

1987年12月，主编全国中医院校五版教材《中医诊断学》，由上海科技出版社出版；主编高等医学院校教学参考丛书《中医诊断学》，由人民卫生出版社出版。

1988年1月，承担卫生部课题《中国医学通史》编写工作，任编审委员会副主任兼近代史分卷主编。

1988年5月，著作《耕耘集》由上海中医学院出版社出版。该书收集自1981年至1988年间撰写的25篇论文，共计13万字。

1988年6月，主编《实用中医诊断学》，由上海科技出版社出版。

1988年，在《广州中医学院学报》第二期上发表论文《略论五脏相关取代五行学说》。

1989年1月，被英国剑桥世界名人中心收载入“世界名人录”。

1989年1月，撰写“温病专题讲座”，在《新中医》第1期起连续刊登至1990年第11期，共计讲座12讲即12篇论文，他们分别是：《温病学说的发生与发展》《伤寒及温病》《〈温病条辨〉与〈温热经纬〉》《外感与伏气，卫气营血与三焦》《风温》《湿温》《暑温》《秋燥》《叶天士先生问题三则》《〈温病条辨〉痹、疸论（一）》《〈温病条辨〉痹、疸论》《展望》。

1989年4月，在《吉林中医药》特刊上发表论文《对中医传统科研的意见》。

1989年，在《中药药理与临床》第五期上发表《延缓衰老中药药理研究之思路与方法》。

1989年9月，应邀出席泰国曼谷第三届亚细安中医药学术大会，在大会作专题报告《高血压的辨证论治》。

1990年，主编《中医证候规范》，由广东科技出版社出版。

1990年1月，任《中国大百科全书·中国传统医学卷》编辑委员会副主任委员及《治则治法》分卷主编，该书于1992年9月由人民卫生出版社出版。

1990年7月，致信国家中医药管理局领导，就中医药的科学技术、成果推广、人才培养、剂型改革等问题提出见解和建议，国家中医药管理局将来信全文载于《中医药工作通讯》并加编者按。

1990年8月3日，在吉林省与八位名老中医联名致信江泽民主席。同年10月9日，中共中央办公厅、国务院办公厅信访局回函答复，同意加强国家中医药管理局管理全国中医药工作职能等意见。

1990年10月，在北京人民大会堂“全国继承老中医药专家学术经验拜师大会”上，代表全国五百名老中医药专家讲话，提出“学我者必超我”的口号。

1990年12月，国家教育委员会为表彰邓铁涛教授对中医教育事业做出的贡献，颁发荣誉证书。

1990年12月15日，任《中国大百科全书·传统医学卷》编辑委员会副主任、《治法治则》分册主编。

1991年，在《中药新药临床及临床药理通讯》第1期上发表文章《中药新药评审浅议》。

1991年2月，参加主编的《中医名言录》获广东省中医药管理局科技进步成果二等奖。

1991年2月25日，经广东省人民政府批准，受聘为广东省中医医疗事故技术鉴定委员会副主任委员。

1991年5月，著作《邓铁涛医话集》由广东高教出版社出版，收集自1986年至1991年撰写的医案医话论文56篇，共计12万字。

1991年9月，应邀出席上海“全国中医基础学科建设及课程设置优化方案研讨会”，在会上就中医教育问题发表重要讲话。

1991年9月25日，任第二届全国中医诊断专业委员会顾问。

1991年10月28日，被聘为国际传统医药大会（北京·91）学术顾问委员会委员。由国家中医药管理局和世界卫生组织联合举办。

1991年11月23日，中华人民共和国国务院颁发邓铁涛教授政府特殊津贴证书，为国务院批准的第一批享受政府特殊津贴的专家。

1991年12月，主持《脾虚型重症肌无力的临床研究和实验研究》获国家中医药管理局科技成果一等奖。1992年11月获国家科学技术委员会科技进步二等奖。

1992年，在《中华医史杂志》第2期上发表论文《对近代中国医学史研究的几点意见》。

1992年4月，应美国加州大学医学院邀请做学术交流与临床会诊。

1992年5月24日，受聘为马来西亚中医专科研究院研究生导师。

1992年8月，发表论著《强肌建力饮（胶囊）治疗重症肌无力的理论、临床与药理》，载《中药药理与临床研究进展》第一册。

1992年10月，在广州中医学院设立“邓铁涛奖学金”，1992年12月进行首次颁奖。

1993年1月，参与国家中医药管理局八五期间科研项目投标中标，开始进行《新药（中药）强肌健力胶囊治疗痿证的开发研究》，1997年结题完成。

1993年1月17日，广东省科学技术委员会颁发邓铁涛为广东省科技发展专家顾问委员会第一届委员聘书。

1993年5月，邓铁涛教授出席广东省科学技术奖励大会。

1993年6月，在广东省佛山市成立“邓铁涛中医药开发研究所”。

1993年9月8日，受中共广东省委高校工委、广东省高等教育局、广东省教育厅、广东省人事局、广东省教育基金会等五个部门联合表彰，首次授予“南粤杰出教师”称号，荣获特等奖，奖金5万元。

1993年12月，出席东江纵队50周年纪念大会。

1993年12月8日，被聘为广东省振兴中医药基金会会长（证书：聘字〔1993〕14号）。聘期：1993年12月—1996年12月。

1994年1月13日，受聘为卫生部国家医学考试中心中医药医师考试专家委员会顾问。

1994年2月，点校中医古籍《医碥》（清代何梦瑶），由人民卫生出版社出版。

1994年5月，赴马来西亚为广州中医学院与马来西亚中医学院合办之

"内科专科班"讲课，为期一个月。

1994年11月2日，中华人民共和国人事部、中华人民共和国卫生部、国家中医药管理局颁发邓铁涛教授全国继承老中医药专家学术经验指导老师荣誉证书。

1994年11月4日，《解放日报》载《连续八个月寄药方　爱心飞过千山万水——上海患者幸遇广州"华佗"》一文报道邓老无偿送医送药治疗上海工人戴福海。

1994年12月，点校中医古籍金代张从正《子和医集》，由人民卫生出版社出版。

1995年3月，应国际传统医学与保健学术大会邀请，前往新加坡进行专题演讲。

1995年，任中华医学会《中华医史》第八届编辑委员会编委。

1995年12月，著作《邓铁涛医集》，由人民卫生出版社出版。

1996年8月，任国家中医药管理局中医药工作专家咨询委员会委员。

1996年10月，出席澳大利亚悉尼国际中医药学暨传统医学特色疗法学术交流大会，受聘为澳大利亚维多利亚中医中心永远名誉顾问。

1996年10月15日，出席澳门国际中医药学术研讨会，任学术顾问。论文《略论五脏相关取代五行学说》。

1996年10月26日至27日，在马来西亚吉隆坡出席第五届亚细安中医药学术大会。

1997年5月，在《中国中医基础医学杂志》第5期发表《试论吴鞠通病源学说的科学性》。

1997年6月15日，受聘加拿大卑诗省针灸医师联会荣誉学术顾问。

1997年11月，获得"广州中医药大学首批终身教授"荣誉称号。

1998年1月，著作《邓铁涛临床经验辑要》（18万字），由中国中医药出版社出版。

1998年2月4日，参与主编的《中医大辞典》获1997年度国家中医药管理局基础研究二等奖。

1998年8月11日，亲笔起草并联名任继学等全国八位老中医写信给朱镕基总理，反映中医药的情况，认为对待中西医的改革，决不能“抓大放小”。11月2日国家局办公室回函——朱总理做了批示：请张文康（注：卫生部长）同志研办，并请郑筱萸（注：时任国家药品监督管理局局长）阅。八老上书，对现代中医药事业的发展影响深远。

1999年1月，开始撰写“铁涛医话”。在《新中医》杂志1999年第1期开始，至2001年3月第3期，共撰写“铁涛医话”24篇，题目分别是：《希望》《辨证论治》《再论辨证论治》《血证》《中医脏象文献与临床序》《李东垣的科研成果方法与启示》《李东垣学说的临证体会》《岭南医学》《回归中医以振兴中医》《祝〈新中医〉而立之庆》《对抗生素的思考》《忆黄耀桑教授》《寄语青年中医》《人类不能没有中医》《碎石排石与溶石》《漫谈中医近代史》《读什么书》《继承不泥古发扬不离宗》《闲话“伟哥”》《中医现代化问题》《读书杂谈》《肺结核之治》《中医成才之路》《中医现代化科技发展战略研究》读后等。

1999年4月7日至4月8日，应国家药品监督管理局邀请，前往北京参加名老中医药专家座谈会，该次座谈会主要参加者是写信给朱镕基总理的八位老中医，卫生部及国家中医药管理局的领导也到会听取邓铁涛等老中医药专家的意见。

1999年6月，参与指导广州中医药大学总体规划两项重大课题《五脏相关学说的应用基础研究》《中西医结合疗法提高冠状动脉搭桥手术成功率的临床研究》工作，任两课题组的课题指导人。

1999年8月，主编《中医近代史》（37万字），由广东高教出版社出版。

1999年8月，经邓铁涛、任继学教授的倡议，并得到其他8位全国名老中医的响应，国家中医药管理局主办，吉林中医药管理局及长春中医学院承办，在长春举行“第一期全国名老中医临床经验高级学习班”。

1999年9月，邓铁涛教授出席国家中医药管理局科技奖励评审会议。

1996年9月6日，受聘为长春中医学院客座教授。

1999年9月19日，出席澳门国际中医药学术大会，论文《辨证论治》。

1999年11月18日，广州中医药大学第一附属医院为邓铁涛教授举行从医从教63周年纪念大会。

1999年12月1日，受聘华南师范大学客座教授。

2000年1月，主编《中国医学通史·近代卷》（124万字），由人民卫生出版社出版。

2000年3月28日，任“中国中医药网”专家团专家。由中国中医研究院信息研究所、香港中医药（中国）网络有限公司联合发予聘书。

2000年8月，出访法国里昂P4安全实验室、巴黎血液病研究所。

2000年9月2—4日，在泰国曼谷出席第六届亚细安地区中医药学术大会，论文《对抗生素的思考》获优秀论文奖。

2000年11月20日，与任继学等10名老中医上书李岚清副总理，表达对中医药现状的担忧：建议对40多年来的中医教育的效果包括中医院校的硕士、博士进行调查总结，彻底纠正中医教育不以中医药学为中心的偏差。

2001年1月，在《新中医》杂志上开辟“铁涛医案”专栏。认为医案是中医学术的重要内容之一，国外医学最近重视疾病的个性化，个案之总结是学术发展之基石，为了说明中医学术可以重复和后浪推前浪，也会收录学生的医案或由学生整理的医案。至2001年8月第8期，发表《医案》《脾肾阳虚证》《医案二则》等。

2001年1月，在《上海中医杂志》2001年第1期发表论文《怎样正确认识中医——对98、99级中西医结合7年制硕士班同学的讲话》。

2001年3月16日，受聘中华中医药学会60集大型电视纪录片《黄帝内经》专家委员会委员。

2001年4月20日，参加广东省中医院举行拜师国家名中医仪式暨门诊住院综合大楼奠基典礼。

2001年4月20日，在邓铁涛等名老中医的倡议下，广东省中医院举行第一届拜师活动，由邓铁涛等15位全国名老中医在医院收徒，同时于2002年5月实施由医院中青年骨干医师带广州中医药大学第二临床医学院7年制的硕士班学生制度。开创了“集体带，带集体”中医继承工作的新模式。

2001年5月26日至28日，出席中国（天津）首届中医药文化节，并在大会发言：21世纪应是中华文化的世纪，中医药必将在21世纪腾飞。

2001年6月12日，受聘全国高等中医药教材建设顾问委员会副主任委员。

2001年6月29日，应香港浸会大学邀请，出席“中医药前瞻国际会议”，并在大会上作“21世纪中医药——万里云天万里路”专题发言。

2001年8月10日，《现代教育报》B1版《中医药院校还能培养出合格的中医吗》报道邓铁涛等名老中医普遍的一种危机感。

2001年8月13日，任广东省中医药学会中医心理专业委员会顾问。

2001年9月4日，《明报》A9版《浸大颁四荣誉博士学位》报道中医药教育家邓铁涛教授将获颁荣誉理学博士。

2001年9月25日，任中华中医药学会内科分会名誉主任委员。

2001年10月28—29日，中国中医药学会、广州中医药大学在北京人民大会堂联合举办“全国著名老中医邓铁涛教授学术思想研讨会”。

2001年10月，国家中医药管理局在北京举行“第二期全国名老中医临床经验高级学习班”，为《碥石集》第二集作序。

2001年10月，中华中医药学会（原中国中医药学会）授予邓铁涛教授特殊贡献奖。

2001年12月4日，香港浸会大学授予邓铁涛名誉理学博士学位，由香港特别行政区长官董建华（校监）颁发荣誉学位证书。

2001年12月，起在香港《明报月刊》“新医疗保健”专栏发表文章。2002年1月《未来医学与中医》，4月《养生与节度》，6月《杀鸡焉用牛刀——谈中医治疗流感、禽流感》，9月《中医治高血压》，12月《祛瘀与冠心病》，2003年3月《脾胃虚损致重症肌无力》，4月《重症肌无力的生活调理》，6月《中医治疗“非典”》，11月《大陆不宜出售“伟哥”》，12月《“非典”康复期中医派用场》（邓铁涛、杨志敏），2004年3月《今年岁气助生禽流感》，6月《浅谈中西医配合治疗冠心病》，11月《漫谈高血压》，2005年5月《中医与麻醉》，2005年7月《漫谈“富贵病”》，2005年9月《中医对感染猪链球菌的对策》，2005年10月《糖尿病的综合治疗》，2005年12月《防治流感中医有对策》。前后4年共发表文章18篇。

2002年1月，在《新中医》杂志发表文章《寄语21世纪青年中医》。

2002年4月，在《新中医》杂志发表文章《中医院的改革与发展路在何方》。

2002年6月，在《新中医》杂志发表文章《纪念衡阳会议，忆崔月犁部长》。

2002年6月，广西中医学院学报季刊第5卷第2期刊登《走自己的路——邓铁涛教授访谈录》。邓铁涛对该院传统中医班的设计予以肯定，认为要把中医师带徒的传统和现代的教育相结合。

2002年9月，国家中医药管理局在上海举办“第三期全国名老中医临床经验高级学习班”，为《碥石集》第三集作序。

2002年10月12—13日，参加香港大学举办的“第二届庞鼎元国际中医药研讨会”，并授予邓铁涛名誉教授。

2002年10月21—26日，应上海市卫生局邀请，参加全国第三期名老中医临床经验高级讲习班讲授“祛瘀法的临床应用”。为《砭石集》第三集作序。

2002年11月，“2002穗港澳台中医药养生保健（广州）论坛”大会交流论文《八段锦与健康》。

2003年2月14日，就中医药抗击非典问题对广州日报记者发表讲话，认为广东非典属于春温病伏湿，针对本次发病医务人员感染较多的特点，认为医务人员接连加班加点救治患者，自身免疫力下降，研制“邓老凉茶”，供广东地区群众防治“非典型肺炎”。

2003年3月15日，《大公报》“非典型肺炎中医药专辑”邓老：不以病毒为本。

2003年3月18日，研制“强肌健力口服液”获国家药品监督管理局药物临床研究批件。

2003年4月8日，受聘广东省河源市金源绿色生命有限公司智囊团顾问。开发五指毛桃（五爪龙）。

2003年4月26日，写信给胡锦涛总书记：“您亲临广州指挥非典型肺炎之战，爱民亲民的形象永远留在广州人民和全国人民心中。您对吕玉波说‘中医是我们祖国的伟大宝库，应该在非典型肺炎的治疗中发挥作用’。我是一个中医，今年87岁了，我有责任出点力……因此附上拙作三篇，希望总书记在日理万机之余，费神赐阅是为万幸。”

2003年4月28日，特聘为《中医药学刊》特约撰稿人。

2003年5月1日，论著《论中医诊治非典》公开发表。

2003年5月5日，国家中医药管理局任命邓铁涛为专家顾问组组长。

2003年7月，中国科学技术协会授予“全国防治非典型肺炎优秀科技工作者”称号。

2003年7月15日，中华中医药学会授予“中医药抗击非典特殊贡献奖”。

2003年8月29日，出席《何竹林正骨医粹》出版首发仪式。

2003年9月1日，由香港浸会大学授予香港浸会大学中医药学院荣誉教授。（2004年6月26日授予）

2003年9月15日，《现代教育报》深度报道“现在的中医现代化是假的现代化”，报道邓铁涛等老一辈对中医教育的批评及对未来中医的思考。

2003年9月22日，中华中医药学会向邓铁涛教授等58位中医药专家颁发成就奖。

2003年9月22日，澳门日报B8版《穗澳合办中医养生保健学术交流会——邓铁涛倡澳设养生保健园》。

2003年9月23—28日，在陕西西安参加国家中医药管理局、陕西中医药管理局共同承办的“第四届全国名老中医临床经验高级讲习班”，为《碥石集》第四集作序。

2003年9月26日，受聘世界中医药学会联合会第一届高级专家顾问委员会委员。

2003年10月16日，获2003国际中医药学论坛“大会最高荣誉奖”（获奖者2位，另一位是钟南山院士）。

2003年11月8日，广州中医药大学邓铁涛研究所成立。

2003年11月8—14日，受国家中医药管理局委托，由省中医药管理局和广东省中医院主办，在广州举行的“第五届全国名老中医专家临床经验高级讲习班”，为《碥石集》第五集作《寄语21世纪青年中医（代序）》。

2003年11月19日，国家科技部219次北京香山科学会议执行主席，作主题评述报告《为中医药之发展架设高速公路》。

2003年12月5日，担任国家中医药管理局中医药继续教育委员会“优秀中医临床人才研修项目专家指导委员会”主任委员。

2003年12月获广州中医药大学授予“科技突出贡献奖”。

2004年1月1日，被《中国中医药报》评选为2003年度中国中医药界新闻人物。

2004年1月1日，被家乡广东省开平市月山镇人民政府评为2003年度优秀人物，表彰其“扶困助学　热心公益”。

2004年1月，获中华中医药学会颁发2003年度中华中医药学会科学技术一等奖。获奖项目名称为“中国医学通史的研究与编撰”。

2004年1月6日，写信给国务院副总理兼卫生部长吴仪，感谢吴仪副总理2003年支持中医介入抗击SARS，并将自己2003年11月在219次科技部香山会议所作的主题评述报告《为中医药发展架设高速公路》全文呈送吴仪副总理指正。

2004年1月7日，对香港《大公报》记者发表谈话，认为今年（2004年）气候不宜SARS大爆发，没有环境因素的支持，病毒缺乏繁殖动力。后来事实证明，果如其言。

2004年2月2日、5日、9日相继在《中国中医药报》发表《为中医药之发展架设高速路》文章。

2004年2月，在《中国基础科学》杂志上发表《21世纪——中医药学走向世界之契机》。

2004年2月14日，新加坡《狮城健康报》刊登邓铁涛《中医药必须深化改革》。

2004年3月18—20日，参加香港大学中医药学院教材评审。

2004年3月21—27日，在香港理工大学出席“第六届全国名老中医临床经验和学术思想高级讲习班”开幕式，发表“21世纪中医药腾飞”讲话，首场讲课“新技术革命与中医”。为《碥石集》第六集作序。

2004年4月12—19日，广西中医学院讲课。13日对全校学生讲课2小时“正确认识中医”，14日对全校教师讲课“寄语21世纪青年中医”。

2004年4月，广西中医学院名誉教授。

2004年5月10—11日，（在广州中医药大学）出席全国非医学专业本科毕业生攻读中医学研究生（简称“非医攻博”）培养工作研讨会，作报告《非医攻博的教育问题》。

2004年5月11日，担任国家医学教育发展中心《中国医药学博士论文集》编审委员会委员。

2004年5月15日，《广州日报》独家专访《重症肌无力鬼门关前中医可救命》，邓老明确地宣告：我有信心根治这种绝症！

2004年5月，主编《中医近代史研究》，获广东省科学技术二等奖。

2004年5月26日，《广州日报》A14版《铁肩担重任　杏林铸泰斗》栏目访问了为中医药学的传承做出卓越贡献的中国名医邓铁涛。

2004年6月8日，《羊城晚报》头版《百名老中医签名拒红包》报道邓铁涛向全省中医药界倡议抵制行业不正之风。

2004年6月19日，《广州日报》《杏林国宝薪传岭南》专题报道《铁肩担道义》，报道广西中医学院刘力红博士到广州向中医泰斗邓铁涛教授拜师《主流媒体应为中医发展鼓和呼》。

2004年7月1日，《南风窗·中医药之惑》栏目专访邓铁涛、游向前、刘力红《再这样下去，中医前景堪忧——医家三人谈》。

2004年7月，中华中医药学会终身理事。

2004年7月10日，受聘为中共广州中医药大学委员会“广州中医药大学专家库专家”。

2004年8月8日，广东省中医药学会疑难专业委员会第一届委员会主任委员。

2004年8月8日，广东省佛山市南海区妇幼保健院客座专家。

2004年8月11日，《中国中医药》报头版新闻图片介绍邓铁涛治疗重症肌无力及“强肌健力饮”。

2004年8月13日，《广东科技报》C2版刊登《中医要走自己的路——访岭南中医泰斗邓铁涛》。

2004年8月13日，《广东科技报》C4版专访，邓铁涛认为“买中成药也要凭医生处方”是照搬西医的做法，最重要的是提高群众的常识，关键在于中医学的科学普及。

2004年8月27日，中国中医药报的“杏林传薪”系列报道之一《培养一批“铁杆中医”——邓铁涛教授谈中医教育》。

2004年9月1日，受聘为香港浸会大学中医药学院学术顾问。

2004年9月4—6日，在香港出席香港注册中医学会、中华中医药学会名医学术思想研究分会主办，河南省中医院承办的“2004国际中医药学术交流大会”，任大会学术委员会主任委员，做首场专题报告《为中医药的发展架设高速公路》。

2004年9月9日，《非医攻博的教育问题》被收入《中国中医药报》“视点”专栏。

2004年9月10日，被全国科技名词审定委员会和中国中医研究院聘为第二届中医药学名词审定委员会顾问。

2004年9月18—19日，出席香港中西医结合学会和广东省中医药学会热病专业委员会在香港举办的“香港中西医结合防治传染病（热病）研讨会”，任名誉主席，作首场专题报告《论中医诊治传染病》。

2004年9月20日，香港《大公报》载《仁济喜迎内地中医名人》报道仁济医院董事局主席李文俊欢迎中医药管理局官员及邓铁涛等内地中医界名医。

2004年9月22日，香港《大公报》D9版中华医药专版刊登《中国名老中医邓铁涛：港医疗水平可望20年内达国际水平》《邓老访仁济中医门诊》。

2004年9月，日本东洋学术出版社《中医临床》2004年9月第3期，总第98期，［特稿］《广东省与SARS》：刊登广州中医药大学终身教授邓铁涛访谈录：为中医治疗的实现而自豪——徒弟制度在广州结出成果。同期刊登邓铁涛文章《21世纪是中医药腾飞于世界的时代》。

2004年9月，《现代医院》第4卷第9期，总第23期，刊登《中医名家邓铁涛教授学术成就特辑》。

2004年10月19日，国家中医药管理局在杭州举办“第七期全国著名中医学家临床经验高级讲习班”，作首场报告《论中医诊治传染病》。为《碥石集·第七集》作序及刊登《为中医药发展架设高速公路》《论中医诊治非典型肺炎》《登革热与登革出血热》。会议期间，2004年10月20日在浙江省中医院“全国名中医专家学术经验继承教学”大会上，与浙江省中医院呼吸生理研究中心主任骆仙芳建立师徒关系。

2004年10月，受聘为浙江中医学院附属医院学术顾问。

2004年10月，科技部《科技中国》10月号发表邓老文章《治疗SARS：中医药无可取代》。

2004年10月28日，为《日本专家讲稿汇编》作序。（广州2004年邓铁涛学术思想国际研讨会交流材料）

2004年11月6日，《中国医药报》7版《古老中医学“牵手”高科技》专题报道著名光学家刘颂豪院士与中医名宿邓铁涛教授共同开创了一个新的医学体系——“光子中医学”。

2004年11月8日，会见到广州中医药大学“研修旅行”的日本东洋出版社《中医临床》山本胜司等人。

2004年11月13—15日，国务院批准，出任世界中医药学会联合主办、中国中医研究院承办的“第三届国际传统医药大会”学术委员会学术顾问。

2004年11月17日，广东省中医药学会终身理事，获广东省中医药学会特别贡献奖。

2004年11月18—19日，在广州召开“邓铁涛学术思想国际研讨会”。指导单位是国家中医药管理局、中华中医药学会，主办单位是广州中医药大学、广东省中医药局、广东省中医药学会。邓铁涛在大会作特别演讲“中医与未来医学”。到会300余人，其中境外嘉宾80余人，到会的国宝级中医学家有任继学、朱良春、路志正、吉良晨、何炎燊、张学文等，并由任继学代表名老中医在大会发言。配合研讨会出版邓铁涛学术专著8部：《实用中医诊断学》《邓铁涛学术思想研究Ⅱ》《邓铁涛寄语青年中医》《邓铁涛医案与研究》《心脾相关论与心血管疾病》《八段锦——邓铁涛健康长寿之道》《国医大师邓铁涛》*Analects of International Symposium on Deng Tietao's Academic Thoughts*。

2004年12月2日，出席广东省中医院全国名老中医拜师大会。广东省中医院26位专家拜邓铁涛等10位名老中医为师。邓铁涛收徒弟张敏洲、阮新民、林宇、王文奎4人，以及编外弟子网易创始人丁磊、香港凤凰卫视主持人梁冬2人。

2004年12月2日，发起到会名老中医7人联名上书温家宝总理。建议组织课题研究组调查50年来中医药的情况，以便深化改革，并亲书墨宝“我以我血荐岐黄”广邀名老中医签署。

2004年12月6日，《日中健康学会予稿集》日本“第11届中日健康学术研讨会”任组委会中国委员。

2004年12月11日，出席香港中药学会第二届理事会就职典礼暨“中药发展之思考”研讨会。作专题报告《中药发展之思考》。受聘为该会荣誉顾问。

2004年12月18日，为第五期全国经方运用高级研修班讲课“正确认识中医”。

2005年1月1日，受聘为广州中医药大学第一附属医院专家咨询组成员。

2005年1月6日，《中国中医药报》7版发表邓铁涛为电视纪录片《黄帝内经》再版序。

2005年1月10日，为北京中医药大学团委主办学刊《中医天地》题词，并赠送5本《邓铁涛寄语青年中医》。

2005年1月11日，为广州中医药大学第一附属医院大内科通讯创刊号题刊名——《内科通讯》。

2005年1月17日，接待北京香山会议组委会杨炳忻教授，筹备4月份召开的香山会议。

2005年2月1日，被聘为全国普通高等教育中医药类精编教材指导委员会委员。

2005年3月19日，在广州中医药大学伤寒研讨会上做学术报告《中医诊治传染病》，与日本春光苑汉方研修会会长栗岛行春、东洋医学药学古典研究会会长角田睦子等同为主讲人。

2005年3月20日，日本东洋学术出版社《中医临床》2005年3月第1期，总第100期，［特稿］报道“邓铁涛学术思想国际研讨会（广州·2004）”，全文刊登邓铁涛特别演讲《中医与未来医学》。

2005年3月，总101期《收藏家》“万方楼珍藏古今名医处方”发表邓铁涛在1976年1月3日予病患周某的处方墨宝。

2005年3月及6月，香港《保健杂志》总第58期及总第59期“专家论坛”刊登邓铁涛《为中医药之发展架设高速公路（一）》和《为中医药之发展架设高速公路（二）》。为该文撰写英文提要1 000字。

2005年4月1—3日，应澳门“2005ISCM国际中医药学术会议”邀请，出任特邀主讲嘉宾。演讲题目《光子中医学与新世纪的中医学》。邓铁涛本人因事未能出席，委托莫飞智代表宣读。

2005年4月3 日，出席广州中医药大学医史文献年会。

2005年4月8日，出席广东省中医院脑血管病中心成立典礼暨“脑血管病外科治疗新进展”学习班讲课，并为刘海若会诊（刘海若是凤凰卫视主持人，2002年在英国遭遇火车事故，北京凌峰教授赴英主诊）。

2005年，《科技中国》（4月号）杂志上刊登了凌峰教授《整体自洽医学理论在医疗实践中的应用探索》一文。同时刊登邓铁涛《〈整体自洽理论医疗实践的应用探索〉读后》。邓铁涛表示：一、凌峰的文章真实地记录了刘海若抢救治疗过程，客观地分析了其所以成功的关键——中西医结合得当；二、中西医结合所以得当，是由于能正确认识和平等对待中医学术；三、其所以能够正确处理和运用中西医结合，文章总结出是哲学思想的指导——“整体自洽理论”。最后，邓铁涛肯定了凌锋教授提出的“整体自洽理论”是可以成立的，是一个创新，应予肯定，并致以祝贺。

2005年4月13—15日，在郑州参加中医药治疗艾滋病的研讨会。讲课“中医与未来医学”。

2005年4月17—18日，在北京出席中国科学技术信息研究所承办的“新时期中医药发展战略与政策论坛”，做大会报告《中医药发展战略——中医是什么医学》。全文以《继往开来，开创中医学发展新局面》刊登于《中国软科学》2005年第5期总第173期。

2005年4月26日，为第一临床医学院03级七年制作报告《非医攻博的教育问题》

2005年4月27日，在人民大会堂献出秘方“加味珍凤汤”。获国家中医药管理局颁发证书“无偿捐献秘方　支持中医药事业”。此为国家中医药管理局主办的“全国名老中医首批献方大会”，共有6位名老中医无偿献方。邓铁涛献出的是用于治疗慢性泌尿系统感染的验方。

2005年4月，《中国中医药报》刊登邓铁涛为北京中医药大学《中医哲学基础》教材撰写的书评。

2005年5月10—12日，在北京香山科学会议第253次学术讨论会任执行主席，会议主题 “生物医学科学与中西医结合的前沿交叉”。邓铁涛作中心议题报告《中西医结合的方向》。还有《中医与未来医学》和《再论中医药必须深化改革》共3篇收入论文汇编。（是次会议另3位执行主席是华南师范大学刘颂豪院士、广州医科大学终身教授谢楠柱、全国中西医结合学会会长陈可冀院士）

2005年5月16日，出席白云山和记黄埔现代中药研究院成立大会，受聘为研究顾问。

2005年5月20日，在广州出席"全国内科疑难病诊治高级研讨班"暨广东省中医药学会疑难病专业委员会第一次学术会议，作首场讲课"中医与未来医学"。

2005年5月22日，作为指导教师出席中医内科学博士生徐志伟论文答辩《逍遥散抗心理应激损伤学习记忆的有关神经生物学机制研究》。

2005年6月15日，《广州中医药大学校报》第8期副总第167期头版图片新闻，报道邓铁涛亲自向获得第12届邓铁涛奖学金的14名学生颁奖。

2005年6月17日，出席"全国四大经典课程教学骨干教师培训班"，期望学员们多培养能熟练运用中医经典的铁杆中医。

2005年6月23日，国家科技部派马燕合司长到广州，邀请邓铁涛出任首席科学家负责国家973项目。7月1日在北京举行受聘大会，颁发聘书。邓铁涛被聘为国家重点基础研究发展计划（973计划）"中医基础理论整理与创新研究"项目首席科学家。7月15日再次在北京颁发聘书聘请邓铁涛为973计划中医理论基础研究专项专家组组长。

2005年6月28—30日，出席中华中医药学会与南通市政府主办，并由广东省中医院、江苏省南通市良春中医药研究所、南通市中医院联合承办的"著名中医药学家学术传承高层论坛"，代表老中医药家发言，参与点评、答疑、解惑。论文集《名师与高徒》编委。

2005年7月15日，国家科技部在北京召开"973计划中医理论研究专项2005年项目启动会"，首席科学家邓铁涛以专项专家组组长主持"中医基础理论整理与创新研究”汇报并讨论项目实施有关事宜。

2005年7月22日，广东省委书记张德江会见邓铁涛，共商建立广东中医药强省大计。

2005年8月19日，出席首届腹针国际研讨会开幕式（广东省中医院与北京薄氏腹针研究院承办），接受中央电视台十套《大家》栏目采访。

2005年8月25日，题词：上海《中医文献杂志》（季刊）2005年第3期（总第八十七期）。

2005年8月，人民出版社出版《中医临床必读丛书》，金代张子和所撰《儒门事亲》由邓铁涛与赖畴整理。

2005年8月28日，为国家中医药管理局在宁夏召开的“第八届全国名老中医临床经验和学术思想高级讲习班”论文集《碥石集》第八集作序——开篇首段：“今年8月15日是抗日战争胜利60周年纪念日。中国100多年屈辱挨打的日子早已一去不复返了！如果说抗战胜利是中华复兴的第一页，按60年一个甲子计算，新的60年开始了，中华和平崛起的新一页开始了。中华文化的崛起，是中华和平崛起的主旋律，是重要组成部分。中医是中华文化的瑰宝，人类的卫生保健，也需要中医的参加。”

2005年9月1日，受聘连任为香港浸会大学中医药学院学术顾问。

2005年9月5日，出席研究生入学教育暨奖学金颁奖大会，颁发“邓铁涛非医功博优秀研究生奖学金”，在大会讲话：希望研究生学思并重，德艺双馨。

2005年9月6日，就我国将中医药学申报世界文化遗产上书卫生部佘靖部长表达不同意见。

2005年9月，中央电视台十套《大家》栏目播出“中医学家——邓铁涛”。

2005年9月25日，《广州日报》A2版报道“建设中医药强省高峰论坛开幕——顶级专家献计广东”，中医药权威专家邓铁涛等出席了论坛。

2005年9月25日，《羊城晚报》头版《建中医药强省广东够条件——张德江为论坛作出重要批示，认为“这件事办得好”》报道在广州鸣泉居召开建设中医药强省高峰论坛，邓铁涛在大会发言，题为“建设中医药强省的展望”。

2005年10月10日，《中国中医药报》头版“香港患者向邓铁涛研究基金捐赠20万元”。报道邓铁涛治疗香港患者李荣作肌萎缩侧索硬化症。

2005年10月18日，上海《中医文献杂志》第四届编委会顾问。

2005年10月26日，受聘广西中医学院经典中医临床研究所名誉所长。

2005年10月29日，就禽流感问题，写信给广东省委书记张德江，建议冷处理，有中医药在，任何流行性感冒不可怕，并附上2002年6月在香港发表的文章《谈中医治疗流感禽流感》。

2005年11月1日，书写墨宝“治学明德　尚行育人　学贯中西”作为广州中医药大学送给广东外语外贸大学四十华诞贺礼。

2005年11月2日，在广州中医药大学大学城校区召开国家“973计划”中医基础理论研究专项《中医五脏相关理论继承与创新研究》课题实施启动会。国家科技部程津培副部长和国家中医药管理局于文明副局长到会讲话，邓铁涛教授讲话题为“中医五脏相关理论继承与创新研究”指出：“时已21世纪，中医理论应开始向‘质’的变化发展，此其时矣，但工作的艰巨是难以估计的。凡事必有一个开始，我们愿做先行的卒子，我们想以‘五行’作为切入点，保留其合理的内涵，除去古老的外衣及其不合理的部分，使之更加符合客观规律并加以创新发展，为中医理论的革新走试行的一步。”

2005年11月5日，担任“首届中国传统医药国际化高峰论坛”名誉主席兼论坛专家委员会主任，书面发言《中医与未来医学》收入论文集，并题词。

2005年11月6日，出席在广州暨南大学召开的“广东省医学会第七次医史学术会议”。

2005年11月11—13日，受聘为中国中医药报社主办的“第二届中国中医药发展大会”组委会委员，并题词。书面发言《21世纪是中医药基础理论发展的新时代》，发表在11月14日《中国中医药报》题为《21世纪中医药必将腾飞》并刊登于2006年1月总第17期《中华临床医药杂志》。

2005年11月11日，国家中医药管理局委派科教司苏司长到广州来邀请邓铁涛担任“国家中医药管理局中医药防治人禽流感研究特别专项课题”负责人。课题编号：国中医药科流感专项01号。

2005年11月，商务印书馆出版由中央电视台《大家》栏目采访编辑的《大家医精诚》，收录了对邓铁涛的访谈。

2005年11月，《实用中医诊断学》获中华中医药学会科学（著作）三等奖。《中医近代史研究》获中华中医药学会科技二等奖。

2005年11月23日，出席第12届中日健康学术研讨会，担任组委会委员，广州中医药大学主办，在广州海航中央酒店举行。

2005年11月26日，出席2005年第二届全国暨广东省热病高研班、广东省第七届感染病研讨，作首场讲课“展望温病学”。

2005年12月14日，全国中医优秀临床人才第八期培训班（温病主题），邓铁涛演讲半小时，希望将在座学员培养成为“铁杆中医”。首场讲课题目“温病三讲”由弟子代讲。

2005年12月15日，卫生部、教育部、中央电视台主办“2005医学大家校园行”，主题：弘扬医德医风大家在行动。邓铁涛在广州大学城讲课一个多小时，演讲题目“仁心仁术”。

2005年12月17日，《南方日报》12专版《青春作伴　追求卓越》报道广州中医药大学第三附属医院20周年院庆，刊登邓铁涛题字“培养铁杆中医以振兴中医”。

2005年12月21日，就我国中医药知识产权问题上书卫生部佘靖副部长，表示绝对不能让外国人承包药材的GAP生产。

2005年12月24日，广东省中西医结合学会授予特别贡献奖。

2005年12月24日，受聘为广东省中西医结合学会终身理事。

2006年1月1日，受聘为广州中医药大学第一附属医院专家咨询组成员（2006年1月1日—2006年12月31日）。

2006年1月4日，推荐关于中医药知识产权的建议文章，写信给卫生部副部长佘靖。

2006年1月10日，写信给广东省委书记张德江，信中说广东省建设中医药强省大会必将载入中医现代史。张德江书记批示转发省卫生厅。1月22日张德江书记派甘秘书长前往探望邓铁涛，感谢邓铁涛建言献策。

2006年2月6日，《中国中医药报》头版刊登邓铁涛在为浙江中医学院更名为浙江中医药大学暨浙江中医学院学报30周年的贺词对他所提出的“铁杆中医”一词进行了详细的阐释，即“立足于中华文化深厚的基础之上，既善继承又勇于创新的人才。他们有深厚的中医理论，熟练掌握辨证论治，能运用中医各种治疗方法为患者解除疾苦的医生。他们有科学的头脑，有广博的知识，能与21世纪最新的科学技术相结合，以创新发展中医药的优秀人才，乃铁杆中医也”。

2006年2月15日，邓铁涛联同吕玉波写信给广东省委副书记蔡东士，建议将《中国中医药报》连载的一部小说《药铺林》拍摄成电视剧，借助当今电视剧这强大的媒介艺术形式传播出去，对弘扬中医药文化的精髓，以及我省建设中医药强省，无疑会取到有力的宣传普及效果。

2006年2月24日，《广东科技报·广东中医药》专版《大哉中医——邓铁涛的世纪拥抱》报道邓老一生不遗余力为中医药事业。

2006年2月25日，《中医文献杂志》2006年第1期（总第89期）刊登邓铁涛《谈古医籍整理工作》访谈记录。

2006年2月28日，邓铁涛出席在广州召开的“邓老凉茶2005年经销商总结表彰大会2006年春夏季优惠订货会”作简短演讲。

2006年3月18日，为广州中医药大学医学求益社讲课“继承国医 不忘历史”，讲述国医抗争史及其现代意义。

2006年3月29日，出席广东省中医药局“广东省中医工作会议”。

2006年5月18日，《中国中医药报》4版教育版《脉学高手亲授业岐黄后人喜学技》，报道邓铁涛为深圳脉学班题词“数千年之脉学不能成为绝学，必须精研脉学以振兴中医”。

2006年5月29日，凉茶被批准为国家级非物质文化遗产，邓老凉茶秘方为支撑配方之一。

2006年6月1日，《中国中医药报》3版健康版刊登邓铁涛读书随笔《有感于戴爱莲论现代化》。

2006年6月，受聘中国中医科学院首届学术委员会主任委员。

2006年6月13日，全国政协副主席霍英东先生从香港捐赠500万港币给广东省中医院邓铁涛中医药人才培养基金。由霍英东先生的秘书长何建立先生代表接受邓铁涛回赠墨宝“推动中医学术造福世界人民”和“寿而康”给霍英东先生。

2006年7月，为国家级继续医学教育项目用书《医学人文读本》作序《让人文把握医学科学》。

2006年7月22日，出席国家重点基础研究发展计划（“973”计划）中医理论基础研究专项《中医五脏相关理论继承与创新研究》子项目2006年度中期检查工作会议并发言。

2006年7月22日，上午首席科学家邓铁涛教授和徐志伟校长主持召开了大学973课题“中医五脏相关理论继承与创新研究”2006年第2季度工作检查及研讨会。

2006年7月24日，出席“落实中医药强省战略部署全面推进河源五指毛桃产业建设研讨会”，发言并献墨宝。

2006年8月5日，出席“广东中医药强省宏兴‘名药’培育论证会暨丹田降脂丸二十年学术研究回顾”大会，发言。任德权局长出席。

2006年8月8—10日，邓铁涛教授主持中医基础理论教材编写工作会议，地点番禺。

2006年10月5日，《江苏中医药》2006第10期刊登邓铁涛题词贺创刊50周年。

2006年10月8日，受聘有300多年历史的中华老字号宏兴制药首席学术顾问。

2006年10月18日，受聘广东省中医药学会中医诊断专业委员会第一届委员会顾问。

2006年10月21日，出席广东省中医药学会中医诊断委员会成立大会暨中医诊断学术研讨会。

2006年11月10日，出席第4届中国广州国际中医药学术会议暨第3届国际中医药教育研讨会并讲话。

2006年11月11日，出席大学城广州中医药大学建校50周年庆典，题词“振兴中医药开创新辉煌”。

2006年11月15日，《环球人物》第17期封面故事刊登《邓铁涛，五次上书捍卫中医》。该期以《生死中医》为封面主题。

2006年12月4日，《中国中医药报》2版综合新闻《邓铁涛：中国目前最缺中医》。

2006年12月20日，荣获“中华中医药学会首届中医药传承特别贡献奖”。

2006年12月20日，出席第二届“著名中医药学家学术传承高层论坛”并讲话，接受中央电视台《中华医药》采访。

2006年12月21日，由中国文化书院和广州中医药大学邓铁涛研究所合作拍摄的邓铁涛中医药专辑在广东大厦正式开机，此片是二十集科学文化电视片《苍生大医　世纪苦旅》的重要部分，独立成篇。参加开机仪式的有国家科技部程津培副部长、刘爱琴（原国家主席刘少奇之女）、左太北（抗日名将、八路军副参谋长左权之女）、胡木英（中央政治局原委员胡乔木之女）、雷于蓝副省长等。

2006年12月23日，《羊城晚报》A7版报道《三位名人之后莅穗力挺中医》。报道刘爱琴（原国家主席刘少奇之女）、左太北（抗日名将、八路军副参谋长左权之女）、胡木英（中央政治局原委员胡乔木之女），听了邓铁涛介绍广东中医参与治疗SARS死亡率最低，从动机、疗效、废立、振兴、历史等畅谈对中医、对中华文化传统文化的看法。

2007年1月1日，受聘广州中医药大学第一附属医院专家咨询组成员。

2007年1月1日，受聘南京中医药大学基础医学院中医临床技术交流协会名誉顾问（终身）。

2007年1月11日，《人民日报》（海外版）7版健康专题创版邓铁涛《上工"治未病"》。8版邓铁涛等10位名老中医连同11位院士及11位院长共同倡导发展中国特色"治未病之人"的健康保障体系。

2007年2月，受聘浙江省名中医研究院专家学术委员会特聘委员。

2007年2月28日，《中国中医药报》3版视点报道"首届中医药传承特别贡献奖"邓铁涛等136位著名中医药学家受到中华中医药学会的表彰，并刊登由邓铁涛牵头草拟的《告全国青年中医书》（出席第二届著名中医药学家学术传承高层论坛的全体老中医）。

2007年4月，获广州中医药大学"科技工作特别贡献奖"。

2007年5月7日，《侨报》B9今日广东版"中医药强省果得宝玉"广州中医药大学终身教授邓铁涛说："我活到90岁，看到了中医药发展的春天。"

2007年6月25日，《中国中医药报》头版报道，邓铁涛入选首批国家级非物质文化遗产传统医药"中医诊法"项目代表性传承人。

2007年8月，受聘广东省中医药科学院顾问。

2007年9月10日，获广州中医药大学颁发“第十届新南方教学奖励基金”特殊贡献奖。此奖项仅2人荣获，另一人是李国桥教授。

2007年9月15日，出席第八次全国中西医结合心血管病学术会议开幕式并发言。这是邓铁涛自2007年2月5日脑梗死休养半年多，愈后首次出席大会。

2007年9月21日，美国UCLA东西方医学中心许家杰教授到中国访问，赠送奖座，感谢邓铁涛教授对传统医学所做的卓越贡献。

2007年9月22日，出席第三届世界中西医结合大会开幕式。接受美国电视台采访，内容：口述历史——中国第一代中西医结合专家访谈。此为美国东西方医学中心许家杰教授研究课题。

2007年10月20日，《光明日报》头版刊登邓铁涛对中国共产党十七大感想《人人享有医疗服务好》，并转载在10月22日《中国中医药报》头版《十七大专题报道》。

2007年11月26日，出席第三届著名中医药专家学术传承高层论坛暨全国首届中医药传承高徒奖。

2007年11月26日，《中国中医药报》4版教育版刊登报道《著名中医学家邓铁涛访谈录——发展中医人才是根本》，以及邓铁涛教授为广州中医药大学第一附属医院大内科培养中青年教师计划题词“人才是根本”。

2007年11月27日，在广州大学城出席国家“首届中医药传承高徒奖”颁奖典礼。邓铁涛学术继承人邓中光获高徒奖，跟师感言：“中医药犹如和氏璧，它的璀璨，需要和氏精神。”

2008年1月23日，被国家中医药管理局聘为“治未病”工作顾问。

2008年4月15日，获世界中医药学会联合会王定一杯中医药国际贡献奖。

2008年9月8日，受聘同济大学“中医大师传承人才培养计划项目”特聘教授及导师。

2008年11月21日，《中国中医药报》头版刊登邓铁涛为广州中医药大学研究生教育30周年题词“四大经典是根　各家学说是本　临床实践是生命线　仁心仁术乃医之灵魂　发掘宝库与新技术革命相结合是自主创新的大方向”。

2009年3月15日，被美国2009中医药发展五洲论坛暨美中第三届国际中医药学术研讨会授予终身成就奖。

2009年4月，国家科技部聘请邓铁涛为国家重点基础研究发展计划（“973”计划）中医理论专项第二届专家组顾问，任期三年。

2009年5月13日，《中国中医药报》头版头条《首届国医大师评选揭晓》，国家人力资源社会保障部、卫生部、国家中医药管理局决定授予首批30位“国医大师”荣誉称号。邓铁涛成为首批国医大师。国医大师将享受省部级劳动模范和先进工作者待遇，并于6月19日在北京举行隆重颁奖仪式。

2009年6月，获中华中医药学会终身成就奖。

2009年7月1日，国医大师邓铁涛颁授仪式在广州中医药大学第一附属医院举行。广东省中医药局主办，国家中医药管理局王国强副部长颁授国医大师绶带、奖章、证书。雷于蓝副省长颁授国家级非物质文化遗产传统医疗项目（中医诊法）代表性传承人绶带、奖章、证书。

2009年7月15日，邓铁涛主持的“中医五脏相关理论基础与应用”研究项目，获广东省人民政府“广东省科学技术一等奖”，奖励证书由广东省人民政府颁发。

2009年8月2日，日本中医学界北辰会藤本莲风带团前来中国广州祝贺邓铁涛教授荣获国医大师称号。

2009年11月30日，受聘中国中医科学院荣誉首席研究员。（中科学〔2009〕336号）

2010年4月6日，国家中医药管理局中医药继续教育委员会文件，邓铁涛教授任全国优秀中医临床人才研修项目专家指导委员会主任委员。（国中医药继教委发〔2010〕2号）

2010年6月，《千年中医》——首批“名医”系列邓铁涛专辑开拍。国家中医药管理局支持，中国中医科学院和“中国千年文化工程”联合摄制。（国家中医药管理局2008年1月28日国中医药函〔2008〕32号）

2011年1月1日，受聘为澳大利亚-澳华中医学会第十一届理事会名誉顾问（2011和2012，澳大利亚纽省社团注册号：Y1012227）。

2011年2月26日，为第六届著名中医药学家学术传承高层论坛作录像讲话：“……中国的医学，在全世界里面，没有一个国家能像中国中医学那样，有五千年的、连续不断的、不断在发展的并没有断代的医学，世界上是没有的……”

2011年3月4日，国家科技部文件（国科发基〔2011〕71号）首席科学家邓铁涛主持国家重点基础研究发展计划（“973”计划）“中医基础理论整理与创新研究”项目结题正式通过验收。

2011年4月，《中国百年百名中医临床家丛书》再版。2011年04月01日，《国医大师卷·邓铁涛》由中国中医药出版社出版。

2011年5月10日，受聘光明中医杂志社第七届编辑委员会名誉主任委员。

2011年5月31日，“支部生活听邓老讲故事”，广州中医药大学工会统战部宣传部党支部，聆听邓铁涛讲在东江纵队和新中国成立后参加土地改革的经历。邓铁涛说，过去无数先烈为新中国献出生命，今天我们不能忘记，我们要为振兴中医努力，做铁杆中医。

2011年6月7日，受聘香港大学荣誉教授（2011年7月1日—2014年6月30日）。

2011年6月14日至18日，美国人类学家艾理克博士第三次采访邓铁涛。艾理克作为中科院社会研究所访问学者，取得英国威康信托的资助，主要采访邓铁涛有关近代中医历史。

2011年6月25日，为同济中医大师班第二期学员讲课“中医基本理论”。

2011年6月28日，广州中医药大学第一附属医院成立邓铁涛保健专家团队。

2011年6月，《中华中医昆仑·邓铁涛卷》历时三年，五易其稿由中国中医药出版社出版发行。

2011年7月1日，中共广东省委颁发“南粤七一纪念奖章”，邓铁涛入党五十二周年，荣获奖章。

2011年7月22日，国家中医药发展论坛（“珠江论坛”）第四届学术研讨会在白云国际会议中心召开。邓铁涛视频发言。

2011年11月10日，英国伦敦中医学院院长梅万方访问邓铁涛，访谈对话见《广州中医药大学校报》2012年2月29日第一期第4版。

2011年11月，《国医大师邓铁涛之“铁杆中医”说》由广东省发展中医药事业基金会与广州中医药大学邓铁涛研究所印制。

2012年1月1日，弟子邱仕君主编《邓铁涛用药心得十讲》，由中国医药科技出版社出版。

2012年1月1日，《中医基本理论》由科学出版社出版。

2012年1月1日，受聘广州中医药大学香港校友会荣誉会长。

2012年2月23日，第二次参观广东中医药博物馆，捐赠珍贵藏品一批，其中：《中国针灸学研究社社员证书》是民国二十四年（1935年）由著名针灸学家和中医教育家承澹庵先生签发。

2012年2月25日，捐赠广东中医药博物馆“中国针灸学研究社社员”证书1张、博士袍1套，以及“中华文化黄河发源……”“中医瑰宝”“一代宗师”题字3幅。

2012年6月，受聘中华国际医学交流基金会《环球中医药》杂志第二届编辑委员会顾问，聘期三年。

2012年8月，被聘为中华人民共和国文化部、国家中医药管理局《中华医藏》专家委员会委员（聘期2012年8月—2015年8月）。

2012年8月，被聘为全国高等中医药教学管理研究会中医药类精编教材专家指导委员会委员。

2012年9月，向广州中医药大学图书馆捐赠《国医大师邓铁涛墨迹》。

2012年10月8日，受聘广州中医药大学/学报编辑部第八届编辑委员会特邀顾问（聘期4年）。

2012年11月，国家中医药管理局颁发《中国中医药年鉴》工作特别贡献奖。

2012年11月11—15日，由国家中医药管理局、广东省中医药局主办的“国医大师邓铁涛教授学术经验研修班”在广州中医药大学第一附属医院成功举办。12日邓铁涛出席开班仪式并作特别报告——《中医之路》。

2012年11月，应黑龙江省中医研究院之邀，为国医大师张琪教授挥毫题词，祝贺张琪教授从医70年暨九十华诞。

2012年11月，应祝谌予学术传承工作室祝勇之邀，为纪念祝谌予教授一百周年诞辰暨《医文集》出版题词。

2012年11月23日，为中华中医药学会方剂学分会主任委员连建伟教授主编，知识产权出版社出版的《中华当代名中医八十家经验方集萃》作序。

2012年12月7日，受到中华医学会《中华医史杂志》第八届编委工作表彰。

2012年12月8日，被陕西省老年学学会（中医药专家工作委员会）聘请为陕西省中医药专家委员会特邀顾问。

2012年12月16日，邓铁涛接受“文化广东”节目组的采访和拍摄。

2012年12月28日，邓铁涛故乡开平市委、市政府及开平市卫生局、开平市中医院领导一行11人登门拜访邓铁涛。

2013年1月11日，被广东省保健协会聘为广东省保健协会第二届理事会顾问。

2013年2月1日，中医临床经典研究所李赛美、刘敏、吴智兵、林兴栋教授、罗广波副教授等一行七人拜访国医大师邓铁涛教授。

2013年3月9日，新加坡中医学院图书馆来函致谢惠赠《国医大师邓铁涛墨迹》。

2013年3月11日，题字祝贺《上海中医文献杂志》创刊30周年。

2013年5月20日，广州中医药大学党委宣传部简福爱部长、广州中医药大学记者站同学、中医内科教研室杨晓军等就“我的中国梦”采访邓铁涛。

2013年6月1日，《国医大师邓铁涛教授医案及验方——脾胃肌肉篇》正式出版，主编杨晓军，中山大学出版社出版。

2013年7月24日，北京中医药大学校长徐云龙到访，咨询中医教育与发展大计。

2013年8月1日，邓铁涛主编的高等医药院校教材《中医诊断学》（全国中医药院校教材第五版）由上海科技出版社再版发行。该教材1984年11月发行第1版，2013年8月发行第3版，第48次印刷。

2013年8月12日，应弟子陈瑞芳邀请，为“广东省中西医结合学会治未病专业委员会成立大会暨治未病学术研讨会”录制视频讲话。

2013年9月，题字祝贺广东省中医院80周年院庆。

2013年9月，题字祝贺广州白云山医药集团股份有限公司40周年庆。

2013年9月4日，题字贺广东省传统医学会成立——“弘扬传统，以便创新”。

2013年10月14日，邓铁涛在邓铁涛研究所为“第二届岭南中医药高峰论坛”录制视频讲话，并赠送题词。

2013年10月23日，广州中医药大学正式下达邓铁涛基金第七批立项课题通知。

2013年10月27日，香港注册中医学会到访，邓铁涛为“中医经典与临床学术研讨会”录制视频讲话并题词。

2013年11月19日，在研究所接受广东邓老凉茶药业集团有限公司采访。

2013年12月3日，受聘王老吉文化研究会“王老吉文化研究会名誉会长”。致贺信：王老吉凉茶博物馆落成暨王老吉文化研究会成立。

2013年12月19日，接受中国中医科学院访谈。

2014年1月1日，《邓铁涛医话集》由中国医药科技出版社正式结集出版。

2014年1月7日，在家中接受妇科教研室访谈，纪念罗元恺一百周年诞辰。

2014年1月13日，为揭阳市揭东区中医院题写院名。

2014年1月28日，国医大师张学文教授带领工作室成员到访。

2014年4月4日，写信给学生梁丽芳，鼓励她在美国传播中医学术：“希望您继续努力，把中医的理论写清楚，并让外国医生理解中医之优越性……”

2014年4月24日，与广州中医药大学国学社师生一起。邓铁涛重视国学，题赠寄语：圆我们中华民族伟大的复兴梦。指出：中医之路在于传承创新，因为我们有五千年优秀的文化。

2014年5月，广州中医药大学武术节已连续举办九届。第十届武术节来临之际，团委特别邀请邓铁涛为该活动题字“广州中医药大学武术节”。

2014年6月5日，同意广州中医药大学第一附属医院制作使用《八段锦》。

2014年7月3日上午，广东省档案馆在广州中医药大学第一附属医院举办名人档案捐赠仪式，国医大师邓铁涛向省档案馆捐赠档案。

2014年7月8日，题字祝贺《广州中医药大学学报》创刊30周年——“传承中医文化造福人类健康”。

2014年8月15日，不赞成药品监督管理部门关于何首乌限量使用规定，亲笔致信广东中医药局徐庆锋局长。

2014年8月26日，邓铁涛为母校校庆录制视频讲话，并题词祝贺——“武术健体强身，武备保家卫国”。2015年南武中学将迎来建校110周年校庆，南武中学校长、校友会会长带队采访邓铁涛。

2014年9月3日，大弟子劳绍贤教授专著即将出版，到家中请邓铁涛批阅序言，师徒四代同堂。

2014年10月1日，《邓铁涛新医话》（国医大师亲笔真传系列）由中国医药科技出版社正式出版。该书收编2000—2013年邓铁涛医论医话文章70余篇，总字数25万余字。

2014年10月，题字祝贺广州中医药大学第一附属医院50周年院庆。

2014年10月24日，国家中医药管理局组织专家组对“国医大师邓铁涛传承工作室建设”项目进行评估验收。

2014年10月30日，军中弟子们（59高研班）看望邓铁涛，为邓铁涛老师九十九华诞志庆，题字“振兴中医鞠躬尽瘁诱掖后辈不遗余力”。

2014年11月，题字祝贺《实用中医药杂志》创刊30周年——“弘扬中医三十年”。

2014年11月8日，“国医大师邓铁涛学术思想暨中医五脏相关理论研讨会”在广州白云国际会议中心召开。

2014年11月28日，“国医大师邓铁涛向广东省中医药博物馆捐赠仪式”在家中举办。2014年12月11日再次向广东省中医药博物馆捐赠。

2014年12月，题字祝中华中医药学会中医论坛召开——“为中医之腾飞培养铁杆中医”。

2014年12月19日，研究生唐铁军（英国）回国探望邓铁涛。

2015年1月8日，越南留学生会代表拜访邓铁涛。

2015年1月16日，题字祝钱超尘教授80寿辰。

2015年2月9日，致信王国强副部长，指出：“医疗航母”不是中国医改方向！

2015年3月，题字祝贺广州潘高寿药业125周年庆——“养生治未病传统潘高寿”。

2015年3月20日，全国大医精诚代表、河北省道德模范、河北省重症肌无力医院院长乞国艳来到国医大师邓铁涛家中，感谢邓铁涛使她从被成功抢救过来的重症肌无力患者成为救治重症肌无力的专家。

2015年4月2日，中国中医科学院医史文献研究所朱建平所长拜访，广州中医药大学基础医学院郑洪院长、刘成丽副教授陪同。邓老题词：“贺百年中医史出版——以史为鉴振兴中医”。

2015年4月3日，马来西亚中医师公会总会长杨伟雄博士与邓慧坚及孙女拜访。取邓铁涛题词，“饶师泉院长诞辰百周年——仁心仁术　良医模范　发扬中医　培育英才”。

2015年4月16日，题字祝贺《朱良春医学全集》出版：良医良师传薪火，春风春雨育英才。

2015年5月9日，为河北省重症肌无力诊疗医院、河北省重症肌无力诊疗中心题字。

2015年5月9日，洛杉矶梁葡生由孙晓生副校长陪同，于5月9日上午11点半至12点拜访邓铁涛，请邓铁涛题字。

2015年5月26日，澳大利亚林子强拜访邓铁涛。林子强，澳大利亚中医立法推动者，世界中医药学会联合会副主席、澳大利亚全国中医药针灸学会联合会会长。

2015年6月16日，安徽徐经世国医大师亲自带领工作室成员到访并进行学术交流。

2015年6月18日，题字悼念邓焜仁兄千古：爱国爱港模范。

2015年7月2日，悼念干祖望国医大师千古：干老驾鹤上太空，杏林处处发新芽。

2015年7月30日，首届国医大师邓铁涛教授赠书活动在邓铁涛研究所举办。为了加强岭南地区中医药学术交流，助推岭南医学新发展，世纪老人邓铁涛特将其代表著作（27种），代表性地捐赠给广西、福建、海南等地区兄弟院校。

2015年8月，《医碥》（邓铁涛、刘纪莎、郑洪点校）和《子和医集》（邓铁涛、刘小斌点校），先后由人民卫生出版社重刊。题写“振兴中医　继往开来　再铸辉煌”，祝贺澳门中医药学会成立二十周年。

2015年9月10日，接受中国教育网络电视台（健康台）关于全国《黄帝内经》知识大赛的采访和拍摄，并受聘为中国教育网络电视台健康台专家委员会首席专家。

2015年9月20日，与首届“铁涛班”学子见面并在大学办公楼前合影。

2015年9月21日，题字纪念黄耀燊教授100周年诞辰。

2015年9月25日，受聘第一届重症肌无力专业委员会高级顾问。

2015年10月10日，就青蒿素获诺贝尔奖，录制视频讲话。

2015年12月14日，黎庇留再传弟子方恩泽（美国）医师拜访邓铁涛。

2015年12月15日，题词悼念朱良春。

2015年12月15日，签署授权书，同意中国中医科学院万芳教授将拍摄《百年中医传承录》并制成音像制品及其附属纸质出版物出版发行。

2015年12月，获中华医学会百年纪念荣誉状。

2016年1月5日，为中国中医科学院拍摄《百年中医传承录》题写片名。

2016年1月18日，邓铁涛正式确定乞国艳为自己的学术传承人。

2016年1月19日，在家中听取广州中医药大学第一附属医院关于铁涛班办班情况的汇报。

2016年1月24日，澳门无极气功保健研究会（创会会长何智新、会长老广淳、副会长张海燕）来访。

2016年1月31日，拟定“清霾汤”并委托广州中医药大学第一附属医院张伟、刘建博（并列）承担“邓氏清霾汤诊治尘肺等肺系实变病证临床观察及实验机理探讨”。

2016年3月4日，在家中录制视频讲话，祝贺广州中医药大学60周年校庆。

2016年3月17日，为《万友生医学丛书》作序。

2016年4月19日，在家中与原塞舌尔前总统兼国防部部长OGILVY YVON BERLOUIS先生会面。

2016年4月19日，在家中会见广东科技出版社社长一行，受聘为《岭南中医药精华书系》总主编。

2016年5月10日，题字“精诚济世博学笃行”贺香港浸会大学六十周年校庆、香港浸会大学中医药学院二十周年院庆；题字“章朱学派卓然自立”贺章朱学派传承工作研究室成立；为“广州日报名医大讲堂”题写名称。

2016年5月13日，向香港浸会大学中医药学院赠书。

2016年6月1日，广州中医药大学第一附属医院“强肌健力合剂”取得“广东省食药监医疗机构制剂注册批件”。

2016年8月24日，视频讲话致将于今年9月4—6日在岭南罗浮山举办的

“第三届中医科学大会”。

2016年9月9日下午，广东省委书记胡春华前往中山大学和广州中医药大学，看望慰问黄修已、邓铁涛两位教师代表。

2016年9月12日，为广州中医药大学图书馆“特藏室”题写名称。

2017年3月30日，中国孔子基金会《儒风大家》专访邓铁涛先生。

2017年12月，邓铁涛主编，郑洪执行主编的《中国养生史》（140万字）由广西科学技术出版社出版。

2017年12月29日，获首届北京中医药大学岐黄奖。

2018年2月6日，邓铁涛将其获得的首届“岐黄奖”奖金悉数赠予所在单位广州中医药大学第一附属医院，鼓励医院深入开展中医药防治心血管疾病和重症肌无力的研究。

2018年11月15日，广州中医药大学第一附属医院为邓铁涛教授举行生日庆祝会，邓老踏入104岁人生旅途。

2019年1月10日早晨6时6分，邓铁涛安然长逝，享年104岁。

2019年1月10日至2019年1月15日，于广州中医药大学三元里校区一附院办公楼一楼（原学校针灸楼）设邓铁涛追思厅。

2019年1月16日上午10时30分，邓铁涛遗体告别仪式于广州殡仪馆白云厅举行。

2019年1月16日下午3时，广东中医药学会在广州珠岛宾馆八角楼一楼岭南厅举行“国医大师邓铁涛追思与学术传承座谈会”。

2019年8月，邓铁涛获中共中央、国务院、中央军委颁发“庆祝中华人民共和国成立70周年纪念章”。

2019年9月，邓铁涛被国家人力资源和社会保障部、国家卫生健康委员会、国家中医药管理局追授“全国中医药杰出贡献奖”。

2021年6月28日，邓铁涛被中共中央追授为“全国优秀共产党员”。

附录D：课题出版的专著及发表的论文

［1］邱仕君，刘小斌，邓中光．国医大师邓铁涛师承团队学术精华［M］．广州：广东科技出版社，2018：11．

［2］郑洪，刘成丽，刘小斌，等．中医理论探讨与临证［G］．广州：广州中医药大学，2018．

［3］刘小斌，黄子天．邓氏温胆汤治疗气虚痰浊证的学术传承及临床应用［J］．广州中医药大学学报，2015，04：755–758．

［4］刘子晴，赵文光，刘小斌．基于合著网中心性分析的邓铁涛学术传承研究［J］．中华中医药学刊，2016，09：2264–2268．

［5］郑升鹏，陈文嘉，庄逸洋，等．基于数据挖掘的国医大师邓铁涛治疗心系病证用药规律分析［J］．中华中医药学刊，2016，11：2653–2655．

［6］饶媛，刘小斌．基于数据挖掘技术的重症肌无力疾病五脏相关性研究［J］．新中医，2016，12：165–168．

［7］黄子天，刘小斌．岭南温病学术源流［J］．中华中医药杂志，2015，05：1585–1588．

［8］左强，方俊锋，卿立金，等．吴伟教授应用“治未病”理念防治病毒性心肌炎经验［J］．中国中医急症，2015，05：811–812．

［9］王嵩，李荣，江其影，等．邓铁涛浴足方对高血压患者的平稳降压作用观察［J］．中华中医药杂志，2015，12：4528–4530．

［10］左强，邱艺俊，都治伊，等．中药辨证分期治疗病毒性心肌炎的临床观察及随访研究［J］．中国中医急症，2015，09：1604–1606．

［11］刘子晴，赵文光，刘小斌．基于语义模型研究的“五脏相关”理论传播分析［J］．时珍国医国药，2017，28（10）：2539-2541.
［12］庄逸洋，郑升鹏，陈文嘉，等．国医大师邓铁涛治疗冠心病用药规律的数据挖掘研究［J］．时珍国医国药，2016，27（12）：3025-3027.
［13］黄子天，刘小斌．国医大师邓铁涛强肌健力饮治疗重症肌无力的临床应用及学术传承［J］．广州中医药大学学报，2018，35（01）：182-185.
［14］晏显妮，刘小斌，陈瑞芳，等．中医药辨治肯尼迪病2例［J］．现代中医药，2019，39（05）：1-3.
［15］赵馥，林新锋，陈伟焘，等．从国医大师邓铁涛五脏相关学说论治重症监护病房获得性肌无力［J］．中华中医药杂志，2020，35（11）：5550-5552.

跋

2011年1月，时年95岁的国医大师邓铁涛教授（下尊称“邓老”）亲笔题词书写下晚年他对后来人的期盼“铁涛理想：一、有自己的观点和理论体系；二、有创新性的学术成果；三、有经得起考验的社会效益；四、有一支可以持续发展的队伍。”

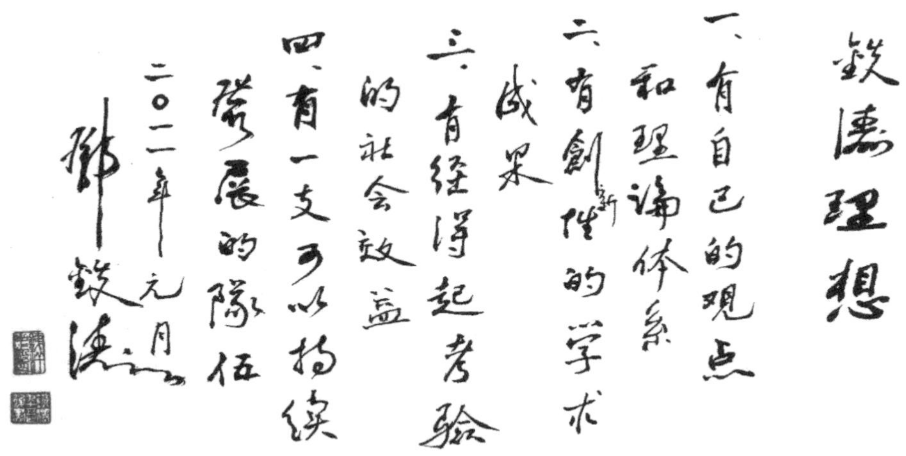

“铁涛理想”凝聚了我们代际坚守的心志，老人寄望“有一支可以持续发展的队伍”，勉励我们申报并完成了广东省科技厅——广东省中医科学院联合专项“基于文本挖掘技术的岭南中医邓氏学术流派研究”，结题报告通过验收后把核心内容形成《国医大师邓铁涛学术经验传承研究》专著。引言是为序，跋乃后序，是对引言序文的补充，虽不像引言序那样详细，也无法写成前人谓之“简劲峭拔”简明扼要，但总觉得要交代一些事情。

本项目是2013年7月10日在广东大厦答辩后，至2014年10月公示下达，经费于2015年3月正式使用。2015年4月24日项目组全体成员（刘小斌、饶媛、赵文光、陈坚雄、陈凯佳、刘成丽、邱仕君、黄子天、李乃奇，后因工作需要增加刘子晴、曾展鹏）在广州中医药大学实验大楼420室召开项目启动会议，围绕着“铁涛理想”就研究目的、方法、内容结果、可能得出的结论进行讨论，并进行初步分工。同时，聘请邓铁涛、邓中光、陈安琳给项目组成员（包括研究生）不定期授课，指导研究工作开展。

就本项目而言，饶媛采用文本数据挖掘方法对任务书申报的技术路线与研究内容能够做出较为准确的描述表达，得到参与评审及答辩专家的认同。项目组通过阅读（以）Ronen FeIdmarl、（美）James Sanger著《文本挖掘》（英文版）（2009年人民邮电出版社）及（印度）Soumen Chakrabarti著《Web数据挖掘》（英文版）（2009年人民邮电出版社出版）原著有关资料后，在曾展鹏老师、赵文光老师、刘子晴博士协助下完成“岭南中医邓氏学术流派数据库建设”平台。

名老中医学术经验需要新技术研究，但更主要的是名老中医的理论主张及临证效应与传承过程，黄子天在完成本项目过程中起到了重要作用。铁涛理想需要有一支可以持续发展的队伍去实现，他梳理研究了岭南中医邓氏学术流派传承谱系的第一代、第二代、第三代及第四代；铁涛理想需要有自己的观点和理论体系，他梳理了五脏相关学说、脾胃学说、中医近代史、岭南医学、中医诊断学领域邓铁涛原著及学生论著如何沿着老师思路一脉相承；铁涛理想需要有创新性的学术成果即临床应用价值，他梳理了神经肌肉病、心血管病、中医热病、康寿之道治未病等邓铁涛的学术经验及学生传承精华、守正创新的过程。本著作初稿出自黄子天手笔。

邓铁涛作为当代中医临床大家、理论大家、教育大家及战略家，其社会影响之大不可估量。这就是铁涛理想第三点所说的“有经得起考验的社会效益”。陈坚雄在资料的收集整理分类汇编（包括影像资料）等方面做了大量工作，项目鉴定材料附件一《中华中医昆仑·邓铁涛卷图谱册》的取材编排工作及邓铁涛大事记文稿撰写主要由他完成，当然这一切离不开陈安琳老师的支持与帮助。

2019年1月10日清晨6时6分，我们敬爱的老师邓铁涛教授安然长逝，享年104岁。多位现任、曾任的党和国家领导人致送花圈。中共广东省委、广东省人民政府唁电：惊悉国医大师邓铁涛教授逝世，谨致哀悼。全国各地包括海外中医药界及社会各界人士与发来的追思唁电、悼文挽联、手机信息、媒体报道如漫天飞雪至广州。这些宝贵的资料由陈坚雄、陈安琳等收集后转发陈凯佳，为了不遗漏每一个送花圈的人，陈凯佳前往大学人事处逐一核对，并根据录音整理了当天下午参与追思与学术传承大会发言人的稿件，短短的时间内完成了项目鉴定材料附件二《名垂青史》。

邓铁涛学术继承人邱仕君，想方设法解决“有一支可以持续发展的队伍”组建问题。2018年1月15日得到广东新南方集团支持，经报广东省中医药管理局同意、广东省民政厅备案，成立“广东新南方中医研究院”，邱仕君任首任院长。经研究决定成立国医大师邓铁涛师承团队，立项经费200万元，实现产学研结合。2020年1月，国医大师邓铁涛师承团队撰写《关于推荐中医防治新型冠状病毒感染的肺炎处方的建议报告》呈广东省委省政府并报中央领导。2020年2月5日，广东省委省政府主持广东省防控工作领导小组（指挥部）召开医疗防疫专家座谈会，邱仕君出席会议并提出意见和建议。2020年2月19日，广东省新冠肺炎防控指挥办医疗救治组下发《广东省新冠肺炎防控指挥办医疗救治组关于做好新冠肺炎密切接触者预防保健工作的通知》（粤卫医函〔2020〕32号），邓氏清毒饮预防方入选《广东省新冠肺炎中医预防建议处方》。2020年4月21日，邓老清冠饮颗粒冲剂研制成功。

项目完成还有很多“无名英雄”，并有其学术渊源。由此上溯，要感谢2005年在完成国家重点基础研究发展计划（“973”计划）项目“中医五脏相关理论继承与创新研究”（2005—2010年）及国家中医药管理局“国医大师邓铁涛传承工作室建设”（2011—2013年）主要参与者刘凤斌教授、陈芝喜教授、吴焕林教授、邹旭教授、林琳教授、杨志敏教授、吴伟教授、李荣教授、李南夷教授、陈瑞芳教授、陈安琳老师、王静博士、钟维医生，以及郑升鹏、陈文嘉、庄逸洋等同学为本项目完成奠定的工作基础，感谢广东科技出版社在出版了《国医大师邓铁涛师承团队学术精华》《邓铁涛医论集》《邓铁涛医话集》《邓铁涛医案集》系列丛书后，又再一次为我们做嫁衣裳，对本书进行认真编辑校勘修订。

是书与读者见面的时候，喜逢中国共产党建党100周年纪念，我们敬爱的导师邓铁涛教授被中共中央追授为全国优秀共产党员。这是邓铁涛教授继2019年8月获中共中央、国务院、中央军委颁发“庆祝中华人民共和国成立70周年纪念章”，2019年9月被国家人力资源和社会保障部、国家卫生健康委员会、国家中医药管理局追授“全国中医药杰出贡献奖”后的又一殊荣，更加激励后来者努力学习工作无愧于先师教诲。

刘小斌

2021年7月1日